国家卫生和计划生育委员会"十二五"规划教材
全国高等医药教材建设研究会"十二五"规划教材
全国高职高专院校教材

供康复治疗技术专业用

中医学基础

主　编　陈文松　聂绍通

副主编　张玲玲　石君杰　陈军平

编　者（以姓氏笔画为序）

王　丹（雅安职业技术学院）　　　　　　张玲玲（漯河医学高等专科学校）

王　刚（湖北医药学院）　　　　　　　　陈文松（江汉大学护理与医学技术学院）

石君杰（浙江医学高等专科学校）　　　　陈军平（福建卫生职业技术学院附属医院）

杨银芳（楚雄医药高等专科学校）　　　　聂绍通（湖南中医药高等专科学校）

何文兵（湖南中医药高等专科学校）　　　董　红（内蒙古兴安职业技术学院）

张灿云（长春医学高等专科学校）　　　　简　鹏（河南推拿职业学院）

图书在版编目（CIP）数据

中医学基础 / 陈文松，聂绍通主编. —北京：人民卫生出版社，2014

ISBN 978-7-117-19032-9

Ⅰ. ①中… Ⅱ. ①陈…②聂… Ⅲ. ①中医医学基础－高等职业教育－教材 Ⅳ. ①R22

中国版本图书馆 CIP 数据核字（2014）第 140279 号

人卫社官网　　www.pmph.com	出版物查询，在线购书
人卫医学网　　www.ipmph.com	医学考试辅导，医学数据库服务，医学教育资源，大众健康资讯

中医学基础

主　　编：陈文松　聂绍通

出版发行：人民卫生出版社（中继线 010-59780011）

地　　址：北京市朝阳区潘家园南里 19 号

邮　　编：100021

E - mail：pmph @ pmph.com

购书热线：010-59787592　010-59787584　010-65264830

印　　刷：天津安泰印刷有限公司

经　　销：新华书店

开　　本：850×1168　1/16　　印张：13

字　　数：358 千字

版　　次：2014 年 8 月第 1 版　　2020 年 4 月第 1 版第 8 次印刷

标准书号：ISBN 978-7-117-19032-9/R·19033

定　　价：33.00 元

为了认真贯彻落实十八届三中全会"加快现代职业教育体系建设，深化产教融合、校企合作，培养高素质劳动者和技能型人才"，和国务院常务会议关于"发展职业教育是促进转方式、调结构和民生改善的战略举措"精神，全国高等医药教材建设研究会和人民卫生出版社在教育部、国家卫生和计划生育委员会的领导和支持下，成立了第一届全国高职高专康复治疗技术专业教育教材建设评审委员会，并启动了全国高职高专康复治疗技术专业第二轮规划教材修订工作。

按照《医药卫生中长期人才发展规划（2011—2020年）》、《教育部关于"十二五"职业教育教材建设的若干意见》等文件精神，随着我国医药卫生事业和卫生职业教育事业的快速发展，高职高专相关医学类专业学生的培养目标、方法和内容有了新的变化，教材编写也要不断改革、创新，健全课程体系、完善课程结构、优化教材门类，进一步提高教材的思想性、科学性、先进性、启发性、适用性。为此，第二轮教材修订紧紧围绕高职高专康复治疗技术专业培养目标，突出专业特色，注重整体优化，以"三基"为基础强调技能培养，以"五性"为重点突出适用性，以岗位为导向、以就业为目标、以技能为核心、以服务为宗旨，力图充分体现职业教育特色，进一步打造我国高职高专康复治疗技术专业精品教材，推动专业发展。

全国高职高专康复治疗技术专业卫生部规划教材第一轮共8种于2010年8月全部出版，均为卫生部国家级规划教材。第二轮教材是在上一轮教材使用基础上，经过认真调研、论证，结合高职高专的教学特点进行修订的。第二轮教材修订坚持传承与创新的统一，坚持教材立体化建设发展方向，突出实用性，力求体现高职高专教育特色。在坚持教育部职业教育"五个对接"基础上，教材编写进一步突出康复治疗技术专业教育和医学教育的"五个对接"：和人对接，体现以人为本；和社会对接；和临床过程对接，实现"早临床、多临床、反复临床"；和先进技术和手段对接；和行业准入对接。注重提高学生的职业素养和实际工作能力，使学生毕业后能独立、正确处理与专业相关的临床常见实际问题。

在全国卫生职业教育教学指导委员会、全国高等医药教材建设研究会和全国高职高专康复治疗技术专业教育教材建设评审委员会的组织和指导下，对第二轮教材内容反复修改，对体例形式也进行统一规范，并设置了学习目标、学习／本章小结、思考题／复习题等模块，同时鼓励各教材结合自身内容特点在正文中以插入文本框的形式增设一定篇幅的拓展内容，如"知识拓展"、"课堂互动"、"案例分析"等，以便于教师开展形式多样的教学活动，拓宽学生视野，提升教学效果。为了帮助学生有效掌握课本知识，熟练操作技能，增强学习效果，适应各级各类考试，部分教材配套了实训指导与学习指导。此外，本轮教材还配套了网络增值服务内容，在人卫医学网教育频道（edu.ipmph.com）平台上，大量难以在纸质教材中表现出来的内容，围绕教材形成便捷的在线数字化资源教学包，为教师提供教学素材支撑，为学生提供学习资源服务。

　　本轮修订全国高职高专康复治疗技术专业规划教材共 17 种，全部为国家卫生和计划生育委员会"十二五"国家规划教材，3 种为教育部"十二五"职业教育国家规划立项教材，将于 2014 年 8 月陆续出版。

	教材名称	主编	副主编
1	人体形态与机能	倪月秋 陈 尚	胡小和 陈宝琅 袁海华
2	基础医学概要	杨朝晖 张 忠	王东辉 关静岩 肖建英
3	临床医学概论	胡忠亚 曾 华	马建强 李伯和 何 昕
4	康复治疗基础	王俊华 周立峰	姚万霞 徐冬晨
5	康复评定技术	王玉龙 张秀花	周菊芝 沈维青 王 红
6	运动治疗技术	章 稼 王晓臣	李海峰 罗 荣 张 震
7	物理因子治疗技术*	吴 军 张维杰	周国庆 尚经轩 刘 曦
8	作业治疗技术*	闫水平 孙晓莉	胥方元 梁 娟
9	中国传统康复技术	陈健尔 甄德江	吕美珍 郭 彦 李海舟
10	疾病康复	张绍岚 何小花	周美慧 彭 力
11	康复工程技术	肖晓鸿	杨文兵 千怀兴
12	言语治疗技术*	王左生 王丽梅	田 莉 孙 华
13	社区康复	罗治安 张 慧	黄 毅 蓝 巍 王秀清
14	康复心理学	周郁秋 张渝成	冯金彩 曹建琴
15	运动学基础	尹宪明 井兰香	马 萍 李古强
16	人际沟通	王凤荣	吴立红 吴 玲
17	中医学基础	陈文松 聂绍通	张玲玲 石君杰 陈军平

*教育部"十二五"职业教育国家规划教材

6

网络增值服务（数字配套教材）编者名单

主　编　陈文松　聂绍通

副主编　张玲玲　陈军平　石君杰

编　者（以姓氏笔画为序）

王　丹（雅安职业技术学院）

王　刚（湖北医药学院）

石君杰（浙江医学高等专科学校）

杨银芳（楚雄医药高等专科学校）

何文兵（湖南中医药高等专科学校）

张灿云（长春医学高等专科学校）

张玲玲（漯河医学高等专科学校）

陈文松（江汉大学护理与医学技术学院）

陈军平（福建卫生职业技术学院附属医院）

聂绍通（湖南中医药高等专科学校）

董　红（内蒙古兴安职业技术学院）

简　鹏（河南推拿职业学院）

前 言

　　《中医学基础》是根据全国高等医药教材建设研究会、人民卫生出版社 2013 年 7 月在大庆召开的国家卫生和计划生育委员会"十二五"规划教材、全国高职高专康复治疗技术专业第二轮规划教材主编人会议的要求编写的,是康复治疗技术专业必修课程之一。

　　本教材的编写,着力体现中医特色,既考虑知识的系统性和完整性,又强调专业的针对性和实用性,把握教材的广度、深度、重点和难点,以必需、够用为原则,围绕课程学习目标和助理康复治疗师考试,力求中医理、法、防、治、养之有机结合、科学规范、衔接严谨、重点突出、简明实用。通过本课程的学习,使学生掌握中医学基本理论、基本知识和基本技能,为学习后续相关课程打下坚实基础,并能运用中医理论指导临床康复治疗。

　　全书除绪论外,共分八章,内容包括阴阳五行学说,藏象,精、气、血津液,经络,病因病机,四诊,辨证,养生与防治原则等。每章之前有学习目标,每章之中有知识拓展、病例分析,每章之后有小结和练习题,并附录实践指导和教学大纲(参考)。我们参考了此前出版的众多相关教材,结合编者们多年的教学和临床实践经验,并广泛征求有关专家的意见,经过反复推敲和斟酌,除突出中医基础理论外,为使康复治疗技术专业学生能够结合专业特点有的放矢地学好中医传统康复学,还增加了养生、体质等内容,期望做到理论联系实际。

　　在编写过程中,得到了各位编者所在院校的大力支持,参考了国内相关教材的部分内容,谨在此深表谢意。

　　本书虽经集体讨论、共同审订,编写人员都以认真负责的态度努力工作,但水平所限,时间仓促,书中缺点错误在所难免,恳请各院校师生和广大读者提出宝贵意见,以便今后修正错误,完善内容,提高质量。

陈文松

2014 年 5 月

绪论 ·· 1
　　一、中医学理论体系的形成 ··· 1
　　二、中医学的发展概况 ·· 2
　　三、中医学的基本特点 ·· 4

第一章　阴阳五行学说 ··· 9
　第一节　阴阳学说 ·· 9
　　一、阴阳的基本概念和特征 ·· 9
　　二、阴阳学说的基本内容 ··· 10
　　三、阴阳学说在中医学中的应用 ·· 11
　第二节　五行学说 ·· 13
　　一、五行的概念、特性与归类推演 ··· 13
　　二、五行学说的基本内容 ··· 14
　　三、五行学说在中医学中的应用 ·· 15

第二章　藏象 ··· 20
　第一节　五脏 ·· 21
　　一、心 ··· 21
　　【附】心包络 ·· 22
　　二、肺 ··· 22
　　三、脾 ··· 23
　　四、肝 ··· 25
　　五、肾 ··· 26
　　【附】命门 ·· 28
　第二节　六腑 ·· 29
　　一、胆 ··· 29
　　二、胃 ··· 29
　　三、小肠 ·· 30
　　四、大肠 ·· 31
　　五、膀胱 ·· 31
　　六、三焦 ·· 31
　第三节　奇恒之腑 ··· 32
　　一、脑 ··· 32
　　二、女子胞 ·· 33
　　【附】精室 ·· 33
　第四节　脏腑之间的关系 ··· 33
　　一、脏与脏的关系 ··· 33

二、脏与腑的关系 …………………………………………………………… 35

三、腑与腑的关系 …………………………………………………………… 36

第三章　精、气、血、津液 ……………………………………………………… 40

　第一节　精 …………………………………………………………………… 40

　　　一、精的概念 …………………………………………………………… 40

　　　二、精的生成 …………………………………………………………… 40

　　　三、精的功能 …………………………………………………………… 41

　第二节　气 …………………………………………………………………… 42

　　　一、气的概念 …………………………………………………………… 42

　　　二、气的生成 …………………………………………………………… 42

　　　三、气的功能 …………………………………………………………… 42

　　　四、气的运动 …………………………………………………………… 44

　　　五、气的分类 …………………………………………………………… 44

　第三节　血 …………………………………………………………………… 46

　　　一、血的概念 …………………………………………………………… 46

　　　二、血的生成 …………………………………………………………… 46

　　　三、血的循行 …………………………………………………………… 46

　　　四、血的功能 …………………………………………………………… 47

　第四节　津液 ………………………………………………………………… 47

　　　一、津液的概念 ………………………………………………………… 47

　　　二、津液的生成、输布和排泄 ………………………………………… 47

　　　三、津液的功能 ………………………………………………………… 48

　第五节　精、气、血、津液之间的关系 …………………………………… 49

　　　一、精与气的关系 ……………………………………………………… 49

　　　二、精与血的关系 ……………………………………………………… 49

　　　三、气与血的关系 ……………………………………………………… 49

　　　四、气与津液的关系 …………………………………………………… 50

　　　五、血与津液的关系 …………………………………………………… 51

　　　六、精与津液的关系 …………………………………………………… 51

第四章　经络 …………………………………………………………………… 55

　第一节　经络的概念及经络系统的组成 …………………………………… 55

　　　一、经络的概念 ………………………………………………………… 55

　　　二、经络系统的组成 …………………………………………………… 56

　第二节　十二经脉 …………………………………………………………… 57

　　　一、命名 ………………………………………………………………… 57

　　　二、走向、交接及分布规律 …………………………………………… 57

　　　三、流注次序及表里关系 ……………………………………………… 58

　　　四、循行部位 …………………………………………………………… 59

　第三节　奇经八脉 …………………………………………………………… 66

　　　一、奇经八脉的含义 …………………………………………………… 66

　　　二、奇经八脉的作用 …………………………………………………… 66

　　三、奇经八脉的循行及功能 ·· 67

第四节　经络的生理功能及经络学说的应用 ···················· 70
　　一、经络的生理功能 ·· 70
　　二、经络学说的应用 ·· 71

第五章　病因病机 ··· 75

第一节　病因 ·· 75
　　一、外感六淫 ·· 76
　　二、疠气 ·· 79
　　三、内伤七情 ·· 80
　　四、饮食失宜 ·· 81
　　五、劳逸过度 ·· 82
　　六、痰饮、瘀血 ·· 83
　　七、其他致病因素 ·· 85

第二节　病机 ·· 87
　　一、发病 ·· 87
　　二、邪正盛衰 ·· 88
　　三、阴阳失调 ·· 89
　　四、气血失常 ·· 92
　　五、津液代谢失调 ·· 94
　　【附】内生"五邪" ·· 95

第六章　四诊 ·· 100

第一节　望诊 ··· 100
　　一、望神 ··· 100
　　二、望面色 ··· 101
　　三、望形态 ··· 102
　　四、望局部情况 ·· 104
　　五、望皮肤 ··· 107
　　六、望分泌物与排泄物 ··· 107
　　七、望舌 ··· 108
　　【附】望小儿指纹 ·· 111

第二节　闻诊 ··· 112
　　一、听声音 ··· 112
　　二、嗅气味 ··· 114

第三节　问诊 ··· 115
　　一、问寒热 ··· 115
　　二、问汗 ··· 116
　　三、问疼痛 ··· 117
　　四、问饮食口味 ·· 118
　　五、问二便 ··· 119
　　六、问睡眠 ··· 119
　　七、问经带 ··· 119

　　　　八、问小儿 ·· 120
第四节　切诊 ·· 120
　　　　一、脉诊 ·· 120
　　　　二、按诊 ·· 125

第七章　辨证 ·· 128
第一节　八纲辨证 ·· 128
　　　　一、表里辨证 ·· 129
　　　　二、寒热辨证 ·· 130
　　　　三、虚实辨证 ·· 132
　　　　四、阴阳辨证 ·· 133
第二节　脏腑辨证 ·· 135
　　　　一、心与小肠病辨证 ·· 135
　　　　二、肺与大肠病辨证 ·· 137
　　　　三、脾与胃病辨证 ·· 140
　　　　四、肝与胆病辨证 ·· 142
　　　　五、肾与膀胱病辨证 ·· 145
　　　　六、脏腑兼病辨证 ·· 147
第三节　气、血、津液辨证 ·· 150
　　　　一、气病辨证 ·· 150
　　　　二、血病辨证 ·· 151
　　　　三、津液病辨证 ·· 152
第四节　卫、气、营、血辨证 ·· 153
　　　　一、卫分证 ·· 153
　　　　二、气分证 ·· 153
　　　　三、营分证 ·· 154
　　　　四、血分证 ·· 155

第八章　养生与防治原则 ·· 159
第一节　养生 ·· 159
　　　　一、养生基本原则 ·· 159
　　　　二、养生方法 ·· 160
第二节　体质 ·· 163
　　　　一、体质的概念 ·· 163
　　　　二、体质的特点 ·· 163
　　　　三、体质的生理学基础 ······································ 163
　　　　四、体质差异形成的原因 ·································· 164
　　　　五、体质的分类 ·· 165
第三节　预防 ·· 168
　　　　一、未病先防 ·· 168
　　　　二、既病防变 ·· 169
第四节　治则 ·· 170
　　　　一、治病求本 ·· 170

二、扶正祛邪 ·· 171

三、调整阴阳 ·· 172

四、因时、因地、因人制宜 ·· 172

【附】 治法 ·· 174

参考答案 ··· 179

索引 ··· 180

参考文献 ··· 183

附录一　实践指导 ··· 184

实践一　十四经脉的循行 ·· 184

实践二　舌诊 ··· 185

实践三　脉诊 ··· 186

实践四　病案分析 ··· 187

附录二　《中医学基础》教学大纲（参考） ······························· 189

绪　　论

学习目标

1. 掌握：整体观念、辨证论治的概念和实质。
2. 熟悉："金元四大家"的学术观点。
3. 了解：中医学的发展概况及《黄帝内经》、《难经》、《伤寒杂病论》、《神农本草经》等经典著作在中医学上的地位和价值。

中医学有数千年的悠久历史，是我国劳动人民长期同疾病作斗争的极为丰富的经验总结，是中国优秀文化的一个重要组成部分。它以独特而完整的医学理论体系、丰硕而卓越的临床诊疗效果，为中国人民的保健事业和中华民族的繁衍昌盛作出了巨大的贡献，并对全人类的健康和世界医学的发展产生着日益深远的影响。

一、中医学理论体系的形成

中医学起源于中国古代社会，是在长期的历史发展中逐步形成的。早在远古时代，我们的祖先在长期的生产和生活的实践中，在与自然界的猛兽和疾病的斗争中，自发地形成了疗伤治病的感性认识，并积累了原始的医药卫生知识。在生产力和生活水平极其低下的原始社会，人类自然会饥不择食，有时会误食某些有毒的植物，从而发生呕吐、腹泻，甚至昏迷、死亡等情况；有时又会因为吃了某些植物，使身体的某些不适症状减轻甚至消除。经过反复的尝试和长期的经验积累，人类逐渐认识了哪些植物对人体有害，哪些植物对人体有益，进而有意识地加以利用。《淮南子·修务训》记载："神农……尝百草之滋味，水泉之甘苦，令民知所避就。当此之时，一日而遇七十毒"，就生动地反映了祖先们发现和积累药物知识的过程；伏羲氏画八卦，制九针，始有针术，开创了针刺康复疗法的先河；燧人氏钻木取火，教人熟食，始有饮食卫生，也促进了灸法、热熨等康复方法的产生。

随着社会的进步和科学文化的发展，在先秦两汉时期，政治、经济、哲学、史学、数学、天文、气象、历法等多种学科都有了显著发展，学术思想日趋活跃，为中医学理论体系的形成奠定了基础。特别是在阴阳五行学说的哲学思想指导下，以天人合一的系统整体观，运用朴素辩证的科学思维方式，对以往的医学实践经验和医疗成果进行了系统的总结和概括，是"医学经验"与"哲学思想"的有机结合，从而形成了中医学的概念、规律、病因、病机等基本理论结构。《黄帝内经》、《难经》、《伤寒杂病论》、《神农本草经》四大经典著作的相继问世，标志着中医学理论体系的初步形成。

《黄帝内经》（简称《内经》），是我国现存最早的一部医学典籍，它总结了秦汉以前的医学成就，奠定了中医学的理论基础。《内经》由《素问》和《灵枢》两部分组成，各有九卷八十一篇，其内容博大精深，论述了阴阳五行、藏象、病因、病机、病证诊法、辨证论治原则及经络腧穴、针具、刺法、汤液治疗等。《内经》全面系统地阐述了人体的生理和病理以及疾病的诊断治疗和预防，体现了人体与外界环境相统一的整体观念。千百年来，《内经》始终卓有成效地指导着中医的临床实践。书中所述的医学内容，在当时处于世界的领先地位。如在血液循环方面，提出"心

1

主身之血脉"，并认识到血液在脉管内是"流行不止，环周不休"的。在发病学方面，强调人体正气的作用，认为"正气存内，邪不可干"，并提出了"治未病"的预防思想。在康复医学方面，广泛应用了调摄情志、针灸、导引、按摩等康复治疗方法，总结出"杂合以治，各得其所宜"的治疗原则。《黄帝内经》是一部伟大的医学经典著作，是中华民族宝贵的文化遗产。

《难经》，是一部重要的古典医籍，约成书于西汉时期，传说为秦越人（扁鹊）所著。全书以设问作答、解释疑难的形式，论述的内容包括生理、病理、诊断、治疗等多个方面。该书内容简要，辨析精微，理论创新，特别是对脉诊、经络、命门、三焦等的论述，补充了《内经》的不足，亦奠定了中医学的理论基础，对中医理论的发展影响颇深。

《伤寒杂病论》，为东汉末年著名医学家张仲景所著。张仲景"勤求古训，博采众方"，在《内经》和《难经》的理论基础上，进一步总结前人的医学成就，结合自己的实践经验，写成了著名的《伤寒杂病论》，后经晋代王叔和、宋代林亿等整理，被分为《伤寒论》和《金匮要略》。《伤寒论》确立了六经辨证论治的纲领，载方113首，是中医学中成功运用辨证论治的第一部专书；《金匮要略》以脏腑的病机理论进行证候分析，对内伤杂病进行论治，记载了40多种病证，262方，并发展了《内经》的病因学说，提出"千般疢难，不越三条"，对后世的三因学说产生了深刻的影响。《伤寒杂病论》，以六经论伤寒，以脏腑辨杂病，使中医基础理论与临床实践紧密结合，其理、法、方、药齐备，确立了辨证论治的原则，为中医临床医学的发展奠定了坚实的基础。书中"辨阴阳易差后劳复病脉证并治"篇，可谓我国现存最早的药物康复法和饮食康复法专篇。

《神农本草经》，成书于汉代，是我国现存最早的药物学专著。全书共收载药物365种，根据药物性能功效和有毒无毒等，可分为上、中、下三品，上品主养命，中品主养性，下品主治病，这是中国药物学中最早、最原始的药物分类方法。书中还论述了中药的四气（寒、热、温、凉）、五味（酸、苦、甘、辛、咸）等，为中药理论体系的形成和发展奠定了基础。书中记述的麻黄治喘，常山治疟，黄连治痢，大黄通便，当归调经等，都是世界医药史上的最早记载。

总之，先秦两汉是中国医药学形成的关键时期，中医四大经典著作的问世，使以前零散的医药知识及经验，上升为生理、病因、病机、诊法、辨证、治则、治法、针灸、方药等相对完整的理论体系，为后世中医药学的发展，奠定了坚实的基础。

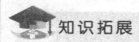

知识拓展

名医华佗

汉代华佗，精通中医内、外、妇、儿各科，尤其是外科和康复科，他发明"麻沸散"，是世界上第一个使用麻醉药进行外科手术的人，在这一领域的技术比西方早了1700年。

他吸收前人"导引"的精华，重视健身以防病、既病以康复，模仿虎、鹿、熊、猿、鸟等动物的动作，创造"五禽戏"，开创了体育保健和运动疗法的先河。

二、中医学的发展概况

在《内经》、《难经》、《伤寒杂病论》、《神农本草经》的基础上，历代医家从基础理论、诊断、证治、针灸、方药知识等不同角度，发展了中医药理论体系。

晋、隋、唐时期，中医学理论和医疗实践都有显著发展。晋代皇甫谧著《针灸甲乙经》，将经络理论与针灸临床相结合，明确了经络与腧穴的关系，确定了穴位349个，是我国现存最早的针灸学专著。晋代王叔和著《脉经》，发展了《难经》的寸口诊法，提出了脏腑分配于三部的原则，详述了24种脉象，是世界上现存最早的脉学专著。南北朝时期陶弘景撰《养性延命录》，提出引气攻病促使病人康复的方法，并解释了吐纳六字诀在医学上的功用。隋代巢元方等编著《诸病源候论》，对 1739 种疾病的病因和证候进行论述，是我国第一部病因病机和证候学专书，该书对导引、气功、按摩等都有较详细的论述，后世流传的八段锦、易筋经、太极拳等，均可在书中找到近似内容。唐代孙思邈的《千金要方》、《千金翼方》和王焘的《外台秘要》，荟萃了自《内经》以后至唐代初期的名方，其中《千金要方》载方 5300 余首，是综合基础理论和临床各科证治的巨著。唐代咎殷的《经效产宝》，是我国现存第一部妇产科专著。唐代苏敬等人编撰的《新修本草》，是世界上第一部由国家政府颁发的药典，比欧洲纽伦堡药典早数百年。此外，唐朝太医署还设有按摩专科。

宋、金、元时期，中医学有了突破性进展，一是中医临床医学逐步向专科发展，内、外、妇、儿各科医学专著日益增多；二是中医学开创了学术争鸣的新局面，出现了各具特色的医学流派。

宋代，陈无择的《三因极一病证方论》，在病因学方面提出了著名的"三因学说"；钱乙的《小儿药证直诀》，提出了儿科疾病以五脏为纲的辨证方法，开创了脏腑证治的先河；陈自明著《妇人大全良方》，总结了妇科的诊治经验和理论；王惟一著《铜人腧穴针灸图经》，并铸造针灸铜人，为针灸教学开辟了新途径；宋慈的《洗冤集录》，是世界上第一部法医学专著；《太平圣惠方》、《圣济总录》、《太平惠民和剂局方》等大型方书，内容宏富，对中医理论和康复医学的发展产生了深远的影响。公元 11 世纪，开始应用"人痘接种法"预防天花，16 世纪《种痘新书》问世，成为世界上"人工免疫法"的先驱。

金元时期，中医学术百家争鸣，学派蜂起，其中最具代表性的医家是刘完素、张子和、李东垣、朱丹溪，后世称之为"金元四大家"。刘完素倡"火热论"，认为"六气皆从火化"，"五志过极皆能生火"，主张用寒凉药物清热降火，后世称之为"寒凉派"；张子和倡"攻邪论"，认为病由邪生，治病重在祛邪，"邪去则正安"，善用汗、吐、下三法，后世称之为"攻下派"；李东垣倡"脾胃论"，认为"内伤脾胃，百病由生"，主张治病以补益脾胃为要，后世称之为"补土派"；朱丹溪倡"相火论"，认为"阳常有余，阴常不足"，主张治病重在养阴，后世称之为"滋阴派"。这四大医学流派，虽学术观点不同，但均有创见，各具特色，从不同的角度充实和发展了中医学理论。

明、清时期，中医药理论体系进一步完善，临床各科辨证论治进一步丰富和提高。明代李时珍，博览群书，访采四方，以毕生的精力和科学的态度对古代本草学进行全面的整理和总结，并亲自登山采药，搜集各种药物标本，历时 27 年，稿凡三易，写成了闻名世界的《本草纲目》。全书共载药 1892 种，绘图 1109 幅，附方 11 096 首，并将药物按生长环境、性能、形态分 16 纲、60 类，是当时世界药物学最完备的分类系统。李时珍因此被公认为世界上伟大的科学家，《本草纲目》先后被译成多个国家的文字广泛流传，被誉为"东方医药巨典"。明代医家张景岳，对《内经》的研究造诣很深，著《类经》、《景岳全书》，为藏象学说等增添了新的内容。

明清时期形成的温病学，是研究四时温病的发生、发展规律及其辨证论治的一门临床学科。明代，吴又可著《温疫论》，提出了传染病的病因新见解，即"戾气"是特殊的致病因素，其传染途径是从口鼻而入。这对温病的病因学来说是一个很大的发展，极大地启发了后人。至清代，温病学的理论日臻完善，叶天士创立了"卫、气、营、血"辨证，被认为是温病学派的创始人；吴鞠通进一步总结和发展了温病学说，著《温病条辨》，创立了"三焦"辨证；薛生白著《湿热条辨》，王孟英著《温热经纬》，从而使温病学在因、证、脉、治等方面形成了完整的理论体系。此外，清代王清任著《医林改错》，对瘀血致病理论有所发挥；唐容川在血证的辨证论治上亦有一定贡献。

1840 年鸦片战争以后，西方医学传入中国，中医学开始受到冲击和排斥。后来通过长期的医疗实践，中西医双方在学术上逐渐开始沟通。唐容川率先提出"中西汇通"；张锡纯著《医学衷中参西录》，从医学理论、各科临床治疗用药等方面进行探讨，并大胆使用中西药物，对后人走向中西医结合之路有较大的影响。

新中国成立后，党和政府十分重视中医工作和中医药事业的发展，制定了"团结中西医，继承发扬祖国传统医学"的方针政策；1982年全国人民代表大会第五次会议将"发展现代医药和我国传统医药"载入宪法总纲第二十一条；2003年国务院颁布实施《中医药条例》等，使中医学理论体系的丰富及发展进入了一个崭新的历史时期。

总之，中国医药学是一个伟大的宝库，典籍浩瀚广博，具有悠久的历史、鲜明的特色和卓越的成效，在全世界发挥着防病治病和养生保健的重要作用，受到越来越多国家和人民的关注与信赖，它既是中华民族的国粹瑰宝，也是全人类的共同财富。

 知识拓展

杏　林

"杏林"，是旧时对中医的颂称。相传三国时期吴医董奉，为人治病，不收礼金报酬，只是要求被治愈的患者在其宅旁种杏一棵。后因其治愈者众，日久杏树便成林。自此后世遂以"杏林"称颂中医，以"誉满杏林"、"杏林春暖"来赞扬医家的医术和医德。

三、中医学的基本特点

中医学的理论体系对人体的组织结构、生理功能、病理变化以及证候表现的观察分析，是从整体出发，运用司外揣内、取象比类的认知和思维方法来认识生理病理规律、探求内在变化机制、通过四诊和辨证确定治疗原则和方法的。因此，这一独特的理论体系有两个基本特点：一是整体观念，二是辨证论治。

 病例分析

程某，女，19岁。患巅顶头痛，外出日晒其痛加剧，在家或阴天则稍减，遇雨淋则疼痛消失。于是常常在家用冷水洗头以减轻头痛，已一月有余。

病历记载，有的医者认为是风热为患，有的医者主张用泻火之方，但都没有奏效。

而后一医诊断其为肾水不足，而肝经失养，遂取滋水涵木之法，用六味地黄汤加藁本，3剂痛减，7剂而瘥。

请思考：为何头痛不医头，而上病治下？

（一）整体观念

整体即是统一性、完整性和密切联系性。中医学理论认为，人体是一个有机的整体，脏腑之间、脏腑与各组织器官之间，在结构上不可分割，在功能上相互为用、相互协调，在病理上相互影响。同时认为，人与自然环境、社会环境之间是密切相连、息息相关的，这种人体自身整体性和内外环境统一性的思想，就被称为整体观念。整体观念作为中医学的方法论和指导思想，始终贯穿于中医学对生理和病理的认识以及对疾病的诊法、辨证和治疗等各个方面。

1. 人体是一个有机的整体　人体由若干脏腑、组织、器官所构成，各个脏腑、组织或器官，都有其不同的生理功能，但这些不同的生理功能又都是整体功能活动的组成部分，因而决定了人体在组织结构上的完整性和统一性。

（1）生理方面：人体是以五脏为中心，配以六腑，通过经络系统"内属于脏腑，外络于肢节"的作用，把五脏六腑、五官九窍、四肢百骸及皮、肉、筋、骨等有机地联系起来，构成了一个表里相联、上下沟通、密切联系、协调共济的统一整体，共同完成人体的功能活动，这就是所谓"五脏一体观"。五脏代表着整个人体的五大系统，如心合小肠，主血脉，其华在面，开窍于舌；肺合大肠，朝百脉，外合皮毛，开窍于鼻；脾合胃，主肌肉四肢，开窍于口，其华在唇；肝合胆，藏血，主筋，开窍于目；肾合膀胱，藏精，主骨，开窍于耳等。这种五脏一体观反映出人体各脏腑、组织、器官是相互关联而不是彼此孤立的系统整体观。

（2）病理方面：脏腑病变反映于体表官窍，体表官窍病变影响到脏腑，脏腑病证亦可相互传变。如肝火旺，既可上炎于目，又可侮金犯肺，亦能乘土犯胃等。因此，把局部病变与整体病变进行综合考虑，就是整体观在病理学上的体现。

（3）诊断方面：从整体出发，采用"见外知内"的方法，通过观察五官、形体、舌脉等外在变化，从而达到了解把握内在病变的目的。如通过舌诊、切脉、望面色、听声音等，来推测脏腑的病变状况，从而进行诊断。

（4）治疗方面：治疗与护理局部病变，必须从整体出发，分清主次，采取适当的措施。如心开窍于舌，心与小肠相表里，所以可用清心泻小肠火的方法治疗与护理口舌糜烂。又如"病在上者下取之，病在下者高取之"（《灵枢·终始》）等，都是在整体观指导下确定的治疗原则。

2．人与自然环境的统一性　人类生活在自然界中，大自然中存在的阳光、空气、水等都是人类赖以生存的必要条件。同时，自然界的变化，如时令交替、气候变迁或地理环境的改变等，必然直接或间接地影响着人体的生理活动，使机体相应地产生生理或病理反应。这种人体生命活动与自然界相应的整体观，中医学称之为"天人相应"。

（1）季节气候对人体的影响：季节气候的更替变化使人体表现出规律性的生理适应过程。天气暑热，腠理开泄，汗出以泄热；天气寒冷，腠理致密以保温，多余的水液化为尿。所以人们往往在夏季汗多尿少，在冬季则汗少尿多。又如春温、夏热、秋燥、冬寒之气温变化，可影响人体气血运行的流畅或滞缓，于是就出现春夏脉多浮大，秋冬脉多沉细等。人与自然环境的适应能力是有限度的，如果外界气候的变化过于剧烈，超过了人体调节功能的一定限度，或由于个体本身适应及调节能力减弱，不能对自然环境变化作出适应性调节时，就会发生疾病。

（2）昼夜晨昏对人体的影响：在昼夜晨昏的阴阳变化过程中，人体也必须与之相应。《灵枢·顺气一日分为四时》说："以一日分为四时，朝则为春，日中为夏，日入为秋，夜半为冬"。"夫百病者，多以旦慧、昼安、夕加、夜甚。"因为早晨、中午、黄昏、夜半，人体的阳气存在着生、长、收、藏的规律，白天趋于表，夜晚趋于里，所以尤其要加强夜间病情观察。

（3）地理环境对人体的影响：因地区气候的差异，地理环境和生活习惯的不同，这在一定程度上会影响着人体的生理活动。如江南多湿热，人体腠理多疏松；北方多燥寒，人体腠理多致密。一旦易地而处，人体初期多会感太适应，即所谓的"水土不服"，但是经过一定时间后，人体也会逐渐适应。地域不同，所患病证亦有不小差异，特别是一些地方性疾病，更是与地理环境有着密切的关系。

综上所述，人与自然界的统一性，时时处处皆可体现。但人与天地相应，不是消极的、被动的，而是积极的、主动的。人类不仅能主动地适应自然，更能主动地改造自然，从而提高健康水平，减少疾病的发生。

3．人与社会环境的统一性　人类生活在自然环境和社会环境之中，人体的生命活动，不仅受到自然环境变化的影响，也必然受到纷纭复杂的社会环境的影响。一般来说，良好的社会环境，有力的社会支持，融洽的人际关系，日益提高的生活水平等，可使人精神振奋，勇于进取，有利于身心健康；而社会环境的一些不利因素，如喧闹的噪声，污染的水、土和空气，过度紧张的生活节奏，个人社会地位变动或所欲不遂等，可使人精神压抑，或焦虑、恐惧、郁闷，从而影响身心健康。政治、经济、文化、法律、宗教、婚姻、人际关系等社会因素，都影响着人体的各种心理、生理的变化或病理的产生，人体必须进行自我调节，从而与之相适应，才能维持生命活动的稳定、有序、平衡和协调，这就是人与社会环境的统一性。

（二）辨证论治

辨证论治，又称辨证施治，是中医辨识疾病和治疗疾病的基本原则，是中医学对疾病的一种独特的研究和处理方法，也是中医学的基本特点之一。

"辨"，即审辨、甄别之意。"证"，即证候，是机体在疾病发展过程中某一阶段的病理概括。故证与症、征是有区别的：症指症状，即病人主观的异常感觉或某些病态变化；征指体征，是能被诊察到的客观表现；证则包括了病变的原因、部位、性质及邪正盛衰情况，因而证就能更全面、更深刻、更正确地揭示疾病的本质。

所谓辨证，就是将望、闻、问、切四诊所收集到的病情资料如症状、体征等，通过分析、综合，辨清疾病的原因、性质、部位、病机及邪正关系，概括、判断为某种性质的证候。所谓论治，就是根据辨证的结果，确定相应的治疗原则和方法。辨证是决定治疗的前提和依据；论治是治疗疾病的手段和方法，也是对辨证正确与否的检验。辨证和论治是诊治疾病过程中密切联系、不可分割的两个方面，是理、法、方、药在临床上的具体运用，体现了中医理论与临床实践相结合的基本原则。

辨证论治不同于"对症治疗"和"辨病论治"，既区别于见痰治痰，见血止血，头痛医头，脚痛医脚的局部对症疗法，又区别于不分主次，不分阶段，一方一药对一病的治病方法。例如感冒，临床表现为恶寒、发热、头痛、鼻塞、脉浮等，病位在表，但由于致病因素和机体反应性的不同，又常出现风寒感冒、风热感冒等不同的证：病人恶寒重，发热轻，无汗，鼻塞流清涕，咳嗽痰稀白，苔薄白，脉浮紧，当辨为表寒证，宜用辛温解表的方法治疗；若发热，微恶风寒，鼻塞流浊涕，咳嗽痰黄稠，咽痛，苔薄黄，脉浮数，则辨为表热证，宜用辛凉解表的方法治疗。所以辨证论治的主要特点，就是针对疾病发展过程中不同本质的矛盾，而用不同的方法去解决。

辨证论治作为指导临床诊治疾病的基本法则，由于它能辩证地处理病与证的关系，既能看到同一种病可以出现几种不同的证，又能注意到几种不同的病在其发展过程中可以出现同一种证，因此在临床治疗时，可采用"同病异治"或"异病同治"的方法：同一种疾病，由于发病的时间、地区、原因及患者机体的反应性不同，或处于不同的发展阶段，便可出现不同的证候，因而治法也就不同，这就是所谓"同病异治"。例如头痛，有外感风寒、气血亏虚、痰火上扰、肝阳上亢等不同证，故治法上就有疏风散寒、补益气血、化痰降火、滋阴潜阳之异。又如麻疹，初起麻疹未透，治宜发表透疹；中期肺热明显，治宜清肺；后期余热未尽，肺胃阴伤，治宜养阴清热。不同的疾病，在其发展过程中，如果产生了相同的病理变化，出现了相同性质的证候，就可采用相同的治疗方法，这就叫做"异病同治"。例如胃下垂、子宫下垂、脱肛等，这些是不同的病，若病机同属于中气下陷证，则都可以采用升提中气的方法治疗。

辨证论治还强调人、病、证之间的关系，注意个体差异，做到辨证与辨病相结合，重视整体与局部、宏观与微观的辩证关系。针对疾病过程中的不同情况，具体问题具体分析，随机应变，抓住主要矛盾，因时、因人、因地制宜，确定最佳的治疗方法，这就是辨证论治的实质和精髓。

（陈文松）

 本章小结

绪论主要介绍了中医学理论体系的形成、发展概况和基本特点。本章重点内容包括中医学的基本特点和中医经典著作的地位及价值。如中医学的基本特点是整体观念和辨证论治，尤其要理解"证"的含义，在临床上善用"同病异治"和"异病同治"的治疗方法；又如《黄帝内经》奠定了中医学的理论基础,《伤寒杂病论》确立了辨证论治的原则,《新修本草》是世界上第一部由国家政府颁布的药典等。本章难点是五脏一体观和司外揣内。司外揣内,是指通过观察外在表象,以推测分析其内在变化,又称"以表知里"。在学习过程中,要切实掌握中医学的特点,对书中的一些数字如"四大经典","金元四大家",《神农本草经》载药 365 种,《本草纲目》载药 1892 种,《脉经》记述 24 种脉象等最好能记忆;对著作作者如《难经》是秦越人,《伤寒杂病论》是张仲景,《针灸甲乙经》是皇甫谧,《诸病源候论》是巢元方等也要熟悉和了解。此外,中医和西医是两个不同的医学理论体系,既要联系现代医学科学知识,又不能生搬硬套或将双方对立起来,更不能不加分析地肯定一方而否定另一方。

练 习 题

一、选择题

A1 型题

1. 奠定中医学理论基础的著作是
   A.《诸病源候论》　　　　　B.《伤寒论》　　　　　C.《金匮要略》
   D.《难经》　　　　　　　　E.《内经》

2. 称之为"攻下派"的代表医家是
   A. 刘完素　　　　　　　　B. 叶天士　　　　　　　C. 李东垣
   D. 张子和　　　　　　　　E. 朱丹溪

3.《难经》的作者是
   A. 陈无择　　　　　　　　B. 张仲景　　　　　　　C. 秦越人
   D. 巢元方　　　　　　　　E. 钱乙

4. 下列关于《本草纲目》的记述错误的是
   A. 附方 11 096 首　　　　B. 绘图 1109 幅　　　　C. 载药 365 种
   D. 历时 27 年　　　　　　E. 稿凡三易

5. 创立三焦辨证的医家是
   A. 叶天士　　　　　　　　B. 吴鞠通　　　　　　　C. 吴又可
   D. 王孟英　　　　　　　　E. 薛生白

6. 最先提出中西汇通的医家是
   A. 张锡纯　　　　　　　　B. 唐容川　　　　　　　C. 王清任
   D. 王孟英　　　　　　　　E. 李时珍

7. 世界上第一部由国家政府颁发的药典是
   A.《新修本草》　　　　　B.《神农本草经》　　　　C.《五十二病方》
   D.《本草纲目》　　　　　E.《千金要方》

8. 第一部病因病机和证候学专著是
   A.《伤寒杂病论》　　　　B.《针灸甲乙经》　　　　C.《黄帝内经》
   D.《难经》　　　　　　　E.《诸病源候论》

9. 论治的主要依据是
   A. 病因　　　　　　　　　B. 病位　　　　　　　　C. 病性
   D. 邪正消长　　　　　　　E. 辨证的结果

10. 中医学的基本特点是

A. 辨证论治　　　　　B. 辨病论治　　　　　C. 整体观念
D. 整体观念和辨证论治　E. 同病异治和异病同治

二、思考题

1. 何谓辨证论治？

2. 评述"金元四大家"各自的学术观念。

3. 如何理解人体是一个有机的整体？

第一章

阴阳五行学说

学习目标

1. 掌握：阴阳、五行的概念和阴阳、五行学说的基本内容。
2. 熟悉：阴阳、五行的特性及事物属性的五行归类。
3. 了解：阴阳学说、五行学说在中医学中的应用。

阴阳五行学说是古人用以认识自然和解释自然的一种世界观和方法论，是我国古代的一种唯物论和辩证法，属于中国古代哲学范畴。中国古代的阴阳、五行学说贯穿于中医理论体系的各个方面，借以说明人体的正常功能状态、疾病状态，并用来分析、归纳疾病的本质与类型，作为指导疾病预防、治疗、康复以及养生保健的依据，是中医理论体系密不可分的重要组成部分。

第一节　阴阳学说

阴阳，是中国古代哲学的一对范畴。我国古代劳动人民在长期生活实践中，对自然界运动变化状态进行观察，发现世界是物质的，并且进一步认识到自然界的一切事物和现象都具有相互对立的阴和阳两个方面，于是用阴阳的属性及其运动变化规律来认识自然、解释自然、探求自然规律，从而形成了阴阳学说。如《素问·阴阳应象大论》说："阴阳者，天地之道也，万物之纲纪，变化之父母，生杀之本始，神明之府也。"《黄帝内经》始将阴阳与医学理论结合，用来阐释天人之间的相互关系，论述人体脏腑的生理功能、病理变化，指导临床诊断、治疗等医学问题，从而形成了具有中医特色的阴阳学说。

一、阴阳的基本概念和特征

阴阳，是对自然界相互关联的事物和现象对立双方属性的概括。阴阳最初的含义是指日光的向背，即向日光者为阳，背日光者为阴。后来人们将阴阳的含义引申到自然界中用以阐释所有对立统一的事物和现象。它既可以代表两个相互对立的事物和现象，也可以代表同一事物内部所存在的相互对立的两个方面。如以天地而言，则"天为阳，地为阴"，由于天气轻清向上故属阳，地气重浊向下故属阴。以水火而言，则"水为阴，火为阳"，由于水性寒而润下故属阴，火性热而炎上故属阳。一般来说，凡是运动的、外在的、上升的、温热的、无形的、明亮的、兴奋的、功能的都属于阳的范畴；凡是静止的、内在的、下降的、寒凉的、有形的、晦暗的、抑制的、物质的都属于阴的范畴。（表1-1）

表1-1　常见事物和现象的阴阳属性归类表

属性	方位	时间	季节	温度	湿度	亮度	重量	运动状态
阳	上外	昼	春夏	温热	干燥	明亮	轻	升 动 出 亢进
阴	下内	夜	秋冬	寒凉	湿润	晦暗	重	降 静 入 衰退

事物和现象的阴阳属性具有相关性、普遍性、相对性和可分性。所谓相关性是指阴阳所分析的事物或现象，应该是在同一范畴、同一层次或同一交点的，即相关基础上的，如以人的性别而言，男为阳、女为阴；以昼夜而言，则昼为阳、夜为阴。所谓普遍性是指自然界一切事物或现象都可以用阴阳的各自属性加以概括说明，如动与静、水与火、上与下等。所谓相对性是指各种事物或现象的阴阳属性不是一成不变的，而是在一定条件下可以相互转化的，如寒证转化为热证，热证转化为寒证等。所谓可分性是指阴阳中又可再分阴阳，阴阳具有无限可分性，如上午为阳中之阳，下午为阳中之阴；前半夜为阴中之阴，后半夜为阴中之阳。故《素问·金匮真言论》说："阴中有阳，阳中有阴。"《素问·阴阳离合论》说："阴阳者，数之可十，推之可百，数之可千，推之可万，万之大，不可胜数，然其要一也。"

知识拓展

阴阳是我国古代的一种世界观和方法论

"阴阳"是古人观察到的自然界中各种对立又相关联的自然现象，以哲学的思维方式所归纳出的概念。阴阳理论已经渗透到中国传统文化的方方面面，甚至在现代生活中仍有所体现。以日历为例，农历称为阴历，公历称为阳历；在物理学中的电极，负极称为阴极，正极称为阳极；在化学中的离子有阴离子和阳离子；在临床体格检查中有阴性体征和阳性体征……

由此可见，阴阳本身只是作为相对的概念，用来区分事物的属性。有的人认为，阴阳就是玄学，这是一种误解。只要我们正确理解阴阳的概念，就不会将阴阳与迷信混为一谈了。

二、阴阳学说的基本内容

阴阳学说的基本内容，包括对立制约、互根互用、消长平衡及相互转化四个方面。

(一) 对立制约

对立即相反，如上与下、天与地、动与静、出与入、升与降、昼与夜、明与暗、寒与热、水与火等，它是自然界普遍存在的规律。制约是指属性相反的阴阳，共处于一个统一体中，存在着相互制约的动态联系。如温热可以驱散寒冷，寒冷可以降低高温；水可以灭火，火可以使水蒸发等。温热与火属阳，寒冷与水属阴，这就是阴阳之间的相互制约。阴阳双方制约的结果就是使事物取得了动态平衡。就人体的生理功能而言，功能之亢奋为阳，功能之抑制属阴，二者相互制约，从而维持人体功能的动态平衡，这就是人体的正常生命状态。可见，阴阳对立的两个方面并非平静且各不相关地共处于一个统一体中，而是时时刻刻都在相互制约着对方。所以《素问·脉要精微论》说："是故冬至四十五日，阳气微上，阴气微下；夏至四十五日，阴气微上，阳气微下。"

(二) 互根互用

阴阳互根，是指阴阳双方是互为根本、相互为用的。所谓互根即指阴或阳的任何一方都不能脱离对立的另一方而单独存在，阴阳双方都以对方的存在为自己存在的前提。如上为阳，下为阴，没有上也就无所谓下；热为阳，寒为阴，没有热也就无所谓寒等等。所谓互用即指阴阳双方有相互资助并促进对方势力发展壮大的关系。如人体内之气无形则属阳，而血有形则属阴，气能生血、行血、摄血，血能载气、养气，故又称"气为血之帅，血为气之母"。故《医贯砭·阴阳论》说："阴阳又各互为其根，阳根于阴，阴根于阳；无阳则阴无以生，无阴则阳无以化。"

(三) 消长平衡

消，即削弱、减少；长，即壮大、增加。阴阳消长，是指阴阳双方不是一成不变的，而是始终处于"阴消阳长"或"阳消阴长"的运动变化过程之中。阴阳消长稳定在一定范围内称为平衡。事物就是通过阴阳双方的消长关系,以保持阴阳双方的相对平衡,以维持事物的正常发展和变化。例如一年四季的气候变化,由冬至春及夏,气候由寒逐渐变热,是一个"阴消阳长"的过程;由夏至秋及冬,气候由热逐渐变寒,又是一个"阳消阴长"的过程。就人体而言,各种功能活动(阳)的产生,必须要消耗一定的营养物质(阴),这就是"阳长阴消"的过程;而营养物质(阴)的产生,又必然消耗一定的能量(阳),这就是"阴长阳消"的过程。

阴阳的消长,维持着人体正常的生命活动。只要这种消长稳定在一定范围之内,没有超越一定的限度,皆可被认为处于平衡状态。但是如果这种"消长"运动超过了一定的限度,那就会破坏人体阴阳的相对平衡从而导致疾病的发生。

（四）相互转化

阴阳转化,是指阴阳对立的双方,在一定的条件下,可以各自向其相反的方面转化,即阴可以转化为阳,阳可以转化为阴。阴阳转化主要是指事物或现象的阴阳属性的改变。如一年四季气候的变化,当"冬至"时寒甚至极而阳气生,气候逐渐转暖,当"夏至"时热甚至极而阴气生,气候逐渐转凉。又如某些急性热病,因热毒极重,耗伤正气,在持续高热时,可突然出现虚脱,四肢厥逆,体温下降,面色苍白等阳气暴脱的危象,即属于由阳证转化为阴证,此时,若抢救及时,处理得当,机体正气恢复,四肢转温,阳气渐生,色脉转和,病情又可转危为安。此外,临床上常见的各种由表入里、由里出表,由实转虚、由虚转实等病证的变化,也都是阴阳转化的例证。

阴阳转化必须具备一定的条件,即《素问·阴阳应象大论》中所谓"重阴必阳,重阳必阴"。阴阳转化实际上是阴阳的消长运动发展到一定阶段,使事物的阴阳属性发生了由量变到质变的结果。

三、阴阳学说在中医学中的应用

阴阳学说渗透于中医理论体系的各个方面,用来说明人体的组织结构、生理功能、病理变化,并指导临床诊断治疗、预防和养生。

（一）说明人体的组织结构

人体是一个有机的整体,整个人体及其各部分组织结构,都具有阴阳对立统一的关系,既是有机联系的,又是可以用阴阳两方面来加以概括说明的。如《素问·宝命全形论》说:"人生有形,不离阴阳。"《素问·金匮真言论》更具体地提出:"夫人之阴阳,则外为阳,内为阴。言人身之阴阳,则背为阳,腹为阴。言人身之脏腑中阴阳,则脏者为阴,腑者为阳。肝、心、脾、肺、肾五脏皆为阴,胆、胃、大肠、小肠、膀胱、三焦六腑皆为阳。"（表1-2）。

表1-2　人体组织结构的阴阳属性划分表

属性	人体部位	人体内外	脏腑	气血	经络分布
阳	上部、背部	体表	六腑	气	四肢外侧
阴	下部、腹部	体内	五脏	血	四肢内侧

（二）说明人体的生理功能

阴阳学说认为人体正常的生理活动,是阴阳两个方面保持对立统一的协调关系的结果。阴阳二者之间的平衡协调,是人体生命活动的基础,即《素问·生气通天论》说:"阴平阳秘,精神乃治;阴阳离决,精气乃绝。"如以功能与物质为例,功能属阳,物质属阴,物质与功能的关系就是对立统一关系的体现。人体的生理功能是以物质为基础的,没有物质就无以产生生理功能,而生理活动的结果,又不断促进物质的新陈代谢,人体功能与物质的关系也就是阴阳相互依存、相互制约、相互消长的关系。

（三）说明人体的病理变化

阴阳学说用来说明人体的病理变化，认为是由于致病因素作用于机体，从而破坏了阴阳的动态平衡，所以出现了阴阳偏胜或偏衰的结果。

1. 阴阳偏胜 包括阴偏胜和阳偏胜两种，即是阴或阳的一方高于正常水平的病理状态。阴阳偏胜的特点是，阴或阳中一方偏胜，另一方则正常的病理特征。《素问·阴阳应象大论》说："阴胜则阳病，阳胜则阴病。阳胜则热，阴胜则寒。"

（1）阴偏胜：即阴胜，是因阴寒之邪侵袭人体使机体阴寒亢盛所致的病理状态。临床表现为恶寒、怕冷、无汗、全身冷痛、脉紧等症状。

（2）阳偏胜：即阳胜，是因阳热之邪侵袭人体使机体阳气亢盛所致的病理状态。临床表现为发热、汗出、面赤、口渴、脉洪数等症状。

2. 阴阳偏衰 包括阴偏衰和阳偏衰两种，即是阴或阳的一方低于正常水平的病理状态。阴阳偏衰的特点是，阴或阳中一方偏衰，另一方则正常的病理特征。《素问·调经论》说："阳虚则外寒，阴虚则内热。"

（1）阴偏衰：即阴虚，是因机体阴液亏虚，无力制约阳所致的病理状态。因机体阴液不足，导致阳相对偏胜。临床表现为五心烦热、盗汗、舌红少津、脉细数等虚热症状。

（2）阳偏衰：即阳虚，是因机体阳气虚弱，不能制约阴所致的病理状态。因机体阳气虚弱，导致阴相对偏胜。临床表现为形寒肢冷、面色苍白、舌淡、脉沉迟无力等虚寒症状。

（四）用于疾病的诊断

疾病发生发展的根本在于阴阳失调，因此任何疾病尽管其临床表现错综复杂，千变万化，但都可以用阴阳来加以概括说明。《素问·阴阳应象大论》说："善诊者，察色按脉，先别阴阳。"例如望诊中面色鲜明者为阳，面色晦暗者为阴；闻诊中语音高亢洪亮者属阳，低微无力者属阴；脉象中浮、大、滑、数、实者属阳，沉、细、涩、迟、虚者属阴等。在辨证中，虽有阴、阳、表、里、寒、热、虚、实八纲，但在八纲之中又唯以阴阳为总纲。表、热、实属阳，里、寒、虚属阴，只有首先分清阴阳，才能抓住疾病的本质。

（五）用于疾病的治疗

1. 确定治疗原则 由于疾病发生发展的根本病机是阴阳失调，因此，治疗疾病的原则就在于调整阴阳，补其不足，损其有余，恢复阴阳的相对平衡。所谓补其不足，即阴虚当滋阴以抑阳，用"壮水之主，以制阳光"的治法；阳虚治疗当扶阳制阴，用"益火之源，以消阴翳"的治法；阴阳两虚，则用阴阳并补法治疗。所谓损其有余，即阳邪盛而导致的实热证，用"热者寒之"的治疗方法；阴邪盛而导致的实寒证，则用"寒者热之"的治疗方法，以促使体内阴阳恢复新的相对平衡。

2. 归纳药物的性能 阴阳也可以用来概括药物的性能，作为指导临床用药的根据。药物的性能，一般来说，包括四气（性）、五味和升降浮沉，这些都可以用阴阳来加以归纳说明。如"四气"中的寒、凉药属阴，温、热药属阳；"五味"中的酸、苦、咸者属阴，辛、甘、淡味属阳；"升降浮沉"中的具有沉降作用的药物属阴，具有升浮特点的药物属阳。

总之，治疗疾病，就是根据病证的阴阳失调情况，确定治疗原则，再根据药物性能的阴阳属性，选择适宜的药物，以调整机体阴阳失调状态，从而达到治愈疾病之目的。

（六）指导防病养生

人与自然界是息息相通、密切相关的，因而自然界中的阴阳消长势必会影响到人体内在的阴阳变化。如果机体内部的阴阳变化能保持与天地间阴阳变化协调一致，那么就能保持健康，甚至益寿延年。在一年四季中，要顺应四时，调其阴阳，增强预防疾病的能力，如春夏季节阳气偏旺，就要注意"春夏养阳"；秋冬季节阴气偏胜，就要注意"秋冬养阴"。维持人体内外环境的统一，不使阴阳失调，是防病摄生的根本。如果不能顺应四时，把握阴阳，就会招致疾病的发生。

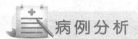

病例分析

　　患者，女性，31 岁。以咳嗽，咳痰 3 天为主诉就诊。自诉三天前淋雨受凉后始咳嗽气急、咽喉痛，并伴有发热、头痛、鼻流黄涕，后逐渐出现咳痰黄稠，咳嗽频剧。诊其脉浮数，舌红苔薄黄。

　　请思考：运用阴阳学说理论分析判断本病证属阴证还是阳证？

第二节　五行学说

　　五行一词，最早见于《尚书·洪范》。五行学说形成于战国时期，属于古代哲学范畴，即是指以木、火、土、金、水五种物质的特性及其运动变化规律来认识世界、解释世界和探求宇宙规律的一种世界观和方法论。《黄帝内经》将五行学说和中医学理论相结合，用来阐述人体脏腑生理、病理及其与外在环境的相互关系，并指导临床诊断、治疗，成为中医理论体系的重要组成部分。

一、五行的概念、特性与归类推演

（一）五行的概念

　　五，是指木、火、土、金、水五种物质；行，指运动变化。五行，即指木、火、土、金、水五种物质的运动和变化。五行的真正起源来自我们祖先的生活和生产实践，如《尚书大传》所说"水火者，百姓之所饮食也；金木者，百姓之所兴作也；土者，万物之所资生也，是为人用"。

（二）五行的特性

　　五行的特性，是古人在长期的生活和生产实践中，通过对木、火、土、金、水五种物质的朴素认识的基础上，进行抽象概括而逐渐形成的理性概念。"五行"的概念虽然来自于五种常见的物质，但实际上它已经超越了五种具体事物的本身且具有抽象的特征和更广泛的含义。《尚书·洪范》对五行的认识有了很大的发展，书中说："水曰润下，火曰炎上，木曰曲直，金曰从革，土爰稼穑。"这是对五行的特性作了经典性的阐释，把这五种物质各自的特性作为对一切事物进行归类的基本依据。

　　木的特性："木曰曲直"。曲直指树木具有能屈能伸的特性，引申为凡具有生长、升发、条达、舒畅等特性的事物，均归属于木。

　　火的特性："火曰炎上"。炎上指火具有温热、向上的特性，引申为凡具有温热、光明、升腾、向上等特性的事物，均归属于火。

　　土的特性："土爰稼穑"。稼穑指土具有种植和收获谷物的特性，引申为凡具有生化、承载、受纳等特性的事物，均归属于土。

　　金的特性："金曰从革"。从革指金属的产生是通过变革而实现的。金属质地沉重，且常制成武器用于杀戮，引申为凡具有收敛、肃杀、沉降、清洁等特性的事物，均归属于金。

　　水的特性："水曰润下"。润下指水具有滋润向下的特性，引申为凡具有寒凉、滋润、下行等特性的事物，均归属于水。

（三）对事物属性的五行归类推演

　　古人以五行的特性为依据，运用"取象比类法"和"推演络绎法"，将人体脏腑组织、生理病理现象，以及自然界所有的事物和现象，分别归纳于五行之中，形成了五大系统。用以阐述人体脏腑组织之间的复杂联系及其与外界环境之间的相互关系（表1-3）：

表 1-3　自然界、人体五行属性归类表

自然界						五行	人体					
五味	五色	五化	五气	五方	五季		五脏	六腑	五官	五体	五志	五液
酸	青	生	风	东	春	木	肝	胆	目	筋	怒	泪
苦	赤	长	暑	南	夏	火	心	小肠	舌	脉	喜	汗
甘	黄	化	湿	中	长夏	土	脾	胃	口	肉	思	涎
辛	白	收	燥	西	秋	金	肺	大肠	鼻	皮	悲	涕
咸	黑	藏	寒	北	冬	水	肾	膀胱	耳	骨	恐	唾

二、五行学说的基本内容

（一）五行的相生相克

五行相互之间不是孤立的、静止不变的,而是存在着有序的"相生"、"相克"关系。

1. 相生　生,即资生、促进、助长的意思。五行相生,是指木、火、土、金、水之间存在着某一行对另外一行具有资生和促进的作用。五行相生的次序是:木生火、火生土、土生金、金生水、水生木。五行相生关系中,任何一行都具有"生我"、"我生"两方面的关系,又称"母子关系",生我者为母,我生者为子。如木生火,木为火之母,火为木之子,同时火生土,火为土之母,土为火之子。

2. 相克　克,即制约、克服、抑制的意思。五行相克,是指木、火、土、金、水之间存在着某一行对另一行的制约克服作用。五行相克的次序是:木克土,土克水,水克火,火克金,金克木。五行相克关系中,任何一行都具有"克我"、"我克"两方面的关系。我克者为我"所胜",克我者为我"所不胜"。五行的相克关系,又叫"所胜"和"所不胜"的关系。如以火为例,克我者为"水",则水为火之"所不胜";我克者为"金",则金为火之"所胜"。

五行相生相克维持着五行之间的动态平衡,是自然界的正常现象。人体内五行的相生相克,也属于正常的生理活动。

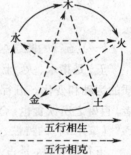

图 1-1　五行相生相克规律示意图

（二）五行的相乘相侮

五行之间的相乘和相侮,均为五行之间相克关系遭到破坏后出现的异常相克现象。

1. 相乘　乘即乘虚侵袭之意。五行相乘是指五行之中某一行对所胜一行的过度克制,即"相克太过"。相乘的次序与相克同,即木乘土,土乘水,水乘火,火乘金,金乘木。五行之间相乘的原因,有"太过"和"不及"两个方面。一种由太过所致的相乘,是指五行中某一行过于亢盛,对其所胜一行进行超过正常限度的克制,引起其所胜一行的虚弱,从而导致五行之间相克的异常。如以木克土为例,木过于亢盛,对土克制太过,土虽无不足,但亦难以承受木的过度克制,进而导致土的不足,这种"相乘"现象,称为"木旺乘土"。另一种由不及所致的相乘,是指五行中某一行过于虚弱,难以抵御其所不胜一行的正常限度的克制,使其本身更显虚弱。如木虽然处于正常水平,但由于土的不足,因而导致木克土的力量相对增强,使土更显不足,这种"相乘"现象,称为"土虚木乘"。

2. 相侮　侮即欺侮,有恃强凌弱的意思。五行相侮是指五行中的某一行对其"所不胜"一行的反向克制,又称反克。相侮的次序与相克相反,即木侮金,金侮火,火侮水,水侮土,土侮木。五行之间相侮的原因,也有"太过"和"不及"两个方面。一种由太过所致的相侮,是指五行中的某一行过于亢盛,使原来克制它的一行不仅不能克制它,反而受到它的反向克制。如木过于亢盛,其所不胜一行金不仅不能克木,反而被木所欺侮,出现"木亢侮金"的逆向克制现象,称为"木侮金"。另一种由不及所致的相侮,是指五行中某一行过于虚弱,不仅不能制约其所胜的一行，反而受到其所胜的一行的"反克"。如木过度虚弱时，不仅不能克土，反而受到土的反克，称为"木虚土侮"，即"土侮木"。

五行相乘相侮破坏了整体的平衡和稳定，是自然界的异常现象。人体内五行的相乘相侮破坏机体的平衡状态，导致疾病的发生。

三、五行学说在中医学中的应用

五行学说在中医学中的应用，主要是以五行的特性来分析研究人体脏腑、经络等组织器官的五行属性；以五行的生克制化关系来分析研究脏腑、经络之间和各种生理功能之间的相互关系；以五行的乘侮和母子相及来阐释脏腑病变的相互影响。因此，五行学说在中医学中不仅被用作理论上的阐释，而且具有指导临床的实际意义。

（一）说明五脏的生理功能及其相互关系

1. 说明五脏的生理功能　五行学说将人体的五脏分别归属于五行，以五行的属性来解释说明五脏的生理功能。木有生长、升发、条达、舒畅的特性；肝喜条达而恶抑郁，并有疏泄的功能，故肝属"木"。火有温热、升腾、向上的特性；心有推动气血温养全身的功能，故心属"火"。土有生化、承载、受纳万物的特性；脾有运化的功能，为气血生化之源，故脾属"土"。金有收敛、沉降、清洁的特性；肺以肃降为顺，故肺属"金"。水有滋润向下的特性，而肾有藏精主水的作用，故肾属"水"。

2. 说明五脏之间的相互关系　五行学说用以说明各脏腑之间的相互资生和制约的关系。如肝木藏血以济心；心火之热以温脾；脾土运化水谷以充肺；肺金清肃下行以助肾；肾水之精以养肝。这就是以五行特点来阐述五脏之间相互资生的关系。肺金清肃下行，可抑制肝木，防止其升发太过；肝木之疏泄，可克制脾土的壅滞；脾土之运化，可制止肾水的泛滥；肾水之滋润，可防止心火的亢盛；心火之温热，可制约肺金清肃太过。这就是以五行特点来阐述五脏之间相互制约的关系。

（二）阐释五脏病变的相互影响

五脏在生理上相互联系，在病理上也必然相互影响，这种病理上的的相互影响，称之为传变。脏腑间的传变，可分为相生关系的传变和相克关系的传变。

1. 相生关系的传变　包括"母病及子"和"子病及母"两个方面。所谓母病及子即是指疾病的传变，从母脏传及子脏，如肝病及心、心病及脾等。所谓子病及母即是指疾病的传变是从子脏传及母脏，如心病及肝，肝病及肾等。一般来说，母病及子会病情较轻，因为"邪扶生气而来，虽进而易退"（《难经经释·五十难》）；子病及母会病情较重，因为"受我之气者，其力方旺，还而相克，其势必甚"（《难经经释·五十难》）。

2. 相克关系的传变　包括"相乘"和"相侮"两个方面。相乘是相克太过而为病，如以肝木和脾土为例，相乘传变有"木旺乘土"和"土虚木乘"两种情况。相侮即反向克制而为病，如"木火刑金"、"土虚水侮"。一般认为，相乘传变病情会较重，因为"脏气本已相制，而邪气扶其力而来，残削必甚，故为贼邪"；相侮传变会病情较轻，因为"脏气受制于我，则邪气不能深入，故为微邪"（《难经经释·五十难》）。

（三）用于疾病的诊断

人体是一个有机的整体，内脏有病就可以反映到体表，故《灵枢·本脏》曰："有诸内者，必形诸外"，"视其外应，以知其内脏，则知所病矣"。五行学说应用于疾病的诊断，主要是根据五行的配属关系及其生克乘侮规律，来确定五脏病变的部位，判断病情进展和疾病的预后。

1. 确定五脏的病变部位　五行学说以事物属性的五行归类和生克乘侮规律来确定五脏病变的部位，包括以本脏所主之色、味、脉等来诊断本脏之病，或以他脏所主之色、味、脉等来确定五脏相兼之病。如面见青色、喜食酸味、脉弦，可以诊断为肝病；面见赤色、口味苦、脉洪数者，可诊断为心火亢盛；心脏病人，面见黑色，为水来乘火；脾虚病人，面见青色，为木来乘土等。

2. 推断病情的轻重顺逆　五行学说用于判断病情的顺逆，主要是根据色脉之间的生克关系来推测，若色脉相合则其病顺；若色脉不符，得克则死，得生则生。如肝病色青而见弦脉，为色脉相符，其病顺；若不得弦脉反见浮脉，则属克色之脉（金克木），为逆，预后不好；若得沉脉则属相生之脉，即生色之脉（水生木），为顺，预后也较好。

病例分析

　　病人，男，58 岁。主诉：头晕胀痛、急躁易怒 9 天。自述近期因家庭琐事，情绪波动很大，继而出现头晕胀痛、面红目赤、急躁易怒、口干口苦等症，伴见大便秘结，小便短赤，脉弦数。
　　医生诊断为肝火炽盛，并用清心泻火的方药进行治疗。
　　请思考：病人肝火炽盛，医生却用清心泻火的方药进行治疗，这种治疗方法体现了五行的什么关系？

（四）指导疾病的治疗

　　五行学说用于疾病的治疗主要表现在：根据药物的色、味，按五行归属确定其作用于何脏腑；按五行的生克乘侮规律，控制疾病的传变，确定其治则、治法。

　　1. 指导脏腑用药　不同的药物，有不同的颜色与气味。药物的五色、五味与五脏有一定的联系。根据五行归属理论，青色、酸味入肝；赤色、苦味入心；黄色、甘味入脾；白色、辛味入肺；黑色、咸味入肾。如白芍、山茱萸味酸入肝经以补肝；朱砂色赤入心经以镇心安神；黄连味苦入心以泻心火；石膏色白味辛入肺经以清肺热；白术色黄味甘入脾以补益脾气；玄参、生地色黑，味咸入肾经以滋养肾阴等。但这种用药方法是较片面的，临床脏腑用药，除依据色味外，必须结合药物的四气（寒、热、温、凉）和升降浮沉等理论综合分析，辨证用药。

　　2. 控制疾病传变　疾病的传变，多见一脏受病，累及他脏致病。因此，在治疗所病本脏的同时，还应考虑到对与其相关脏腑的治疗，根据五行的生克乘侮规律，来调整所病本脏的太过和不及，以控制疾病的进一步传变。如《难经·七十七难》言："见肝之病，则知肝当传之与脾，故先实其脾气。"在临床上肝病常采用健脾的方法，防止肝病传脾，这即是运用五行生克乘侮理论阐述疾病传变规律和确立预防性治疗措施的体现。

　　3. 确定治则治法　根据五行学说确定治则和治法，有相生和相克关系的不同。

　　（1）根据相生规律确定治则、治法：运用母子相生规律来治疗疾病，其基本治疗原则是"补母"和"泻子"，即"虚则补其母，实则泻其子"。

　　1）虚则补其母：主要适用于母子关系的虚证，重点是补母。即通过补母以治疗母子两脏皆虚或子脏虚弱之证。

　　根据相生规律体现"虚则补其母"治则的治疗方法，主要的有下列几种。

　　滋水涵木法：又称滋肾养肝法，滋补肝肾法。是滋肾阴以养肝阴的方法。适用于肾阴亏损而肝阴不足，以及肝阳上亢之证。

　　培土生金法：又称补脾养肺法。是通过健脾补气以补益肺气的方法。适用于脾胃虚弱，不能滋养肺脏而肺虚脾弱的病证。

　　益火补土法：又称温肾健脾法，温补脾肾法。是温肾阳以补脾阳的一种方法。适用于肾阳虚而致脾阳不振之证。根据五行学说，火不生土应当是心火不生脾土，但自命门学说兴起以来，则多是指命门之火（肾阳）不能温煦脾土的脾肾阳虚之证，少指心火与脾阳的关系。

　　金水相生法：又称滋养肺肾法。补肺阴即可以滋肾阴，另一方面，肾阴是五脏之阴的根本，所以滋肾阴又可达到补肺阴的目的。因而临床上对于肺肾阴虚者，多数采用两脏同补，通过金水相生的机制,可以同时治疗两脏之阴虚。

2)实则泻其子:主要适用于母子关系的实证,可通过泻子,以治疗母子两脏皆实或母脏实证。如肝旺泻心法、肾实(相火偏亢)泻肝法。

(2)根据相克规律确定治则、治法:临床上由于相克规律的异常而出现的病理变化,有相克太过,相克不及和反克的不同。总的来说,可归纳为"强"、"弱"两个方面,即克者属强,表现为功能亢进;被克者属弱,表现为功能衰退。因而治疗上可采取"抑强"与"扶弱"的法则。抑强,用于相克太过;扶弱,用于相克不及。

根据相克规律确定的治疗方法,主要的有下列几种:

抑木扶土法:又称疏肝健脾法,平肝和胃法,调理肝脾法。是通过疏肝健脾来治疗肝旺脾虚的一种治法。适用于木旺乘土或土虚木乘之证。

佐金平木法:又称泻肝清肺法。是清肃肺气以抑制肝木的一种治疗方法。临床上多用于肝火偏盛,肺气清肃失常之证。

培土制水法:又称温肾健脾法。是以健脾、利水治疗水湿停聚为病的一种治法。适用于脾虚不运,或脾肾阳虚、水湿泛滥而致水肿胀满之证。

泻南补北法:又称为泻火补水法或滋阴降火法。即泻心火以滋肾水的方法。适用于肾阴不足,心火偏亢,水火不济,心肾不交之证。

总之,临床上依据五行的生克规律确定的治疗原则和方法,确有其一定的实用价值。但是,并非所有的疾病都可以生搬硬套地使用五行生克规律来治疗。因此,在临床上既要正确地掌握五行生克规律,又要根据具体病情进行辨证论治。

（董　红）

 本章小结

　　阴阳五行学说是古人用以认识自然和解释自然的世界观和方法论,是我国古代的唯物论和辩证法,阴阳五行学说贯穿于中医理论体系的始终,是中医理论体系密不可分的重要组成部分。

　　阴阳学说和五行学说虽然有着各自的研究领域和应用范围,但二者之间是有关联的,它们作为中医学理论的主要说理工具,在临床诊治中得到广泛运用,在阐明人体复杂的生理活动和病理变化时有一定的实用价值。

　　阴阳学说主要强调在阴阳双方对立制约、互根互用、消长平衡、相互转化的基础上,维持阴阳相对的动态平衡,是保证人体正常生理功能的关键;调整阴阳,恢复阴阳的相对平衡是治疗疾病的基本原则。

　　五行学说认为木、火、土、金、水是构成自然界万物的基本要素,宇宙间所有的事物和现象都是这五种物质运动变化的结果。五行之间通过相生相克的相互关系,可以说明脏腑的生理功能及其相互关系、疾病的传变,在临床上用于指导疾病的诊断和防治。

练 习 题

一、选择题

A1 型题

1. 任何一方都不能脱离另一方而单独存在是指

　　A. 阴阳对立　　　　　　　B. 阴阳转化　　　　　　　C. 阴阳互根

D. 阴阳消长 　　　　　　　　　E. 阴阳制约

2. 按照阴阳学说理论，下列哪项属阳

  A. 晦暗的 　　　　　　　　B. 下降的 　　　　　　　　C. 寒冷的

  D. 无形的 　　　　　　　　E. 静止的

3. 事物阴阳两个方面的相互转化是

  A. 绝对的 　　　　　　　　B. 有条件的 　　　　　　　C. 必然的

  D. 量变的 　　　　　　　　E. 随意的

4. 从冬至春及夏的寒、温、热的变化属于

  A. 阴阳转化 　　　　　　　B. 重阳必阴 　　　　　　　C. 热及生寒

  D. 阳消阴长 　　　　　　　E. 阴消阳长

5. 《尚书•洪范》认为五行中"土"的特性是

  A. 稼穑 　　　　　　　　　B. 炎上 　　　　　　　　　C. 从革

  D. 曲直 　　　　　　　　　E. 润下

6. 五行相生关系中，火的"生我"是

  A. 金 　　　B. 水 　　　C. 土 　　　D. 木 　　　E. 火

7. 补肾精以养肝属五行的

  A. 相侮关系 　　　　　　　B. 相乘关系 　　　　　　　C. 相生关系

  D. 相克关系 　　　　　　　E. 反克关系

8. 下列属"母病及子"关系的是

  A. 肝病及肾 　　　　　　　B. 肾病及肝 　　　　　　　C. 肾病及肺

  D. 心病及肾 　　　　　　　E. 肺病及心

9. 金的"所不胜"是

  A. 水 　　　B. 木 　　　C. 土 　　　D. 金 　　　E. 火

10. 下列不宜用阴阳的基本概念来概括的是

  A. 寒与热 　　　　　　　　B. 上与下 　　　　　　　　C. 邪与正

  D. 内与外 　　　　　　　　E. 气与血

11. 下列哪一种传变属于相侮

  A. 肝病传脾 　　　　　　　B. 心病及脾 　　　　　　　C. 肺病及心

  D. 肾病及肝 　　　　　　　E. 肾病及心

12. 肾精不足导致肝血不足，可称为

  A. 子病及母 　　　　　　　B. 水不涵木 　　　　　　　C. 相克

  D. 相侮 　　　　　　　　　E. 以上皆不是

13. 属于"阳中之阴"的时间是

  A. 上午 　　　　　　　　　B. 中午 　　　　　　　　　C. 下午

  D. 前半夜 　　　　　　　　E. 后半夜

14. 五行中属水的脏是

  A. 心 　　　　　　　　　　B. 肝 　　　　　　　　　　C. 肺

  D. 脾 　　　　　　　　　　E. 肾

15. 五行中属土的腑是

  A. 胃 　　　　　　　　　　B. 胆 　　　　　　　　　　C. 大肠

  D. 膀胱 　　　　　　　　　E. 三焦

16. 对自然界相关联的事物和现象对立双方属性的概括是

  A. 经络 　　　　　　　　　B. 阴阳 　　　　　　　　　C. 五脏

　　D. 五行　　　　　　　E. 气血

17. 五行指的是

　　A. 心、肝、脾、肺、肾　　　B. 酸、苦、甘、辛、咸

　　C. 青、赤、黄、白、黑　　　D. 木、火、土、金、水

　　E. 喜、怒、忧、悲、恐

18. 《尚书·洪范》认为五行中"木"的特性是

　　A. 从革　　　　　　　B. 润下　　　　　　　C. 曲直

　　D. 稼穑　　　　　　　E. 炎上

19. 肺病及脾的五行传变是

　　A. 传其所胜　　　　　　　B. 传其所不胜　　　　　　　C. 母病及子

　　D. 子病犯母　　　　　　　E. 以上均不是

20. 五行中，"水"的"子"是

　　A. 木　　　　B. 水　　　　C. 土　　　　D. 金　　　　E. 火

二、思考题

1. 阴阳学说的基本内容包括哪些方面？

2. 何谓五行的生、克、乘、侮？其生、克、乘、侮的规律是什么？

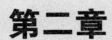

第二章

藏　象

 学习目标

1. 掌握：藏象的基本概念；五脏的生理功能及生理联系；六腑的生理功能。
2. 熟悉：脏腑之间的关系。
3. 了解：各脏腑功能失调出现的常见病理变化。

藏象学说，是阐述人体脏腑的生理功能、病理变化及其相互关系的学说。藏，是指藏于体内的内脏；象，是指表现于外的生理、病理现象。藏象学说是中医学理论体系的重要组成部分，贯穿了整体观念和辨证论治的精神，体现了中医学的生理、病理有机联系的观点，是指导中医诊断、治疗、康复的理论基础。

藏象学说的主要内容包括两个部分，一是以五脏为中心的整体观，说明人体各脏腑的生理功能、病理变化及脏与腑相互之间的关系；二是脏腑的生理功能、病理变化与全身组织器官的关系。

藏象学说的形成，主要有三个方面：一是古代的解剖知识，二是长期对人体生理、病理现象的观察，三是反复地从治疗效应来分析和反证机体某些生理功能的医疗实践。藏象学说的形成，基于"有诸内，必形诸外"的观察研究方法，其观察分析的结果大大地超越了人体解剖学的脏腑范围，形成了独特的生理和病理的理论体系。

脏腑是内脏的总称，按照脏腑的生理功能及其结构特点，分为五脏、六腑、奇恒之腑三类。以"藏精气"为共同生理功能特点的心、肺、脾、肝、肾，合称为"五脏"；以"传化物"为共同生理功能特点的胆、胃、小肠、大肠、膀胱、三焦，合称为"六腑"；在形态中空上类似腑，而在功能上则类似脏，非脏非腑，亦脏亦腑，与正常脏腑有异的脑、髓、骨、脉、胆、女子胞（子宫），称为"奇恒之腑"。

人体是由脏腑、经络、气血、皮肤、肌肉、筋骨等共同组成的一个有机的整体，体内各部分之间，存在着多重的联系。不仅脏与脏，脏与腑，腑与腑有着密切的联系，而且脏腑与机体各组织（主要指皮、肉、脉、筋、骨五体），脏腑与机体各个器官之间也有着简单或复杂、单一或多重的不同程度的关系。构成人体的基本物质是精、气、血、津液，它们既是脏腑功能活动的物质基础，又有赖于脏腑的功能所化生；通过不同的脏腑功能活动，这些物质不断地被消耗，同时又不断地得到滋生和补充，并完成其运行和输布的全过程。

藏象学说中的心、肺、脾、肝、肾等脏腑，虽与西医脏器的名称相同，但在生理、病理的含义上，却不完全相同。西医的脏器是解剖学概念，而中医学的脏腑不单纯是一个解剖学概念，更重要的是一个生理或病理学方面的概念。中医学的一个脏腑的功能，可能包括好几个西医脏器的功能；西医一个脏器的功能，可能分散在好几个中医的脏腑的功能之中。例如心脏，除了它既代表解剖学上的实体外，还包括一部分神经系统，尤其是大脑方面的某些功能。所以藏象学说的"心"不能完全和西医解剖学上的"心脏"直接等同起来。

第一节 五　脏

　　五脏，是心、肺、脾、肝、肾的合称。五脏具有化生和贮藏精气的共同生理功能，同时又各有专司，并且与腑及躯体官窍等有着特殊的联系，形成了以五脏为中心的五大系统。

一、心

　　心位于胸腔，膈膜之上，有心包卫护于外。心五行属火，通于夏气。《素问·灵兰秘典论》称之为"君主之官"。它主宰人体的生命活动，在五脏六腑中居于首要地位。《灵枢·邪客》曰："心者，五脏六腑之大主也，精神之所舍也"。火与心气相应，心为火脏而恶热，易受热扰。心的主要生理功能是主血脉和主神志。

　　（一）心的主要生理功能

　　1. 主血脉　心主血脉，包括主血和主脉两个方面。全身的血都在脉中运行，依赖于心气的推动而输送到全身，发挥其濡养的作用，故《素问·五脏生成篇》说："诸血者，皆属于心"。脉，即脉管，为血之府。脉是血液运行的通道，脉道的通利与否，直接影响着血液能否正常运行。心脏、脉和血液构成了一个相对独立的系统，这个系统的生理功能，都属于心所主司。心脏功能正常，则心脏搏动如常，脉象和缓有力，节律调匀，面色红润光泽。若心脏发生病变，则会通过心脏搏动、脉搏、面色等方面反映出来。如心气不足，血液亏虚，脉道不利，则血流不畅，而见面色无华，脉象细弱无力等，甚则发生瘀滞、血脉受阻，而见面色灰黯，唇舌青紫，心前区憋闷和刺痛，脉象结、代、促、涩等。

　　2. 主神志　神，有广义和狭义之分：广义的神，是指整个人体生命活动的外在表现，包括整个人体的形象以及面色、眼神、言语、应答、肢体活动、姿态等机体表现于外的"形征"；狭义的神，是心所主的神志，即人的精神、意识、思维活动等。现代生理学认为，人的精神、意识、思维活动是大脑的功能，即大脑对外界客观事物的反映。《灵枢·本神》说："所以任物者谓之心。"任，就是担任、接受的意思。藏象学说认为接受外来的事物而发生的思维意识活动过程，是由心来完成的。藏象学说认为人的精神、意识、思维活动与五脏有关，而且主要是属于心的生理功能。古人把心看作"五脏六腑之大主"，是与心主神志的功能是分不开的。血液是神志活动的物质基础，故《灵枢·本神》说："心藏脉，脉舍神。"如果心的气血充盈，则会精神充沛，神志清晰，思考敏捷，对外界信息的反应灵敏和正常。若心血不足，常可导致心神的病变，出现精神意识思维异常，失眠、多梦、神志不宁。如果邪热扰心，还可见到谵妄、昏迷、不省人事等症状。

　　（二）心与腑、体、窍、液、志的联系

　　1. 心合小肠　心与小肠经脉相互络属，互为表里。

　　2. 心在体合脉，其华在面　脉，是指血脉，全身的血脉都属于心。华，是光彩的意思。其华在面，是说心的功能正常与否，常可从面部的色泽反映出来。面部的色泽能反映出心气的盛衰，心血的多少。如果心的功能健全，血脉充盈，循环通畅，则面色红润光泽，奕奕有神；反之，如果心的功能减退，心血亏少，则面白无华；如果心脉瘀阻，则会面色青紫。所以，《素问·六节藏象论》说："心者……其华在面，其充在血脉。"《素问·五脏生成》也说："心之合脉也，其荣色也。"

　　3. 开窍于舌　心开窍于舌，是指舌为心之外候，又称"舌为心之苗"。心经的别络上行系于舌。《灵枢·脉度》说："心气通于舌，心和，则舌能知五味矣。"心的功能正常，则舌的味觉灵敏，活动自如，食而能知其味。心血充足，则舌质红润而有光泽。如果心有了病变，可以从舌反映出来。例如：心阳不足，则舌质淡白胖嫩；心阴不足，则舌质红绛瘦瘪；心血瘀阻，则舌质可呈紫黯色，或出现瘀点、瘀斑；心火炽盛，则舌质可呈红绛色或舌尖独赤、或舌体糜烂，甚则舌体卷缩；各种原因引起心神病变时，往往可见舌硬转动不灵或语言不利的现象。

4. 心在液为汗　汗为津液所化，血与津液又同出一源，所以有"汗血同源"之说。血为心所主，所以汗液与心有着密切的关系。正常生理情况时，当人的精神高度紧张或运动量增大时，心跳会加快，往往可见出汗增多。在病理上，若心阳不足，失于固守，轻者可以出现自汗，重者就会大汗淋漓；心阴不足，阳气无以依附，汗液随之外泄，则可出现盗汗；用药过量，发汗太多，亦会损害心阴心阳。故有"汗为心之液"、"夺血者无汗、夺汗者无血"的说法。

5. 心在志为喜　心主喜，喜伤心，心的生理、病理与情志活动喜关系密切。

【附】心　包　络

心包络，简称心包，是包在心脏外面的包膜，具有保护心脏的作用。邪气犯心，常先侵犯心包络。正如《灵枢·邪客》所说"心者，五脏六腑之大主。精神之所舍也，其脏坚固，邪弗能容也……故诸邪之在于心者，皆在于心之包络"。心包络受邪所出现的病证与心基本一致。如热邪内陷时，出现神昏、谵语等心神的病变，称为"热入心包"；痰阻心窍时，出现意识模糊，甚则昏迷不醒等心神的症状，也可称为"痰蒙心包"。

二、肺

肺位于胸腔，左右各一。肺五行属金，通于秋气。肺居诸脏之上，称为"华盖"，位高近君，犹如宰辅，主治节，通过治理调节气血津液而起到治理全身的作用。故《素问·灵兰秘典论》称之为"相傅之官"。肺为娇脏，易受邪侵，不耐湿燥，也不耐寒热。肺的主要生理功能是：主气、司呼吸，主宣发肃降，通调水道。

（一）肺的主要生理功能

1. 主气，司呼吸　肺主气包括两个方面，即主呼吸之气和主一身之气。①肺主呼吸之气，是说肺吸入自然界的清气，呼出体内的浊气，是体内外气体交换的场所。《素问·阴阳应象大论》说："天气通于肺。"②肺主一身之气体现在两个方面：一是宗气的生成，主要依赖于肺吸入之清气与脾胃运化之水谷精气相结合而成。因此，肺的呼吸功能健全与否，直接影响着宗气的生成，同时也影响着全身之气的生成。二是对全身气机的调节作用。肺的呼吸调匀是气的生成和气机调畅的根本条件，对全身之气的升降出入运动起着重要的调节作用。如果肺气不足，不仅会引起肺呼吸功能的减弱，而且也会影响宗气的生成，因而呼吸无力，或少气不足以息、语音低微、身倦无力等气虚不足的症状，势必相继出现。若一旦肺失去了呼吸功能，清气不能吸入，浊气不能呼出，宗气不能生成，则人的生命也就随之而停止。

2. 主宣发、肃降　所谓"宣发"，即宣通和布散之意，也就是肺气的向上升宣和向外的布散。所谓"肃降"，即是清肃、洁净和下降，也就是肺气向下的通降和使呼吸道保持洁净的作用。

肺主宣发的生理作用，主要体现于三个方面：一是通过肺的气化，排出体内的浊气。二是布散脾所转输的津液和水谷精微到全身，外达于皮毛，即是《灵枢·决气》所说的"上焦开发，宣五谷味，熏肤、充身、泽毛，若雾露之溉，是谓气"。三是宣发卫气，调节腠理之开合，将代谢后的津液化为汗液，排出体外。因此，肺失于宣发，可出现呼吸不利，胸闷咳喘，以及鼻塞、喷嚏和无汗等病理现象。

肺主肃降的生理作用，主要体现于三个方面：一是吸入自然界的清气，二是肺吸入的清气和由脾转输至肺的津液和水谷精微必须向下布散，三是肃清肺和呼吸道内的异物，以保持呼吸道的洁净。因此，肺失于肃降，即可出现呼吸短促和表浅、咳痰、咯血等病理现象。

肺主宣发与肃降的功能如果失去协调，就会发生"肺气失宣"或"肺失肃降"的病变，而出现喘、咳等肺气上逆之证。

3. 通调水道　通，即疏通；调，即调畅；水道，是水液运行和排泄的道路。肺的通调水道功能，是通过肺气的宣发和肃降来完成的。故有"肺主行水"、"肺为水之上源"的说法。人体水

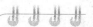

液的排泄，主要途径是排尿，其次为皮肤汗孔的出汗和蒸发及呼气的散发，小部分则由大便、痰、泪、涕、涎、唾排出。肺气的宣发，可使津液输布于全身，而且主司汗孔的开合，调节汗液的排泄；而肺气的不断肃降，又能使水液不断下输于膀胱，保持着小便的通利。如果肺的宣发和肃降功能失常，影响水道的通畅时，就会发生小便不利、尿少、水肿、痰饮等水液运行障碍的病变。

4. 肺朝百脉　"朝"即聚会之意。肺朝百脉，是指全身的血液，都通过血脉而聚会于肺内，通过肺的呼吸，吸进自然界的清气，呼出浊气，进行体内外气体交换，将清血清气输布全身，供给机体营养，维持人体正常的生理功能活动。

知识拓展

肺主治节

　　肺主治节，是指肺对全身气、血、津液及脏腑生理功能的治理调节作用。《素问·灵兰秘典论》曰："肺者，相傅之官，治节出焉"。相傅，古官名，相当于辅助君主的宰相。形象比喻人体内部能够协调配合，犹如古人治国，既依靠心的君临天下，又必须依靠肺的辅助，治理调节，全身各种功能活动才能正常而有序。故《类经》说："肺主气，肺气调则营卫脏腑无所不治。"

(二) 肺与腑、体、窍、液、志的联系

1. 肺合大肠　肺与大肠经脉相互络属，互为表里。

2. 在体合皮，其华在毛　皮毛，包括皮肤、汗腺、毫毛等组织，是一身之表，为抵御外邪侵袭的屏障。肺具有宣发卫气，输精于皮毛等生理功能。一是肺气宣发，输精于皮毛，以温养皮毛，皮毛润泽光亮，《素问·五脏生成》说："肺之合皮也，其荣毛也。"则其抵御外邪侵袭的屏障作用则强大。反之，肺气虚弱，宣发卫气和输精于皮毛的生理功能减弱，则卫表不固，抵御外邪的侵袭能力低下，易于感冒，甚或出现皮毛憔悴枯槁等现象。二是皮毛汗孔的开合，与肺司呼吸相关。肺司呼吸，皮毛汗孔的开合，有散气或闭气以调节体温配合呼吸运动的作用。《素问·生气通天论》称汗孔为"气门"。汗孔不仅排泄汗液，实际上也是随着肺的宣发和肃降进行着体内外气体的交换场所。因此，肺卫气虚，肌表不固，则常自汗出而呼吸微弱；外邪袭表，毛窍闭塞，又常见无汗而呼吸气喘的症状。

3. 开窍于鼻　鼻和喉是呼吸的门户，联于肺，故有"鼻为肺之窍"，"喉为肺之门户"的说法。鼻的嗅觉与喉部的发音，都是肺气的作用。所以肺气和，呼吸利，则嗅觉灵敏，声音能彰。《灵枢·脉度》说："肺气通于鼻，肺和则鼻能知臭香矣。"肺通过鼻喉与外界相通，外邪袭肺，多从鼻喉而入；肺的病变，也多见鼻、喉的证候，如鼻塞、流涕、喷嚏、喉痒、音哑和失音等。

4. 在液为涕　涕为鼻腔分泌，有润泽鼻窍之功。若肺寒，则流清涕；肺热，则涕黄浊；肺燥，则鼻干。

5. 在志为忧　肺主忧，忧（悲）伤肺，肺的生理、病理与情志活动忧（悲）关系密切。

三、脾

　　脾位于中焦，在膈之下。脾五行属土，通于长夏。《素问·灵兰秘典论》中，将脾胃合称之为"仓廪之官"。脾以升为健，喜燥而恶湿，易为湿困。脾的主要生理功能是：主运化、升清和统摄血液。

(一) 脾的主要生理功能

1. 主运化　运，即转运输送；化，即消化吸收。脾主运化是指脾对饮食物的消化吸收及其对精微物质转输全身的作用。脾主运化的功能包括运化水谷和运化水液。

（1）运化水谷：运化水谷，即是指对饮食物的消化和转输。饮食物入胃后，经过胃的受纳、腐熟，小肠的受盛化物、分清别浊，依赖于脾的运化功能，才能把水谷化为精微并布散到全身。"脾为后天之本，气血生化之源"，为全身脏腑组织化生精气、血、津液，充满营养，以维持正常的生理活动。脾的运化功能减退，就会引起消化、吸收和转输的障碍，发生腹胀、腹泻、食欲不振、倦怠消瘦和气血生化不足等病理变化。

（2）运化水液：运化水液，也可称作"运化水湿"，是指脾对体内水液的吸收、转输和布散，起着促进的作用。水液代谢过程，《素问·经脉别论》描述为："饮入于胃，游溢精气，上输于脾，脾气散精，上归于肺，通调水道，下输膀胱，水精四布，五经并行。"如果脾运化水液的功能减退，则可导致水湿潴留的各种病变，或凝聚而成痰饮，或流注肠道而成泄泻，或溢于肌肤而成水肿。

2. 主统血　统，是统摄、控制的意思。脾主统血，是说脾不但有生血的功能，也有统摄血液，脾有使血液循行于脉道之中而不逸出脉道之外的作用。如沈目南《金匮要略注》说："五脏六腑之血，全赖脾气统摄。"如果脾气虚衰，不仅生化血液不足，而且失去统摄的功能，那么血液将离开正常的通道，便会出现血虚及各种出血病证，如因脾虚而引起的长期便血、崩漏、肌衄等，称为脾不统血。

3. 主升清　脾主"升清"，所谓"升"，是指脾气以上升为主；所谓"清"，是指水谷精微等营养物质。"升清"，即是指脾能将水谷精微等营养物质，吸收并上输于肺，以营养全身。脾之升清，是和胃之降浊相对而言，脾宜升则健，胃宜降则和。脾气主升与胃气主降，一升一降共同完成饮食物之消化、吸收和输布。另一方面，脾气升发，使机体内脏不致下垂，维持人体内脏位置相对恒定。如脾气不能升清，则水谷不能运化，气血生化无源，则可出现神疲乏力、头目眩晕、腹胀、泄泻等症状。脾气下陷，则可见久泻脱肛，甚或内脏下垂等病证。

 病例分析

李某，女，25岁，已婚。腹部坠胀不适三年。厌食，食则腹部隐痛、坠胀感加重，进食肉食类食物尤其明显，嗳气、便秘。形体消瘦，精神欠佳，时有头晕乏力。经期短，量少，甚或几月一行，婚后3年未孕。经X线检查，胃小弯弧线最低点的位置位于髂嵴联线下7.5cm。西医诊断为胃下垂。

请思考：
1. 根据所学的知识，患者是何脏生理功能出现了异常？
2. 病变是何脏的何种功能不足的表现？

（二）脾与腑、体、窍、液、志的联系
1. 脾合胃　脾与胃以膜相连，经脉相互络属，互为表里。
2. 在体合肉，其华在唇　肌肉所需的营养，靠脾运化水谷精微以供给。而四肢肌肉最为发达，脾的功能正常，营养供应充足，则肌肉丰满，四肢轻劲，灵活有力，故又称"脾主四肢"。如果脾的功能减退，营养吸收发生障碍，肌肉也随之消瘦或痿弱，四肢沉重，倦怠无力。《素问·痿论》说："脾主身之肌肉。"《素问·太阴阳明论》说："脾病而四肢不用"。

口唇四周的肌肉由脾所主，因此，口唇的色泽、形态可以反映出脾的功能正常与否。如果脾气健运，气血充足，营养良好，则口唇红润而有光泽；如果脾失健运，气血虚少，营养不良，则口唇淡白无华，甚则萎黄不泽。《素问·五脏生成》说："脾之合肉也，其荣唇也。"

3. 开窍于口　脾开窍于口，口指口腔，指饮食、口味等与脾之运化功能有关。脾气健运，则食欲旺盛，口味正常。所以《灵枢·脉度》说："脾气通于口，脾和则口能知五谷矣。"若脾有病变，就会出现食欲的改变和口味异常，出现食欲减退，口淡乏味，或口腻、口甜等症状。

4. 在液为涎 涎为口津，唾液中较清稀的称作涎。它具有保护口腔黏膜，润泽口腔的作用，进食时有助于食品的吞咽和消化。《素问·宣明五气》说："脾在液为涎"。在正常情况下，涎液上行于口，但不溢于口外。若脾胃不和，则往往导致涎液分泌急剧增加，而发生口涎自出等现象。

5. 在志为思 脾主思，思虑伤脾，脾的生理、病理与情志活动思关系密切。

四、肝

肝位于腹部，横膈之下，右胁之内。肝五行属木，通于春气。《素问·灵兰秘典论》称之为"将军之官"。肝为刚脏主升发，为血海，体阴而用阳。肝的主要生理功能是：主疏泄和主藏血。

（一）肝的主要生理功能

1. 主疏泄 疏，即疏通；泄，指流畅、通达；疏泄，泛指肝具有促进舒畅、开展、调达、宣散、流通等生理功能。肝的疏泄功能，主要表现在三个方面。

（1）调畅气机：气机，即气的升降出入运动。气的升降出入运动体现在机体脏腑、经络、器官的活动当中。肝有主升、主动的特点。正常情况下，肝处在柔和舒适的状态之中，既不抑郁，也不亢奋，保持着人体气机的调畅。若肝的疏泄功能减退，升发不足，通达受阻，气机不畅、郁结，则见胸胁、两乳或少腹等某些局部的胀痛不适等病理现象；而肝升发太过，肝气上逆，则出现头目胀痛，面红目赤，易怒等病理表现。气升太过，则血随气逆，而导致吐血、咯血等血从上溢的病理变化，甚则可致猝然昏倒，不省人事。此即《素问·生气通天论》所说的"阳气者，大怒则形气绝，而血菀于上，使人薄厥。"血的运行和津液的输布代谢，亦有赖于气的升降出入运动。气机的郁结，会导致血行的障碍，形成血瘀，经行不畅、痛经、闭经等。气机郁结，也会导致津液的输布代谢障碍，产生痰、饮等病理产物。

（2）调畅情志：心所主之精神情志活动正常，与肝的疏泄功能密切相关，《素问·灵兰秘典论》说"肝主谋虑"。肝的疏泄功能正常，则人的情志既不亢奋，也不抑郁，表现为精神愉快，心情舒畅，血气和平。若肝失疏泄，则易于引起人的精神情志活动异常。疏泄不及，则表现为抑郁，症见抑郁不乐，多愁善虑，嗳气太息，甚至沉默寡言，时欲悲伤啼哭；疏泄太过，则表现为亢奋，可见烦躁易怒，面红目赤，头胀头痛等症。肝失疏泄和疏泄太过，往往与外界环境的精神刺激，特别是大怒或过度的抑郁等关系密切，故又有"肝喜条达而恶抑郁"及"暴怒伤肝"的说法。

（3）促进消化：肝的疏泄功能正常，一是保证脾胃升清降浊道路的通畅，能促进饮食物的消化。如肝的疏泄功能异常，则不仅影响脾的升清功能，在上则为眩晕，在下则为飧泄；而且还能影响胃的降浊功能，在上则为呕逆嗳气，在中则为脘腹胀满疼痛，在下则为便秘。前者称作肝气犯脾，后者称作肝气犯胃。肝的疏泄正常，二则有助于胆汁的正常分泌和排泄，有助于脾胃对饮食物消化，特别是对肥腻、肉食类食物的消化。若肝气郁结，则可影响胆汁的分泌与排泄，而出现胁下胀满、疼痛、口苦、纳食不化，甚则黄疸等证。《血证论》说："木之性主于疏泄，食气入胃，全赖肝木之气以疏泄之，而水谷乃化，设肝之清阳不升，则不能疏泄水谷，渗泄中满之症，在所不免。"

2. 主藏血 肝是藏血之脏，具有贮藏血液和调节血量的生理功能。肝内贮藏一定的血液，既可以濡养自身，以制约肝的阳气升腾，勿使过亢，使之冲和条达，又可以防止出血。人体各部分的血液量是相对恒定的。但常随着不同的生理情况而改变。当机体活动剧烈或情绪激动时，人体各部分的血液需要量也就相应地增加，于是肝脏所贮藏的血液便向机体的外周输布，以供给机体的需要。当人们安静休息及情绪稳定时，机体外周的血液需要量也相应减少，部分血液便归藏于肝。所以王冰注释《素问·五脏生成》时说："肝藏血，心行之，人动则血运于诸经，人静则血归于肝脏，肝主血海故也。"

肝藏血功能发生障碍时,可出现两种情况:一是肝血不足,失于滋养,常见两目昏花,筋肉拘挛,屈伸不利,所以《素问·五脏生成》说:"肝受血而能视,足受血而能步,掌受血而能握,指受血而能摄。"二是肝不藏血,血液外溢,则出现吐血、衄血、崩漏等证。

女子以血为本,肝为血海,主藏血和调节血量,还体现于女子的月经来潮。所以肝血不足,或肝不藏血时,即可引起月经量少,甚则闭经,或月经量多,甚则崩漏等证。

（二）肝与腑、体、窍、液、志的联系

1. 肝合胆　肝与胆的器官直接相连,经脉相互络属,互为表里。

2. 在体合筋,其华在爪　筋,即筋膜,附着于骨而聚于关节,是联结关节、肌肉的一种组织。筋的收缩弛张,能使关节活动自如。《素问·痿论》说:"肝主身之筋膜。"肝主筋,指全身筋膜得以充分的濡养,才能运动自如。若肝血不足,血不养筋,筋的活动功能就会减退。例如老年人动作迟钝,运动不灵活,步履无力,皆与肝不养筋有关。血不养筋,还可出现肢体麻木,屈伸困难,甚则手足震颤、抽搐等症。

爪,即爪甲,包括指甲和趾甲,乃筋之延续,故称"爪为筋之余"。肝血的盛衰,可影响爪甲的荣枯。肝血充足,则爪甲坚韧明亮,红润光泽。若肝血不足,则爪甲软薄,枯而色夭,甚则变形脆裂。

3. 开窍于目　肝的经脉上达于目。目的视觉功能正常有赖于肝血的濡养。《灵枢·脉度》说:"肝气通于目,肝和则目能辨五色矣。"肝的功能正常,则眼睛视物清楚。若肝有病变,往往表现于目的功能变化。例如:肝血不足,目失所养,则两目干涩,视物不清或夜盲;肝经风热,则目赤痒痛;肝火上炎,则目红肿痛;肝风内动,则目斜上视等。临床上,不少眼病从治肝入手,疗效显著。

4. 在液为泪　肝开窍于目,泪由肝阴所化生。肝的功能正常,则泪液分泌适量滋润于目而不外溢。肝病则可出现泪液分泌异常:如肝之阴血不足则泪液分泌减少两目干涩,肝经湿热则目眵增多,肝经风热则迎风流泪等。

5. 在志为怒　肝主怒,郁怒伤肝,不仅肝的生理功能、病理现象与情志活动怒关系密切,而且人的一切情志活动均有赖于肝的疏泄调节。

五、肾

肾位于腰部,脊柱两旁,左右各一。肾五行属水,通于冬气。故《素问·脉要精微论》说:"腰者,肾之府"。《素问·灵兰秘典论》称之为"作强之官"。肾主封藏,为阴阳水火之宅。肾藏有"先天之精",为脏腑阴阳之本,生命之源,故称之为"先天之本"。它的主要生理功能是:藏精,主生长、发育、生殖和主水及纳气。

（一）肾的主要生理功能

1. 藏精,主生长、发育与生殖　精,是指维持人体生命活动的基本物质,可以分为"先天之精"和"后天之精"两类:先天之精,受之于父母,从胚生开始,一直到老死为止,不断地在滋生化育,发挥它的生命力。后天之精,来源于饮食物里的精华部分,由脾胃所化生。后天之精的化生需依赖先天之精的活动能力,二者相互资生。肾藏精,就是说肾的主要功能是把先天之精和后天之精都贮藏起来,相互结合而成肾中精气,是人体生长、发育、生殖的本源。

肾中精气从幼年开始,精气逐渐充盛,所以就有齿更发长的变化;发育到青春时期,肾的精气充盛,产生了一种促进性功能发育成熟的物质,称之为"天癸"。"天癸"能使男子泄精,女子开始按期排卵,机体开始有了生殖能力;进入老年之后,肾中精气衰弱,"天癸"衰少,女子月经停止,性功能也随之减退,生殖能力逐渐丧失,形体逐渐衰老。肾中精气的盛衰,关系到人的生长、壮盛和衰老的整个过程变化。肾中精气衰退和功能失常,就会造成生长、发育迟缓,生殖功能低下。临床上,某些不孕症与小儿发育迟缓、筋骨痿软以及成人早衰等证,常是由于肾中精气不足所致，故有"肾为先天之本"的说法。

肾阴又叫"元阴"、"真阴"、"肾水"、"真水"等，是人体阴液的根本，对各脏腑组织器官起着濡润、滋养的作用。肾阳又叫"元阳"、"真阳"、"肾火"、"真火"、"命门之火"等，是人体阳气的根本，对各脏腑组织器官起着温煦、生化的作用。肾阴与肾阳对维持人体阴阳相对平衡起着重要的作用。如果肾阴不足，虚火内生，可见五心烦热，潮热盗汗，男子遗精，女子梦交等症；肾阳不足，温煦和生化功能衰减，则可出现精神疲惫，腰膝冷痛，形寒肢冷，小便不利或小便频数，男子阳痿早泄，女子宫冷不孕等症。肾阴是肾脏功能活动的物质基础，肾阳是肾脏功能活动的动力。在病变过程中，肾阴不足到一定程度可以累及肾阳；肾阳不足到一定程度也可以伤及肾阴，成为阴损及阳或阳损及阴的肾的阴阳两虚证。

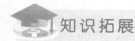知识拓展

肾气与人的生长发育周期

《素问·上古天真论》对人的一生中肾气的发展变化与人的生长、发育、衰老关系，分男、女进行了表述："女子七岁，肾气盛，齿更发长；二七而天癸至，任脉通，太冲脉盛，月事以时下，故有子；三七肾气平均，故真牙生而长极；四七，筋骨坚，发长极，身体盛壮；五七，阳明脉衰，面始焦，发始堕；六七，三阳脉衰于上，面皆焦，发始白；七七，任脉虚，太冲脉衰少，天癸竭，地道不通，故形坏而无子也。""丈夫八岁，肾气实，发长齿更；二八，肾气盛，天癸至，精气溢泻，阴阳和，故能有子；三八，肾气平均，筋骨劲强，故真牙生而长极；四八，筋骨隆盛，肌肉满壮；五八，肾气衰，发堕齿槁；六八，阳气衰竭于上，面焦，发鬓颁白；七八，肝气衰，筋不能动；八八，天癸竭，精少，肾脏衰，形体皆极，则齿发去。"

2. 主水、司开阖　肾主水，是说"肾为水脏"，肾的气化作用，在调节体内水液平衡方面起着极为重要的主宰作用。肺、脾、肾三脏配合，共同维持人体水液正常的代谢。肾的气化正常，则开阖有度。开，就是水液得以输出和排泄；阖，就是关闭，储存一定量的水液于体内，以供生理活动的需要。肾和三焦的气化作用，就是将水液分别清浊，清者转为津液运行于脏腑，浊者化为尿液下行注入膀胱，经尿道排出体外；或化为汗液从皮肤汗孔排泄，从而维持着人体水液代谢的平衡。如果肾的气化失常，就会引起水液代谢的障碍。气化失常，则关门不利。若阖多开少，则小便的生成和排泄发生障碍，可引起尿少、水肿等证，所以《素问·水热穴论》说："肾者，胃之关也，关门不利，故聚水而从其类也。上下溢于皮肤，故为胕肿。胕肿者，聚水而生病也。"若开多阖少，则又可引起气不化水，而发生小便清长，尿频量多等病理现象。

3. 主纳气　纳，即摄纳的意思。肾主纳气，是指肾有摄纳肺所吸入之气而进行调节呼吸的作用。人体的呼吸运动，虽为肺所主，但吸入之气，必须下归于肾，有肾气之摄纳，呼吸才能通畅、调匀。正常的呼吸运动是肺肾之间相互协调的结果。所以说，"肺为气之主，肾为气之根，肺主出气，肾主纳气，阴阳相交，呼吸乃和"（《类证治裁·喘症》）。

肾主纳气，指肾的闭藏和摄纳能使肺的呼吸调和均匀，并保持一定的呼吸深度。如果肾的纳气功能减退，则呼吸就会表浅，出现呼多吸少，动则喘甚等病理现象，即称为"肾不纳气"。

（二）肾与腑、体、窍、液、志的联系

1. 肾合膀胱　肾与膀胱以系（输尿管）相连，经脉相互络属，互为表里。

2. 在体合骨、生髓，其华在发　肾主藏精，而精能生髓，髓居于骨中，骨赖髓以充养。所以《素问·宣明五气》说："肾主骨。"《素问·阴阳应象大论》说："肾生骨髓。"肾精充足，则骨髓的生化有源，骨骼得到髓的充分滋养而坚固有力。如果肾精虚少，骨髓的化源不足，不能营养骨骼，便会出现骨骼脆弱无力，甚至发育不良。所以，小儿囟门迟闭，骨软无力，常是由于先天之精不

足所致。

"齿为骨之余",齿依赖肾精的充养。《杂病源流犀浊·口齿唇舌病源流》曰:"齿者,肾之标,骨之本也。"牙齿的生长和脱落与肾精的盛衰有着密切的关系,若肾中精气充沛,则牙齿坚固而不易脱落;若肾中精气不足,对于小儿则会牙齿生长迟缓,对于成人则会牙齿松动或早期脱落。

《素问·五脏生成》说:"肾之合骨也,其荣发也。"发为肾之外候,发的生长状态,是肾的精气盛衰的反映。精与血是互为资生的,肾精足则血旺,血旺就能使毛发得到充分的润养,故有"发为血之余"的说法。青壮年肾气充足,头发茂密色黑而有光泽;老年人肾气虚衰,头发变白而易于脱落。

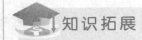

知识拓展

髓

髓有骨髓、脊髓和脑髓之分,三者均属肾中精气所化生。脊髓上通于脑,髓聚而成脑。故《灵枢·海论》说:"脑为髓之海。"脑属"奇恒之腑"。

明代李时珍认识到脑与精神情志活动有关,将脑称为"元神之府";清代王清任则把记忆、视、听、嗅、言等功能统归于脑。如果肾精充足,则脑髓充实,思维记忆力强,视觉、听觉灵敏,精力充沛;肾精不足,则脑髓空虚,精神萎靡,思维记忆力以及视觉、听觉等逐渐衰退。

3. 开窍于耳及二阴 《灵枢·脉度》说:"肾气通于耳,肾和则耳能闻五音矣。"如果肾的精气不足,就会出现耳鸣、听力减退等症。老年人之所以多见耳聋失聪,往往是由于肾的精气虚衰所致。

二阴,即前阴与后阴。前阴,指外生殖器,有排尿和生殖的作用;后阴,指肛门,仅有排泄粪便的功能。大小便的排泄与肾有关,因为尿液的排泄虽在膀胱,但仍要依赖于肾的气化功能。肾阳不足,既可引起排尿异常,如尿少、尿闭或尿频等症;也可导致生殖机能的减退,如早泄、阳痿等证。甚至于大便的排泄,也要受到肾的影响,肾阴不足,常可出现大便秘结;肾阳虚衰,则可以引起阳虚泄泻或阳虚便秘。

4. 在液为唾 唾,亦称"金津"、"玉液"、"口津"。唾生于舌下,有滋润口舌的作用。为唾液中较稠厚的部分,为肾精所化。多唾或久唾,易耗伤肾精。

5. 在志为恐 肾主恐,惊恐伤肾,肾的生理、病理与情志活动恐(惊)关系密切。

【附】 命 门

"命门"一词,最早见于《内经》,是指目而言。《灵枢·根结》说:"命门者,目也。"将命门作为内脏提出始见于《难经》。如《三十六难》说:"肾二者,非皆肾也,其左者为肾,右者为命门。命门者,诸神精之所舍,原气之所系也,故男子以藏精,女子以系胞。"指出了命门的所在部位及其功能。后世医家对于这种说法,有的推崇,有的则有不同的认识。明代张介宾在《景岳全书》中说:"命门为元气之根,为水火之宅,五脏之阴气非此不能滋,五脏之阳气非此不能发。"认为命门的功能包括肾阴肾阳两个方面的作用。但也有人提出了不同的看法,如明代赵献可提出命门的部位在两肾"各开一寸五分,中间是命门所居之宫,其右旁即为相火也,其左旁即为天一之真水也。"并强调命门是人身中一个极其重要的脏器,是"十二经之主",五脏六腑的功能活动,与命门之火密切相关。命门之火主持人体一身阳气,为全身生理功能之所系,是生命的根源。明代孙一奎说:"命门乃两肾中间之动气,非水非火",他认为命门不是一个具有形质的脏器。综合各家所论,虽然说法不一,但他们对命门与肾阳的关系,认识还是一致的。从临床上看,命门火衰所表现的病证与肾阳不足的病证多属一致。在治疗中,补命门之火的药物又多具有补肾阳的作用。因此，对于"命门"，不应机械地以所在部位来理解，而应该从功能上来认识。命门之火实际上就是肾阳的功能，之所以称其为"命门"，无非是强调肾中阳气的重要性而已。

（聂绍通）

第二节 六 腑

六腑，即胆、胃、小肠、大肠、膀胱、三焦的总称。六腑形态多为中空，其共同的生理功能是"传化物"，生理特点是"泻而不藏、实而不能满"。饮食物入口，经食道入于胃，通过胃的腐熟下传至小肠，经小肠泌别清浊，其清者（水谷精微、津液）由脾吸收，转输于肺脏并布散至全身；其浊者（糟粕）下传大肠，经大肠传化形成粪便排出体外。脏腑代谢后产生的浊液，通过三焦下传至膀胱，经肾的蒸腾气化形成尿液排出体外。饮食物的消化、吸收和排泄过程需要六腑之间相互联系、密切配合才能完成。

六腑以受盛和传化水谷为其生理特点，故经常保持着"胃实而肠虚"、"肠实而胃虚"的虚实交替的生理状态。每一腑必须及时排空其内容物，向下传递，才能保证六腑畅通无阻，功能协调有序，故有"六腑以降为顺，以通为用"之说。

一、胆

胆，居六腑之首，呈囊形而附于肝间，且内藏胆汁。胆汁色黄绿，味苦，由肝之余气所化生，古称"精汁"，故胆有"中精之府"、"中清之府"之称。胆形态中空与腑相同，且参与饮食水谷消化，故为六腑之一；但因其内藏精汁，与脏的作用相似，故又属奇恒之腑。胆的主要生理功能是贮藏、排泄胆汁和主决断。

（一）贮藏胆汁

胆汁来源于肝脏，由肝血或肝之余气所化生，汇聚于胆腑，在肝气的疏泄作用下，注入小肠，以促进饮食物的消化和吸收，是脾胃运化功能得以正常进行的重要条件。若肝之疏泄功能正常，则胆汁排泄畅达，脾胃运化功能健旺。若肝失疏泄，导致胆汁排泄受阻或胆汁不足，则可影响脾胃的运化功能，从而出现胸胁胀满疼痛、食欲减退、大便溏泄等症状。若肝气升泄太过，胆气上逆，亦可引起胆汁上逆，可见口苦、呕吐黄绿苦水等症状；若湿热蕴结肝胆，以致肝失疏泄，胆汁外溢，浸渍肌肤则可见面目皮肤发黄的黄疸病证。

（二）主决断

胆主决断，是指胆具有判断事物、作出决定的作用。"决断"，即决定判断，属于思维范畴。由于肝胆在脏腑经络关系上互为表里，肝主谋虑，胆主决断，只有二者相互配合，才能进行正常的思维活动。故《素问·灵兰秘典论》说："胆者，中正之官，决断出焉。"一般情况下，胆气充足，则决断果敢，剧烈的精神刺激对其影响较小，且恢复较快；若胆气虚怯，则决断迟疑犹豫，处事优柔寡断，受不良精神刺激较大，而表现为易惊善恐、失眠多梦等精神情志异常的病证。所以临床上对于一些易惊不寐、虚怯善恐的病证，多从胆论治。

二、胃

胃位于腹腔上部，上接食道，下通小肠。胃又称胃脘，分为上、中、下三部：胃的上部称上脘，包括贲门；胃的中部称中脘，即胃体；胃的下部称下脘，包括幽门。胃是机体对饮食物进行消化、吸收的重要脏器，其主要生理功能是受纳与腐熟水谷；主通降。

（一）主受纳、腐熟水谷

受纳，即接受和容纳，指胃具有接受和容纳饮食水谷的作用。腐熟，指饮食物经过胃的初步消化，形成食糜的过程。饮食入口，经过食管，容纳于胃，故胃有"太仓"、"水谷之海"之称。容纳于胃中的饮食之物，经过胃的腐熟后，下移小肠作进一步消化，其精微经脾之运化而营养全身。所以，胃虽有受纳与腐熟水谷的功能，但必须与脾的运化功能相配合，才能化水谷为精微，以化生精、气、血、津液，供养全身，所以称脾胃为"后天之本"、"气血生化之源"。若胃的受纳腐熟水谷功能减退，则可见脘腹胀满、纳呆、厌食等症；胃的受纳腐熟功能亢进，则又可表现为多食易饥等症。

中医学将脾胃消化饮食之物、化生精微的功能，概括为"胃气"。《素问·玉机真藏论》说："五脏者，皆禀气于胃；胃者，五脏之本也。"说明胃气的盛衰有无，关系到人体的生命活动及存亡。胃气强盛，则五脏俱盛；胃气衰弱，则五脏皆衰。临床上常把胃气的盛衰有无作为诊察疾病，判断预后的一个重要依据，并将"保胃气"作为重要的养生和治疗原则。正如张景岳在《景岳全书·杂证谟·脾胃》中所说"凡欲察病者，必须先察胃气；凡欲治病者，必须常顾胃气。胃气无损，诸可无虑。"

（二）主通降

胃主通降，指胃气的运动特点以下降为主。饮食之物胃，经胃的受纳腐熟后，必须下行进入小肠，才能将饮食之物进一步消化，吸收其中的营养物质，化为精、气、血、津液，输送至全身，所以说胃主通降，以降为和。在中医藏象学说中，常以脾升胃降来概括机体整个消化系统的功能活动，因此，胃的通降作用，还包括小肠将食物残渣下输于大肠，以及大肠传化糟粕的功能在内。脾升胃降，彼此协调，共同完成对饮食之物的消化吸收。胃的通降是降浊，降浊是受纳的前提条件。若胃的通降失常，不仅可影响食欲，而且因浊气在上而表现出口臭、纳呆、脘腹胀满疼痛及大便秘结等证；若胃气不降反而上逆，则可出现嗳气酸腐、恶心、呕吐、呃逆等症。

胃的生理特性是喜润恶燥。喜润恶燥是指胃当保持充足的津液以利饮食物的受纳腐熟及胃气的通降下行。胃为阳明燥土，其病易成燥烈之害，导致胃中津液损伤，影响胃的功能。所以在治疗胃病时，要注意保护胃阴。

三、小　肠

小肠位于腹中，其上口在幽门处与胃相接，其下口在阑门处与大肠相连，是一个相当长的、呈迂曲回还之状的管状器官。小肠的主要生理功能是受盛、化物和泌别清浊。

（一）主受盛和化物

受盛，即接受、以器盛物之意；化，即变化、消化、化生之意。小肠受盛化物的功能主要体现在两个方面：一是指小肠是接受经胃初步消化的饮食之物的容器，所以《素问·灵兰秘典论》说："小肠者，受盛之官，化物出焉。"二是指经胃初步消化的饮食之物到达小肠后，必须有一定时间的停留，以利于进一步消化和吸收，将水谷化为精微和津液。若小肠受盛化物的功能失调，则可出现腹胀、腹痛、便溏、泄泻等证。

（二）泌别清浊

泌，即分泌；别，即分别。清，指水谷精微和津液；浊，指食物残渣和部分水液。泌别清浊，即分清别浊之意，主要体现在两个方面：一是小肠接受来自于胃中的饮食之物并将其进一步消化，分别生成水谷精微和食物残渣两个部分。水谷精微经小肠吸收，上输脾肺以营养全身，食物残渣经小肠输送下移大肠；二是小肠在吸收水谷精微的同时，也吸收了大量水液，经气化后渗入膀胱，作为尿液生成的来源，因此小肠也参与了人体的水液代谢，故称"小肠主液"。若小肠泌别清浊的功能正常，则水液和糟粕各归其道而二便正常；如小肠泌别清浊异常，可致水走大肠，导致水液糟粕混杂，出现便溏泄泻等症。同时由于小肠吸收水液功能障碍，尿液来源减少，则可见小便短少等症，因此，小肠内水液量的多少与尿量有关。临床上治疗泄泻常采用"利小便即所以实大便"的方法,就是"小肠主液"的理论在临床治疗中的应用。

由此可见,小肠受盛、化物和泌别清浊的功能,在饮食物的消化、吸收和水液代谢过程中发挥着十分重要的作用。小肠的这些功能,实际上是协同和补充了脾的升清和胃的降浊的功能。所以,临床上对于小肠消化吸收不良的病证,也多从脾胃论治。

四、大 肠

大肠位于腹中,其上端在阑门处与小肠相接,其下端紧接肛门。大肠主要有传化糟粕的生理功能。

"传化"即传导、变化之意。大肠接受由小肠下输的食物残渣,并在向下传导的过程中,吸收其中多余的水液,将糟粕变化成粪便,经肛门排出体外,所以《素问·灵兰秘典论》说:"大肠者,传道之官,变化出焉。"大肠的传导变化作用,是胃的降浊功能的延伸,同时也与肺的肃降有关。如唐宗海在《医经精义·脏腑之官》中所说"大肠之所以能传导者,以其为肺之腑。肺气下达,故能传导"。此外,亦与脾气的运化、肾气的蒸化和固摄作用有关。

大肠接受由小肠下注的饮食之物残渣和剩余水分后,将其中的部分水液重新再吸收,使之形成粪便。大肠这种重新吸收水分的功能,与体内水液代谢有着密切的联系,故说"大肠主津"。若大肠传化糟粕功能失调,则会出现排便异常,主要表现为腹痛、泄泻或大便秘结难出等病变。

五、膀 胱

膀胱位于小腹中央,为贮尿的器官,上与肾相连,下通尿道。膀胱的主要生理功能是贮尿和排尿。

尿液为津液所化,在肾的气化作用下生成尿液,下输于膀胱。尿液在膀胱内潴留至一定程度时,可及时自主地排出体外。所以《素问·灵兰秘典论》说:"膀胱者,州都之官,津液藏焉,气化则能出矣。"膀胱的贮尿功能,依赖于肾气的固摄,若肾气不固,则膀胱不约,可见遗尿,甚则小便失禁。膀胱的排尿,有赖于肾和膀胱的气化作用。若气化失司则膀胱不利,可表现为尿急、尿痛、小便不利、尿有余沥,甚至尿闭。因此,所谓膀胱气化,实际上隶属于肾的蒸腾气化,而膀胱的病变也多与肾的气化功能失常有关。

六、三 焦

三焦是上焦、中焦、下焦的合称,为六腑之一。历代医家对三焦的形态和实质认识不一,归纳起来,大致有二:一是指分布于胸腹腔内的一个大腑,在人体的脏腑中,唯它最大,故称"孤府"。如明代张景岳《类经·藏象类》说:"三焦者,确有一腑,盖脏腑之外,躯体之内,包络诸脏,一腔之大腑也。"二是指划分人体上、中、下三个部位及其相应脏腑功能的概括。由于其没有具体形质可见,故有"有名而无形"之说。三焦的主要生理功能是通行元气和运行水液。

(一)三焦的生理功能

1. 通行元气,总司全身气化 元气,是人体最根本、最重要的气。元气根源于肾,由肾中精气所化生,通过三焦而分布全身。三焦是人体之气升降出入的通道,人体的气通过三焦而输布到五脏六腑,充沛于全身,故三焦是气化的场所,有总司全身气化的功能。正如《难经·六十六难》说:"三焦者,原气之别使也。"

2. 为人体水液运行的道路 《素问·灵兰秘典论》说:"三焦者,决渎之官,水道出焉。"决,疏通的意思;渎,指沟渠。决渎,即疏通水道。指三焦有疏通水道、运行水液的作用,是人体水液升降出入的通道。全身的水液代谢,是由肺、脾胃、大小肠、肾和膀胱等诸多脏腑的协同作用而完成的，但必须以三焦为通道，才能正常地升降出入。若三焦水道不够通利，则肺、脾、肾等脏调节水液代谢的功能也难以实现其应有的生理效应。所以三焦对水液代谢平衡起着重要的作用，这种作用就称作"三焦气化"。

（二）上、中、下三焦的部位划分及其生理功能特点

将人体胸腹腔按不同的功能分成上焦、中焦、下焦三个部位，各自的生理功能如下：

1. **上焦**　上焦指横膈以上的胸部，包括心、肺两脏。上焦的主要生理功能是将脾胃化生的水谷精微和津液布散全身，以营养滋润全身各脏腑组织器官，若雾露之溉。故《灵枢·营卫生会》将上焦的生理特点概括为"上焦如雾"。雾，在此形容水谷精气营养全身的弥漫状态，即形容上焦心肺输布气血，如雾露弥漫一样灌溉、滋养全身的作用。

2. **中焦**　中焦主要包括脾与胃。中焦具有消化、吸收并输布水谷精微和化生气血的功能，实际上是对脾胃运化功能的概括。《灵枢·营卫生会》把中焦的生理特点概括为"中焦如沤"，是形容中焦脾胃腐熟水谷、运化精微的作用。沤，在此形容水谷腐熟成乳糜的状态。

3. **下焦**　下焦包括小肠、大肠、肾、膀胱等。下焦的功能主要是排泄糟粕和尿液，即指肾、膀胱、大小肠等脏腑分清别浊、排泄废物的作用。《灵枢·营卫生会》将其功能概括为"下焦如渎"。渎，即水道；形容下焦像水道一样排泄水液和糟粕，具有向下疏通和向外排泄的特点，即是说肾、膀胱、大小肠等脏腑与二便的生成和排泄密切相关。

第三节　奇 恒 之 腑

奇恒之腑，是脑、髓、骨、脉、胆、女子胞的总称。它们在形态上多为中空器官，与腑相似，在功能上是贮藏精气，与脏类似，似脏非脏，似腑非腑，故称之为奇恒之腑。奇恒之腑中除胆为六腑之一外，其余的都没有表里配合关系，不是饮食物的通道，这一特点有别于五脏六腑。

本节仅介绍脑和女子胞，其他如脉、骨、髓、胆已在"五脏"和"六腑"节中述及。

一、脑

脑居于颅腔之内，由髓汇集而成，故《灵枢·海论》说："脑为髓之海。"《素问·五脏生成》说："诸髓者，皆属于脑。"这不但指出了脑是由髓汇集而成，同时还说明了髓与脑的关系。脑的功能，正如《素问·脉要精微论》说："头者，精明之府。"明代李时珍也提出："脑为元神之府"，这说明脑与人体精神活动有关，是人体极其重要的器官，是生命要害之所在。

清代医家王清任在《医林改错》中说："两耳通脑，所听之声归脑；两目系如线长于脑，所见之物归脑；鼻通于脑，所闻香臭归于脑；小儿周岁脑渐生，舌能言一二字。"这说明人的视、听、嗅觉及思维、记忆、语言等功能虽由各脏及官窍所产生，但皆与脑有密切相关。

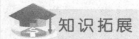

脑与五脏的关系

中医藏象学说将脑的生理病理统归于心而分属于五脏，认为心是"君主之官，神明出焉"，为"五脏六腑之大主，精神之所舍也。"把人的精神意识和思维活动统归于心，故说"心藏神"。同时，又把精神活动分为神、魂、魄、意、志五种不同的表现，分属于心、肝、肺、脾、肾五脏。人的精神活动，虽分属于五脏，但以心为主导，在心的统领之下而发挥作用，使人体精神心理活动构成一个整体。

二、女　子　胞

女子胞，又称胞宫、子宫、子脏，位于小腹部，在膀胱之后，直肠之前，呈倒置的梨形，是女性的内生殖器官。女子胞具有主持月经和孕育胎儿的作用。女子胞与天癸、冲任二脉及肾、心、肝、脾等脏关系密切。

（一）主持月经

月经是在女子生殖系统发育成熟后出现周期性子宫出血的生理现象，属女性的生理特征之一。人体的生长发育与生殖是与肾中精气关系密切的。健康女子到 14 岁左右，肾中精气充盈，就产生天癸，天癸能促进生殖器官发育成熟，子宫发生周期性变化，28 天左右周期性出血一次，称为"月经"、"月事"、"月信"等。这种生理现象一直持续到 49 岁左右（更年期）。此外，冲、任二脉同起于胞中，冲为血海，任主胞胎，其与女子月经来潮、生殖能力有密切关系。

女子胞能产生月经，依赖于脏腑气血的旺盛与否，如心主血生血、肝藏血、脾统血，肾藏精化血。若脏腑安和，功能协调，则血海充盈，血脉通畅，女子胞能溢泻经血。期间任何一脏发生病变，都可引起月经不调、崩漏、经闭等病证。

（二）孕育胎儿

胞宫是女性孕育胎儿的器官。女性子宫发育成熟后，月经有规律来潮，若男女两性相交，两精相合，就能产生胎孕而有子女。女子受孕后，月经停止来潮，气血下注胞宫以养育胎儿，供养胎儿在胞宫内生长发育，所以女子胞有孕育胎儿的作用。

【附】　精　　室

精室，又名精房、精宫，具有贮藏精液、生育繁衍的功能。精室为男性的生殖器官，包括睾丸、附睾、精囊腺和前列腺等，有化生和贮藏精液的功能。精室的功能与肾中精气的盛衰密切相关。睾丸，中医又称为肾之外候，"睾丸者，肾之外候"（《类证治裁·卷之首》）。若肾藏精功能失调，精室不固，可影响生育，男子可出现遗精、滑精、早泄等病证。

（简　鹏）

第四节　脏腑之间的关系

人体是一个统一的有机整体，脏腑组织的功能活动不是孤立的，而是整体活动的一个组成部分。在生理上脏腑互相联系、互相依赖、互相制约；在病理上，病变按一定规律相互传变、相互影响。

一、脏与脏的关系

脏与脏之间的关系，即五脏之间的关系。心、肺、脾、肝、肾五脏虽各自具有不同的生理功能和特有的病理变化，但脏与脏之间是彼此密切联系着的。古人在理论上多是以五行的生克乘侮来进行阐述。但是，经过历代医家的观察和研究，脏与脏之间的关系早已超越了五行生克乘侮的范围，应从各脏的生理功能联系上来阐释其相互之间的关系。

1. **心与肺**　心主血，肺主气。心与肺之间的关系，主要体现在血和气的关系上。

心与肺互相配合，保证了气血的正常运行，维持了人体各脏腑、组织、器官的功能活动。血的运行依靠气的推动，而气也需要血的运载才能输布全身。《医学真传·气血》说："人之一身，皆气血之所循行，气非血不和，血非气不运。"所以，前人有"气为血之帅，血为气之母"的说法。

肺朝百脉。全身的血液，都要通过经脉而聚会于肺，通过肺的呼吸，进行气体交换，然后再经经脉输布到全身。所以，《素问·经脉别论》说："食气入胃，浊气归心，淫精于脉，脉气流经，经气归于肺，肺朝百脉，输精于皮毛。"若肺气虚弱，宗气生成不足，行血无力，日久而形成心血瘀阻，可见胸痛、气短、心悸、唇青舌紫等症。反之，心主血脉的功能减退，血运不畅，影响肺之宣降，从而出现咳嗽、喘息等症。

2. 心与脾　心主血，脾生血、统血，心与脾的关系主要反映在血液的生成和运行方面。

脾气足则血有生化之源、统摄有度，而心所主之血自能充盈，血液正常运行于经脉之中。心血充足，脾得供养，则脾之化生血液功能正常。如脾气虚弱，运化失职，血的化源不足，或脾不统血而致心血不足；或思虑过度，耗伤心血，影响脾的健运，都可以形成以心悸、眩晕、失眠、多梦、食少、肢倦、面色无华等为主要表现的"心脾两虚"之病理变化。

3. 心与肝　心主血、主神志，肝藏血、调畅情志，心与肝的关系主要表现在血液和神志两个方面。

心主血，肝藏血。血脉充盈，则心有所主，肝有所藏。心主神志，肝主疏泄，调畅情志，二者协调，才能神志平和、舒畅。若心血不足，则肝血也常因之而虚；肝血不足，心血也常因之而损。所以，血虚证常是心悸、失眠等心血不足病证与视物昏花、月经涩少等肝血不足病证同时出现。在某些精神因素所致的病变中，心肝两脏也常互相影响，并且在心肝两脏的血虚、阴虚病变中，心烦失眠与急躁易怒等精神症状常同时并见。

4. 心与肾　心与肾之间的关系，主要体现在水火、精血等方面的相互协调平衡。

心位居于上，其性属阳，属火；肾位居于下，其性属阴，属水。在正常的生理状态中，心中之阳下降至肾，能温养肾阳，使肾水不寒于下；肾中之阴上升至心，则能滋养心阴，使心火不亢于上。心火下降，肾水上升，彼此交通，相互协调，这种关系，就称之为"水火既济"、"心肾相交"。

若心火亢于上，不能下交于肾，或肾水不足，不能上滋心阴，临床上可见以失眠为主症的"心肾不交"的病理表现：心悸、怔忡、心烦、腰膝酸软，或见男子梦遗、女子梦交等症。肾的阳虚水泛，能上凌于心，出现水肿、心悸等"水气凌心"之证；心的阴虚，亦能下汲肾阴，而致"阴虚火旺"之证。心主血、藏神，肾藏精、养神。精是神的物质基础，神是精的外在表现。精血之间又能互相资生。所以，肾精亏损与心血不足可以互为因果。

5. 肺与脾　肺主气、通调水道，脾主运化水谷精微、运化水液，肺与脾的关系，主要表现在气的生成和津液的输布代谢两个方面。

肺所吸入的清气和脾胃所运化的水谷精气，是生成宗气的主要物质基础。肺的呼吸功能和脾的运化功能是否健旺，与气的盛衰密切相关。在津液的输布代谢方面，肺的宣发、肃降和通调水道，有助于脾的运化水液功能；脾转输津液，散精于肺，为肺的生理活动提供了必要的营养。二者在津液输布代谢过程中存在着相互为用的关系。"脾为生痰之源，肺为贮痰之器"，若脾气虚损，运化力弱，则导致肺气不足，而见体倦无力，少气懒言等症。脾失健运，水液不行，湿聚而成痰饮，可影响肺气的宣降，而出现喘咳痰多等症。反之，如肺病日久，肺气虚衰，宣降失职，水液代谢障碍，以致水湿滞留，则可见水肿、腹胀、便溏等证。

6. 肝与肺　肺主气，肝主疏泄，调畅气机。肝与肺的关系，主要表现在气机升降的相互协调方面。

肺位居于上，其气肃降；肝位居于下，其气升发。肝的经脉由下而上行，贯膈注于肺，肝气向上升发，肺气向下肃降，肝与肺协调，则人体气机能够正常地升降运行。若肝气郁结，郁而化火，上灼于肺，且肺失肃降，则出现胸胁疼痛，咯血、咳嗽、气喘等症，临床上称之为"肝火犯肺"。相反，肺失肃降，使肝失条达，疏泄不利，则在咳嗽的同时，可出现胸胁隐痛胀满，头晕头痛，面红目赤等病证。

7. 肾与肺　肺主气，通调水道，肾主水，纳气。肾与肺的关系主要表现在水液代谢和呼吸运动两个方面。另外，肺阴与肾阴又有互相滋养的关系。

在水液代谢方面，肾为主水之脏，肺为水之上源。肾的气化正常，则开阖有度。肺肾协调，促进水液的正常代谢。肺的呼吸功能需要肾的纳气作用来协助。肾的精气充盛，才能使肺所吸入之气下纳于肾，使呼吸达到一定深度，呼吸调匀。所以有"肺为气之主，肾为气之根"的说法。肺气正常，则精气输布于肾，而肾阴又为一身阴液之根本，故有"金水相生"的说法。肺与肾的功能失职，就会造成水液代谢的障碍。例如：肾阳不足，不能化水，水溢肌肤，不但可以引起水肿，而且也会因水气停蓄，上迫于肺，出现咳嗽、喘息、不得平卧等病证。所以，《素问·水热穴论》说："其本在肾，其末在肺，皆积水也。"肾的精气不足，摄纳无权，气浮于上，或肺气久虚，伤及肾气，均可出现气喘，动则尤甚的"肾不纳气"病证。肺阴虚可损及肾阴，肾阴虚则不能上滋肺阴，故肺肾阴虚常同时并见，出现颧红、潮热、盗汗、干咳、音哑、腰膝酸软等症。

8. 肝与脾 肝藏血、主疏泄，脾生血、统血、主运化，肝与脾的主要关系，表现在生成血液与消化两个方面。

肝藏血而主疏泄，脾统血，主运化而为气血生化之源，肝血有赖于脾消化吸收水谷精微而资生。脾的运化与肝的疏泄又互相依赖，肝的功能正常，疏泄调畅，则脾得健运；脾的功能健旺，不但血液化源充足，肝血充盈，也有助于肝的疏泄。脾气不足，消化吸收功能不健，血液生化之源不足，或脾不统血，失血过多，均可影响及肝，形成肝血不足，从而出现食欲不振，腹胀便溏，头晕目眩，面色淡白，妇女月经量少色淡等症，临床上称为"肝脾两虚"。若肝气郁结，疏泄失职，就会导致脾胃功能的紊乱，从而形成"肝脾不和"，或"肝胃不和"的证候。临床上常见大怒之后，出现胸胁胀满，食欲不振、腹胀、嗳气等症，就是肝不疏泄，影响脾运所致之症。湿热郁蒸于中焦，使肝的疏泄不利，胆汁不能排入肠道，溢于肌肤，则可形成黄疸。

9. 脾与肾 脾与肾的关系，是后天之本与先天之本的关系。

脾主运化，为后天之本；肾主藏精，为先天之本。脾气要依靠肾阳的温煦才能发挥其运化功能；肾的精气也有赖于脾气化生水谷之精的充养。脾与肾，二者相互资助，相互促进，以维持人体生命活动的正常进行。

脾主运化水湿，须有肾阳的温煦蒸化；肾主水，司关门开合，使水液吸收排泄正常，但这种开合作用，又赖脾气的制约。脾肾两脏相互协作，共同完成水液的新陈代谢。肾阳不足，不能温煦脾阳，或脾阳久虚，进而伤及肾阳，均可形成腹部冷痛，下利清谷或五更泄泻，腰膝酸冷，水肿等脾肾阳虚证候。

10. 肝与肾 肝与肾同位下焦，肝藏血，肾藏精，肝与肾的关系，主要表现在精与血之间相互滋生和相互转化方面。

血的化生，有赖于肾中精气的气化，肾中精气的充盛，亦有赖于血液的滋养。所以说，精能生血，血能化精，所以又称为"精血同源"。肝藏血，肾藏精，精与血互相资生，所以有"肝肾同源"的说法。如肾精亏损，可导致肝血不足；反之，肝血不足，也可引起肾精亏损。肾阴不足，不能滋养肝阴，肝阴不足，阴不制阳而导致肝阳上亢，出现眩晕、头痛、急躁易怒等症，称之为"水不涵木"。反之，肝阳妄动化火，也可下劫肾阴，相火妄动，则出现烦热、盗汗、男子遗精、女子月经不调等证。

二、脏与腑的关系

脏与腑的关系，主要是表里配合关系。脏属阴，腑属阳；脏为里，腑为表；一里一表，一阴一阳相互配合，构成了脏腑的表里关系。

脏与腑形成表里配合关系的因素，除五脏中提到经脉络属、脏器接近之外，还有两个方面：一是气化相通，如肝分泌胆汁而贮藏于胆，胃、小肠化生精微输于五脏；二是病理相关，如肺热壅盛，肃降失司，可致大肠传导失职而大便秘结等，反之，大肠热结，腑气不通，亦可影响肺气宣降，导致胸闷、喘促等。临床上可见脏病及腑，腑病及脏，脏腑同病。因而在治疗上也相应地有脏病治腑，腑病治脏，脏腑同治等方法。

1. 心与小肠　心血的生成有赖于小肠的受盛化物作用，小肠的受盛化物、分清别浊的功能有赖于心血的供养。

在病理上，心火过亢，下移于小肠，可引起尿少、尿赤、排尿灼热等小肠实热的病证。反之，如果小肠有热，循经脉上熏于心，也可引起心火亢盛，出现心烦、面红、舌赤糜烂等病证。

2. 肺与大肠　肺气肃降，则大肠之气亦随之而降，传导功能正常；大肠传导通畅，有助于肺气的清肃通利。

在病理上，如肺气肃降失职，影响大肠的传导，则可致大便困难；若大肠壅滞不畅，也会影响肺的肃降功能，而引起咳喘胸满等症。

3. 脾与胃　脾主运化、升清，胃主受纳腐熟、降浊，二者互相配合，共同完成饮食物的消化、吸收及营养的输送。胃气主降，脾气主升。胃气降，就能将受纳消磨的水谷传至肠中，作进一步的消化吸收；脾气升，才能将水谷精气上输，借心肺的作用布散全身。胃为阳腑，喜润恶燥；脾为阴脏，喜燥恶湿。升降相因，燥湿既济，维持着人体对饮食物的消化吸收功能，起着纳化水谷，提取精微，化生气血，滋养全身的作用。故脾胃合称"后天之本"。

在病理上，若脾为湿困，运化失职，清气不升，即可影响胃的受纳与通降，出现食少、恶心、呕吐、脘腹胀满等症。反之，若饮食失节，食滞胃脘，浊气不降，也会影响脾的升清与运化，而见腹胀、泄泻、怠倦等症。

4. 肝与胆　胆附于肝，经脉互相络属，构成表里关系。

胆汁来源于肝，肝的疏泄功能正常，保证了胆汁的排泄通畅；胆汁排泄无阻，又有助于肝的疏泄。

在病理上，肝胆病变常相互影响，很多不能截然分开。如肝火旺与胆火盛，都可出现胸胁痛，口苦，急躁易怒等症状；在药物的运用上，泻肝火的药物同样具有泻胆火的功效，而泻胆火的药物，也具有泻肝火的作用，疏肝的药物也有利胆的作用。

5. 肾与膀胱　肾与膀胱的经脉互相络属，构成表里关系。

肾气有助于膀胱气化，司膀胱开合以约束尿液的作用。肾气充足，固摄有权，开阖有度，不但使膀胱贮存尿液，而且到一定程度时得以及时排出体外。

在病理上，如果肾气不足，气化失权，可使膀胱开阖失常，出现小便不利和失禁、遗尿、尿频等病证。

三、腑与腑的关系

六腑的共同生理功能是"传化物"。六腑之间的关系，主要体现在饮食物的消化、吸收和排泄过程中的相互联系和密切配合。

饮食入胃，经胃的腐熟，初步消化，变成食糜，下移于小肠。小肠受盛胃下移的食糜，进一步消化。胆排泄胆汁进入小肠以助消化。通过小肠的消化并泌别清浊，其清者，为精微物质，经脾的转输，以营养全身。水液吸收后经脾的转输，肺的宣发肃降后下输于肾，经肾的气化作用，渗入膀胱形成尿液，又从尿道排出体外。其浊者为糟粕残渣，由小肠进入大肠，经燥化和传导作用，形成粪便，由肛门排出体外。在上述饮食物的消化、吸收和排泄的过程中，还有赖于三焦的气化作用。因此，人体对饮食之物的消化、吸收和废料的排泄，是由六腑分工合作，共同完成的。由于六腑传化水谷需要不断地受纳、消化、传导和排泄，虚实更替，宜通不宜滞，所以前人有"六腑以通为用"，"腑病以通为补"的见解。

在病理上，若胃有实热，消灼津液，则可致大肠传导不利，使大便秘结不通；而大肠燥结，也可影响胃的和降，而使胃气上逆，出现恶心、呕吐等症。胆火炽盛，横而犯胃，可见呕吐苦水等。六腑虽然是以通为用，但也有太过不及之异，通降太过，也可出现泄泻等症。

（聂绍通）

本章小结

　　藏象学说是研究人体各个脏腑的生理功能、病理变化及其相互关系的学说。是中医学的理论体系中极其重要的组成部分。藏,指藏于体内的内脏,象,指表现于外的生理、病理现象。

　　藏象学说以脏腑为基础,按脏腑生理功能特点,可分为脏、腑、奇恒之腑三类:肝、心、脾、肺、肾称为五脏;胆、胃、小肠、大肠、膀胱、三焦称为六腑;奇恒之腑即脑、髓、骨、脉、胆、女子胞。五脏的共同生理特点,是化生和贮藏精气;六腑的共同生理特点则是受盛和传化水谷;奇恒之腑,形态中空与腑相似,功能为贮藏精气与脏相同。藏象学说主要内容为:一是分别详细阐述五脏生理功能、部分病理变化,及以五脏为中心,各脏与腑、体、窍、液、志等的联系;二是介绍六腑及脑、女子胞的生理功能、部分病理变化;三是概述脏与脏、脏与腑、腑与腑之间在生理功能上的相互联系和病理变化上的相互影响。

　　藏象学说是指导中医临床诊断、治疗用药、保健康复最重要的理论内容,是中国传统医学体系的基础与核心。在学习过程中,要理解中医的脏腑不单纯是一个解剖学概念,更重要的是一个生理或病理学方面的概念,熟悉中医学说的整体观的认识方法,认同中医脏腑理论的科学性,建立牢固的中医思维观念,是学好藏象学说的先决条件。

练 习 题

一、选择题

A1 型题

1. 既属六腑之一,又属奇恒之腑的脏器是
　　A. 膀胱　　　　B. 三焦　　　　C. 胆　　　　D. 脑　　　　E. 女子胞

2. 气血生化之源是
　　A. 心　　　　　B. 肝　　　　　C. 脾　　　　D. 肾　　　　E. 肺

3. 当人安静时,血主要归藏于
　　A. 心　　　　　B. 肝　　　　　C. 脾　　　　D. 肾　　　　E. 肺

4. 肾在液为
　　A. 泪　　　　　B. 涎　　　　　C. 汗　　　　D. 唾　　　　E. 涕

5. 心对血液的主要作用是
　　A. 化生血液　　　　　　B. 推动血行　　　　　　C. 固摄血液
　　D. 贮藏血液　　　　　　E. 调节血量

6. 下列属于肾的生理功能的是
　　A. 主气　　　　B. 纳气　　　　C. 生气　　　D. 调气　　　E. 养气

7. 肺的生理特征是
　　A. 喜和降　　　　　　　B. 喜清肃　　　　　　　C. 喜燥恶湿
　　D. 喜润恶燥　　　　　　E. 喜条达

8. 肾其华在
　　A. 面　　　　　B. 唇　　　　　C. 毛　　　　D. 发　　　　E. 爪

9. 称为"后天之本"的是
　　A. 心　　　　　B. 肝　　　　　C. 脾　　　　D. 肾　　　　E. 肺

10. 在肝主疏泄的各种生理作用中最根本的是
    A. 调节情志   B. 调节脾胃升降   C. 调畅气机
    D. 调节胆汁分泌   E. 调节女子月经和男子排精

11. 内脏下垂与下列哪个脏腑功能失常有关
    A. 心   B. 肝   C. 脾   D. 肾   E. 肺

12. 称为"娇脏"的是
    A. 心   B. 肝   C. 脾   D. 肾   E. 肺

13. 下列最能概括肝的生理特点的是
    A. 喜条达恶抑郁   B. 主动、主升   C. 体阴而用阳
    D. 为藏血之库   E. 为罢极之本

14. 情志抑郁与下列哪个生理功能失调关系最密切
    A. 心神不足   B. 髓海空虚   C. 肝失疏泄
    D. 肝火上炎   E. 肺气虚损

15. 下列哪一种不属于"五液"
    A. 尿   B. 涎   C. 涕   D. 泪   E. 唾

16. 称"相傅之官"的是
    A. 心   B. 肝   C. 肺   D. 脾   E. 肾

17. 精血同源是指哪两脏的关系
    A. 心与肾   B. 脾与肾   C. 肝与肾
    D. 肺与肾   E. 肝与脾

18. 调节全身气机主要是哪两脏
    A. 心与肾   B. 脾与肾   C. 肝与脾
    D. 肝与肺   E. 肝与心

19. 舌赤糜烂,小便短赤多属
    A. 心火亢盛   B. 小肠实热   C. 肝胆火旺
    D. 心火下移小肠   E. 膀胱湿热

20. 腹胀冷痛,下利清谷,五更泄泻,水肿者,多属
    A. 脾胃虚寒   B. 脾肾阳虚   C. 肝脾不调
    D. 脾气虚   E. 肾阳虚

21. "中精之腑"是指
    A. 胃   B. 胆   C. 膀胱   D. 小肠   E. 三焦

22. 下列何项属于胃的生理特性
    A. 喜燥   B. 喜满   C. 喜润
    D. 喜运   E. 喜升

23. "泌别清浊"属于
    A. 胃的功能   B. 小肠的功能   C. 三焦的功能
    D. 膀胱的功能   E. 胆的功能

24. 具有"通行元气和运行水液"生理功能的腑是
    A. 胆   B. 膀胱   C. 胃   D. 三焦   E. 小肠

25. "髓海"是指
    A. 胃   B. 膀胱   C. 脑   D. 小肠   E. 女子胞

26. 女子胞的功能与下述哪脏关系较不密切
    A. 心   B. 肝   C. 肺   D. 脾   E. 肾

A2 型题

27. 某男,64 岁。患便秘两年,粪质并不干硬,虽有便意,但临厕努挣乏力,排便难出,汗出气短,便后乏力,面白神疲,肢倦懒言,舌淡苔白,脉弱。辨证为气虚。此与下列何脏腑关系密切

  A. 肺、大肠、小肠   B. 肺、脾、大肠   C. 脾、胃、大肠

  D. 心、肝、肾   E. 脾、胃、肾

28. 张某,男,68 岁。排尿困难一周,见小便点滴不爽,排出无力,面色淡白,神气怯弱,畏寒怕冷,腰膝冷而酸软无力,舌质淡苔白,脉沉细而弱。辨证为虚证,与下列何脏腑关系密切

  A. 脾、膀胱   B. 肺、膀胱   C. 肾、膀胱

  D. 肾、肺   E. 肺、脾

二、思考题

1. 脏与腑的主要区别是什么?
2. 心主血、肝藏血、脾统血的含义各是什么?
3. 脾主运化、升清、统血的含义是什么?
4. 如何理解"肺朝百脉"与"金水相生"?
5. 肾精来源有哪些?为什么说肾阴、肾阳是五脏阴阳之根本?
6. "胃气"的含义是什么?胃的主要生理功能有哪些?
7. 为什么说"六腑以通为用"?

第三章

精、气、血、津液

学习目标

1. 掌握：精、气、津液的概念及功能；气与血之间的关系；营气与卫气的异同。
2. 熟悉：血的生成、运行及其与脏腑的关系。
3. 了解：各脏腑在津液的生成、输布和排泄过程中的作用。

精、气、血、津液，是构成人体和维持人体生命活动的基本物质，是脏腑、经络等组织器官进行生理活动的物质基础，也是脏腑生理活动的产物。精，是具有生命活力的精专物质；气，是活力很强、运行不息的极微细物质；血，是循行于脉管内对全身起营养作用的红色液态物质；津液，是人体内一切正常的水液。

精气血津液学说，就是阐述人体生命活动基本物质的生成、输布、生理功能及其与脏腑经络等相互关系的学说，对临床辨证论治具有十分重要的指导意义。

第一节 精

一、精 的 概 念

《素问·金匮真言论》说："夫精者，生之本也。"精，是构成人体和维持人体生命活动的基本物质，也是人体生长发育和各脏腑组织器官生理功能活动的物质基础。

精在中医学上的基本含义，有广义和狭义之分。广义的精，是泛指人体内一切精微物质，包括气、血、津液和从饮食物中化生摄取的水谷之精。狭义的精，是指肾所藏的生殖之精，包括禀受于父母的生殖之精和机体发育成熟后自身形成的生殖之精。总之，精是对人体内一切精微物质的概括，凡构成人体及体内一切维持生命活动和生殖功能的微精物质，统称之为精。

二、精 的 生 成

精的生成，总言之是禀受于父母，充实于水谷，藏之于肾的。精的生成来源，有先天和后天两个方面：生殖之精即"先天之精"，为人体生命的基础，与肾气的关系最为密切。水谷之精即"后天之精"，是脏腑从饮食物中摄取化生的营养精华和精微物质。

（一）先天之精

先天之精是禀受于父母的生殖之精。其与生俱来，具有生命活力，是构成胚胎的原始物质。也就是说，父母生殖之精的结合，形成胚胎时，就转化成为胚胎自身的精。而胚胎的形成、胎儿的发育，又有赖于从母体吸取来的水谷之精以孕育。所以实际上，肾中所藏的先天之精，包括了禀受于父母以构成身形的原始生命物质，以及来自于母体从饮食物中所摄取的精微物质。

（二）后天之精

人出生以后，摄入饮食物并通过脾胃运化生成水谷之精气。这种由水谷所化生的、输布到五脏六腑等组织器官、归藏于肾中的精，就是后天之精。也就是说肾在藏有先天之精的基础上，又不断得到后天之精的供养，以维持肾中精气的充实。

先天之精禀受于父母，后天之精来源于水谷，二者相互依存，相互资生，相互促进，不可分割。先天之精有赖于后天之精的不断培育和充养，才能保持充满，以充分发挥其生理效应；后天之精有赖于先天之精的活力资助，才能不断化生，以发挥其营养全身的作用。故有"先天促后天，后天滋先天"之说。

此外，血亦可化生为精。肝藏血，肾藏精，肝血充盈则肾精得以资生而充足。

三、精的功能

精是生命之源，是人体正气之本。精的生理功能，主要有以下几个方面：

（一）繁衍生殖作用

生殖之精是生命的原始物质，具有生殖以繁衍后代的作用。精是生命之源，男子天癸至，则"精气溢泻"；女子天癸至，则"月事以时下"。男女交媾，阴阳和合，故能有胎孕而产生新的生命。所谓"天癸"，就是肾精充盛而产生的一种促进生殖功能成熟的物质。因此，精是生殖繁衍后代的物质基础，故肾精充足，则生殖功能正常；肾精不足，则生殖功能障碍。

（二）促进生长发育

精是促进人体生长发育成熟的物质基础，人体自胚胎至胎儿，从出生后的婴儿至少年、青年时期，其生长发育以至成熟，均有赖于肾精的促进与充养。禀受于父母的先天之精，摄取于饮食的后天之精，共同决定了人体的生长与发育。人生所呈现的生、长、壮、老、已的生命活动规律，在一定程度上取决于肾中精气的盛衰变化。如果肾精不足，人体的生长发育就会迟缓或障碍。

（三）生髓化气生血

肾精能化生骨髓、脊髓和脑髓，实际上是精对人体生长发育促进功能的又一体现。髓的生成，肾精是主要的物质基础。肾精充盈，则骨髓得养，脑髓得充；如果肾精不足，则髓生无源，进而导致脑海空虚，骨骼失养。

精能化气，肾精充盛，在肾阳的温煦蒸化下，能化生元气，以激发脏腑经络的功能活动。如果肾精不足，则元气虚弱。

精能化生血液，一是由中焦脾胃所化生的水谷之精注入肺脉，通过心阳化赤而为血液；二是由于精能生髓，骨髓可以化生血液；三是肾藏精，肝藏血，肾精经过肝的功能活动而成为血液。因为"精血同源"，精能化血，所以无论是水谷之精或是肾精的不足，皆可导致血虚病变。

（四）滋养濡润作用

水谷之精输布于脏腑经络及各组织器官之中，起着滋养濡润的作用，以维持人体的正常生理活动。饮食物通过脾胃的消化吸收，转化为精，源源不断地为全身各组织器官供给营养，其剩余部分归藏于肾，储以备用。肾精是维持人体生命活动的基本物质之一，尤其在养骨、健齿、荣发等方面作用明显。如精不足，则脏腑经络失养，人体就会呈现虚弱甚或衰竭状态，以及骨质疏松脆弱，牙齿松动易落，头发枯萎、早脱早白等症。

此外，精还具有防御作用。精足，则身体壮实，抗病力强，不易受到外邪侵犯；精衰，则身体虚弱，抗病能力低下，易于感受外邪而致病。正如《锦囊秘录》所说"足于精者，百病不生；穷于精者，万邪蜂起。"由于肾精的盛衰决定了人体的生、长、壮、老、已，所以保养肾精对于防止衰老、延年益寿等，亦有一定的指导意义。

第二节 气

一、气 的 概 念

气，在古代是人们对于自然现象的一种朴素认识。早在春秋战国时期的唯物主义哲学家就认为，"气"是天地间运行不息的极微细物质，是构成世界的最基本物质；宇宙中的一切事物，都是由气的运动变化而产生的。将这种朴素的唯物主义观点引入医学领域，并以气的运动变化来阐释人体的生命活动，则在中医学中逐渐形成了气的基本概念。气是活力很强的不断运动着的极微细物质，是构成人体和维持人体生命活动的最基本物质，是人体脏腑组织功能活动的总称。

气是构成人体的最基本物质。《素问·宝命全形论》说："人以天地之气生，四时之法成"；"天地合气，命之曰人"。就是说，人是自然界发展到一定阶段的产物，也就是"天地合气"的产物。构成人体的气，一般有两种变化形式：一种是已聚而成形的，如形体、脏腑等；另一种是呈弥漫状态流动不息的，如元气、宗气等。本章重点阐述后者。

气是维持人体生命活动的最基本的物质。《素问·六节藏象论》说："天食人以五气，地食人以五味。"人的生命活动，既要从"天地之气"中摄取营养，又要从饮食之物中提取精微，以充养五脏之气，从而维持机体的生理活动。这种维持人体生命活动的"气"，实际上就是指呼吸之气和水谷之气。

气是指脏腑组织的功能活动，如脏腑之气、经络之气等。气，具有运动的属性，且有不同的运动形式，有各种不同的生理功能，人体脏腑组织的生理功能就是气的功能表现。可见，气，既具有物质性特征，又具有功能性特征，二者是互相联系的：物质是功能的基础，功能是物质的表现，既体现了物质与功能的辩证统一，又体现了气的活力特性及其对人体生命活动的至关重要性。

二、气 的 生 成

人体之气，来源有三：一是禀受于父母的先天之精气；二是饮食物中的营养精华，即水谷之精气；三是摄取于自然界的清气。在肾的封藏、脾胃的运化和肺的呼吸等综合作用下，将三者结合起来而生成。

先天之精气，有赖于肾藏精的生理功能。精能化气，肾精充盛，则气的生化可源泉不竭。后天之精气，包括水谷精气和清气。水谷之精气，依赖于脾胃的运化功能，从饮食物中摄取和化生。存在于自然界的清气，则靠肺主气司呼吸的生理功能，不断呼浊吸清，从而保证了清气源源不断地进入体内。由此可见，人体之气的强弱，一方面是与先天禀赋、后天饮食营养和自然环境等状况有关，这也是当今提倡优生优育、改善饮食结构和强调环保对人体健康的重大意义之所在；一方面又是与肾、脾胃、肺等脏腑的生理功能正常与否密切相关。

在气的生成过程中，肺司呼吸、脾胃运化和肾藏精气的生理功能必须综合作用，协调平衡，其中脾胃的运化功能尤为重要。因为人体必须依赖脾胃化生的水谷精气以营养，才能维持生命活动；先天之精气必须依赖于水谷之精气的充养，才能发挥其生理效应。

三、气 的 功 能

气是维持人体生命活动的基本物质，因此气对人体具有极为重要的生理作用，正如《难经·八难》所说的"气者，人之根本也"。

气的生理功能，主要有以下几个方面：

（一）推动作用

气的推动作用，是指气具有激发和促进作用。气是活力很强的精微物质，具有不断运动和激发的生理特性，能激发和促进人体的生长、发育、生殖和各脏腑、经络等组织器官的生理功能。饮食物的运化,血的生成和运行、津液的输布、糟粕的排泄等,均有赖于气的推动和激发作用。当气虚或气的活力减弱时,机体各方面的生理活动也随之减弱:或生长发育迟缓,或出现早衰,或脏腑经络等组织器官的生理活动减退,或血的生成不足和运行迟涩,或津液的生成不足和输布排泄障碍等,从而出现血虚、血瘀、痰饮、水肿等病理变化。

（二）温煦作用

温煦,指气能温暖机体。《难经·二十二难》说:"气主煦之",就是说,气是产生热量的主要物质,是人体热量的来源。气的温煦作用,不仅能恒定人体的体温,各脏腑、经络等组织器官的生理活动,血液的运行和津液的输布排泄,都必须依靠气的温煦作用才能得以正常进行,故有"血得温而行,得寒而凝"的说法。如果气虚失于温煦,则会出现形寒肢冷,体温偏低,血和津液运行迟缓等一派寒象。

（三）防御作用

气的防御作用,主要是指气具有护卫全身肌表,抗御外邪入侵的功能。《素问·评热病论》说:"邪之所凑,其气必虚",说明外邪得以入侵机体,多是因气虚而防御作用减弱所致。因此,气的防御功能是相当重要的:一方面抵御外邪的入侵;另一方面驱邪外出,防止邪气对人体的进一步损害,从而恢复健康。

（四）固摄作用

气的固摄作用,主要是对血和津液等液态物质具有防止其无故流失的作用。血液能循经运行而不致逸出脉外;尿液能受约束而自控排泄;唾液能润泽口腔而不外流;汗液能随机体动静及环境状况控制其分泌排泄量;精液能蓄积体内不致妄泄;月经能周期性有规律来潮等,无一不是气的固摄作用的具体表现。若气的固摄作用减弱,则可导致体内液态物质的无故流失:如气不摄血,则导致各种出血;气不摄津,可出现自汗、流涎、遗尿、泄泻、滑脱;气不固精,则导致遗精、滑精、早泄等症。另外,气的固摄作用,还具有维系脏腑位置之功。如气不固摄,则可导致胃、肾、子宫下垂、脱肛等。

气的固摄作用与推动作用是相反相成的两个方面。一方面气能推动血液的运行和津液的输布排泄;另一方面,气又能固摄血液和津液以防其无故流失。只有气的推动与固摄作用的相互协调,才能维持人体正常的血液循环和水液代谢。

（五）气化作用

气化,是泛指通过气的运动而产生的各种变化。具体地说,是指精、气、血、津液各自的新陈代谢及其相互转化。饮食物经过气化,生成精、气、血、津液;精经过气化而成血;血经过气化而变为精;津液经过气化,清者能布散充养全身,浊者则能成为汗液或尿液排出体外。凡此种种,无不体现气化作用之重要。如果气化功能失常,则影响饮食物的消化吸收;影响精、气、血、津液的生成;影响汗液、尿液和粪便的排泄;甚至会影响生命。所以说,气化的过程,实际上就是体内物质代谢的过程,是物质转化和能量转化的过程。

病例分析

鲁先生,48岁。经常自汗出,夜尿多,近日出现小便自遗,并见遗精,早泄,遂来医院就诊。

当时有3个实习学生,实习生李同学认为,病人年已六八,证属肾阳不足,气失温煦。实习生吴同学不以为然,认为遗尿遗精,是气化太过。实习生赵同学诊得舌淡苔白,尺脉虚,结合自汗遗尿等症状,认为是气的固摄功能减退。

请分析:

1. 谁的观点正确?

2. 结合所学藏象学说知识,本病证涉及哪些脏腑?

四、气 的 运 动

人体的气，具有不断运动的特性，流行于全身各脏腑、经络等组织器官，无处不到，时刻推动和激发着人体的各种生理活动，是生命活动的源泉和动力。

气的运动，称作"气机"。气的运动形式是多种多样的，但概括起来不外乎升、降、出、入四种基本运动形式。升，是指气由下向上的运动；降，是指气由上向下的运动；出，是指气由内向外的运动；入，是指气由外向内的运动。升者升其清阳，降者降其浊阴，出者吐其故，入者纳其新。升降出入、上下内外之间，往往是密切联系，协调平衡的。气的升降出入贯穿于机体生命活动的全过程，是生命活动规律的高度概括。

人体的脏腑、经络等组织器官，都是气的升、降、出、入运动的场所。因此，气的升、降、出、入运动，只有在脏腑、经络等组织器官的生理活动中，才能得到具体的体现。就脏腑的位置而言，心肺位于上，其气下降；肝胆位于下，其气上升；脾胃居于中，为气机升降的枢纽。就脏腑的功能而言，气的升降出入表现为：升，包括肺的宣发，脾的升清，肝之升发以及肾水上济于心；降，包括肺的肃降，胃的降浊，肝的疏泄，心火下降于肾，以及六腑的传导等；出，包括肺的呼气和输精于皮毛，汗液、尿液和粪便的排出；入，包括肺的吸气，肾的纳气和封藏，胃的接受容纳等。这就是说，机体的各种生理功能活动，实际上都是气的升、降、出、入运动。

由此可见，气的升、降、出、入运动，在人体是极其重要的，推动和激发了脏腑经络等组织器官的各种生理活动，是人体生命活动的根本。如果气的运动一旦止息，也就意味着生命活动的终止。所以《素问·六微旨大论》说："非出入，则无以生长壮老已；非升降，则无以生长化收藏"。

气的升与降，出与入，是两对对立统一的矛盾运动。从局部来说，并不是每一种生理活动都必须具备升降出入，而是各有侧重，如脾主升清，胃主降浊，心火下降于肾，肾水上济于心等。但从整个机体的生理活动来说，只有升降相因，出入有度，气的升降出入之间协调平衡，即所谓的"气机调畅"，这样才能维持人体脏腑经络等组织器官的正常生理活动。若气的升、降、出、入运动不能平衡协调，就会导致所谓"气机失调"的病理变化，出现气滞、气郁、气逆、气陷、气脱、气闭等证。

五、气 的 分 类

人体的气是多种多样的，根据其主要组成部分、分布部位和功能特点的不同，而又有元气、宗气、营气、卫气之分。

（一）元气

元气，又称"原气"、"真气"，是机体最根本、最重要的气，是人体生命活动的原动力。

1. 生成 元气以禀受父母的先天精气为基础，由肾中精气所化生，又赖后天水谷精气的充养。元气根于肾，来源于先天，在胚胎形成时，禀受父母的精气；胎儿时期还须得到从母体来的水谷精气的培育；出生后更需水谷精气的充养。可见，元气的盛衰，先天禀赋虽然重要，后天培养亦为关键。

2. 分布 元气是以三焦为通道，内至脏腑，外达肌肤腠理而分布全身。

3. 功能 元气的生理功能，一是促进人体生长、发育和生殖；二是温煦和激发脏腑经络等组织器官的生理活动；三可固摄尿液和精液。所以元气是人体生命活动的原动力，是维持人体生命活动的最基本物质。故元气充沛，则脏腑、经络等组织器官的功能正常，机体强健，活力旺盛；若先天禀赋不足，或后天失养，则元气虚衰而致多种病变。

（二）宗气

宗气，又称"大气"，是积聚于胸中之气。宗气在胸中积聚之处，称为"膻中"，故又称膻中为"气海"。

1. 生成 宗气是由肺从自然界吸入的清气和脾胃从饮食物中运化而来的水谷精气相互结合而成的。因此，肺的呼吸功能与脾胃的运化功能是否正常，直接影响到宗气的充盛与衰少。

2. 分布 宗气聚集于胸中，上出于肺，循喉咽而走息道；下蓄丹田，注气街（腹股沟处）而行于足；贯注于心肺之脉而通达全身。

3. 功能 宗气的主要功能有二：一是出喉咙以行呼吸；二是贯心脉以推血行。凡语言、声音、呼吸的强弱以及血液运行的通滞、视听的能力、心搏的强弱和节律等，皆与宗气的盛衰有关。若宗气不足，可出现心悸、呼吸气短、语声微弱，或气血运行迟缓，心搏、心率和心律失常等。所以在临床上常根据"虚里"处（相当于心尖搏动部位）的搏动情况来测知宗气的盛衰。

（三）营气

营气，又称"荣气"，是最富营养的气，使机体得养而外荣；营气与血关系密切，同行脉中，可分不可离，故常常"营血"并称；营属阴，故亦称"营阴"。

1. 生成 营气是由脾胃运化的水谷精微中的精专部分所化生。饮食物通过脾胃的运化功能，化生为精微物质，并由脾上输于肺，在肺的作用下，其精专部分进入脉道，是为营气。

2. 分布 营气分布于血脉之中，成为血液组成部分循十四经脉运行于全身。

3. 功能 营气的主要功能有二：一是化生气血；二是营养全身。营气是血液的组成部分，在中焦脾胃的"受气取汁"和心阳的作用下，可化生为血液；同时又是脏腑、经络等组织器官的生理活动所必需的营养物质。

（四）卫气

卫气，是具有防御作用而运行于脉外之气。因其卫护人体，防止外邪入侵，故称为"卫气"。卫气与营气相对而言，卫气属阳，故又称"卫阳"。

1. 生成 卫气主要由脾胃运化的水谷精微中的轻悍部分所化生。《素问·痹论》说："卫者，水谷之悍气也"。所谓悍气，即水谷精气中活力很强的部分。卫气的生成，脾胃的运化功能虽然十分重要，但需要肾中精气的促进与激发和肺的宣发与布散。故有卫气"本源于下焦，滋生于中焦，宣发于上焦"之说。

2. 分布 卫气具有"慓疾滑利"的特性，即活动力特别强，流动很迅速。所以卫气不受脉管的约束而分布于脉外，运行于皮肤、肌肉之间，熏于肓膜，散于胸腹。

3. 功能 卫气的生理功能主要有三：一是防御，即护卫肌表，防御外邪入侵；二是温煦，即温养脏腑、肌肉和皮毛；三是调节，即维持体温的相对恒定，调节腠理的开合和汗液的排泄。

营气与卫气，都来源于水谷精微，二者相偕而行，皆能营养全身。但不同的是，营气成分精专，能化生血液，在脉中，主内守，属于阴；卫气慓疾滑利，能恒定体温，在脉外，主防御外卫，属于阳。二者之间必须协调运行，才能发挥其正常的生理功用。如果营卫不和，则可出现恶寒发热，无汗或汗多，以及抗御能力低下等。

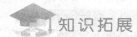

气的名称

在中医学中，气的名称有很多。如把整个人体的生理功能及抗病、康复能力称为"正气"；把各种致病因素称作"邪气"；把中药的寒、热、温、凉四种性能称为"四气"；把自然界的风、寒、暑、湿、燥、热正常气候称作"六气"等等。这些气的含义，与本节所论述的构成人体和维持人体生命活动基本物质的"气"，是有区别的。

人体的气，除上述外，还有脏腑之气、经络之气，如心气、肺气、脾气、胃气、肝气、经气、络气等。值得特别注意的是，脾胃居于中焦，脾胃之气，又称"中气"，是由先天元气和后天水谷精气结合而成，随脾升胃降的生理活动而升上达下，具有促进脾胃的消化吸收和维系内脏位置的功能。如果中气不足，则脾失健运；中气下陷，则内脏下垂等。

第三节 血

一、血的概念

血是运行于脉中极富营养的红色液态物质，是构成人体和维持人体生命活动的基本物质之一。

血，主于心，藏于肝，统于脾，血液必须在脉管中运行，才能发挥其营养和滋润的作用。脉，是血液运行的管道，具有阻遏血液逸出的功能，故称脉为"血府"。如某些原因使血液逸出脉外，即为出血，又称为"离经之血"。

二、血的生成

血，主要由营气和津液所组成。营气和津液，都来源于脾胃运化的水谷精微，所以说脾胃是气血生化之源。《灵枢·决气》说："中焦受气取汁，变化而赤，是谓血"。这里所说的"中焦"，即指脾胃；所受的"气"，主要指水谷精微中的精专部分，即营气；所取的"汁"，即是津液；"变化而赤"，就是指通过肺的呼吸和心阳的熏化等功能活动，将营气和津液气化而生成红色的液样态物质，即生成为血。

精与血之间存在着相互资生、相互转化的关系。精藏于肾，血藏于肝，肾藏之精在肝的作用下，则可化生为血。肾精能生髓，髓又充于骨，骨髓能生血。所以肾中精气充盛，则肝有所养，血有所充；肝的藏血量充盛，则肾有所藏，精有所资，故又有"精血同源"之说。

总之，血是以水谷精微、肾精和清气为物质基础，通过脾、胃、心、肺、肾、肝等脏腑的一系列功能活动而生成的。其中脾胃为血液生成之源，心肺乃血液生成之所，肝肾是血液生成之根，而尤以脾胃对饮食物的运化最为重要。如果饮食营养缺乏，或脾失健运，或脏腑功能失常，久之则血的生成不足，形成血虚病变。

三、血的循行

血在脉管内循环运行，内至脏腑，外达皮肉筋骨，流布于全身，环周不休，运行不息。血液的正常运行，必须具备两个条件：一是脉道的完整性和通畅性，二是心、肺、肝、脾等脏腑生理功能的正常发挥。同时，需要两种力量：一是推动力，二是固摄力，即决定于气的推动作用和固摄作用之间的协调平衡。

在推动力方面，由于血属阴而主静，故血的循行，主要依赖于气的推动作用，这种推动作用，又主要体现在心主血脉、肺助心行血和肝主疏泄调节血量的功能上。心主血脉，心气是推动血液运行的基本动力，也就是说是由于心脏的搏动，推动着血液的运行。肺主气司呼吸，促进宗气的生成，而宗气能贯心脉以推动血液的运行；肺朝百脉，循行于周身的血液都要聚会于肺，通过肺的吸清呼浊，进行气体交换，而后输布全身。肝主疏泄气机，能促进血液营运不休，尤其是能根据人体动静的不同情况来调节脉管中的血液容量。

在固摄力方面，血液在脉管内运行而不逸出脉外，这有赖于气的固摄作用，这种固摄作用，主要体现在脾的统血、肝的藏血以及脉管的约束功能三个方面。脾主统血，是指脾气能固护血液循经运行而不致逸出脉外。肝藏血，有"血海"之称，肝的功能正常，则血有所藏而防止出血。脉管是一个相对密闭的管道系统，具有阻遏血液逸出的功能，只有脉管系统完整和通畅，血液才能正常运行。

因此，血液的正常运行，依赖于心、肺、脾、肝等脏器生理功能的密切配合，决定于推动作用与固摄作用之间的平衡协调。如果推动和促进血液循行的因素增加，或固摄血液的作用减弱，则血行加速，或逸出脉外而致出血；如果固摄力量增强，或推动力量不足，则可导致血液流速减慢、滞涩，出现血瘀等病理变化。

四、血 的 功 能

血，具有营养和滋润全身的生理功能，是机体精神活动的主要物质基础。《难经•二十二难》说"血主濡之"，就是对血的滋润营养作用的简要概括。血液中含有人体所必需的各种营养成分，通过气的推动作用，循着经脉运行于全身，内至五脏六腑，外达五官九窍，使人体各脏腑经络等组织器官源源不断地得到营养和滋润，从而维持正常的生理活动，发挥各自的生理功能。《素问•五脏生成》说："肝受血而能视，足受血而能步，掌受血而能握，指受血而能摄"。充分地说明了机体的感觉和运动对血液营养的依赖关系。

血液的营养和滋润作用，可从形体、面色、皮肤、肌肉及毛发上反映出来。血液充盈且运行正常，则形体壮实，面色红润，肌肉丰满，皮毛润泽，肢体活动自如；如果血液亏虚，则出现形体瘦弱，面色无华或萎黄，眩晕，肢体或肢端麻木，肌肤干燥，毛发干枯等临床表现。

血亦是神志活动的物质基础。神志活动由心所主，但精神情志活动的产生必须要依赖血液的充足营养。《灵枢•营卫生会》说："血者，神气也"，血液充盈，血脉调和流利，则精神饱满，神志清晰，意识灵敏。如果血液不足，或运行失常，或血热，则可出现神疲健忘，失眠多梦，甚或精神恍惚，神志不安，以及谵狂、昏迷等神志失常的症状。

第四节　津　液

一、津液的概念

津液，是机体一切正常水液的总称，包括各脏腑组织器官的内在体液及其正常的分泌物，如胃液、肠液、涕、泪等。津液和精、气、血一样，是构成人体和维持人体生命活动的基本物质。

津与液虽同属水液，都来源于饮食水谷，有赖于脾胃的运化功能而生成，但在性状、功能及其分布部位等方面均有一定的区别。一般来说，质地清稀，流动性大，布散于体表皮肤、肌肉、孔窍，渗注于血脉，起滋润作用的，称之为津；质地稠厚，流动性小，流注于脏腑，灌注于骨节、脑、髓，起濡养作用的，称之为液。因二者在生理上可相互转化，相互补充，一般不严格区分，故通常以"津液"并称；但在病理上却有"伤津"和"脱液"之分，故在辨证论治中须加以鉴别。

二、津液的生成、输布和排泄

津液的生成、输布和排泄，是一个复杂的生理过程，涉及胃、脾、肺、肾、膀胱、三焦等多个脏腑的一系列生理功能活动。《素问•经脉别论》所说的"饮入于胃，游溢精气，上输于脾，脾气散精，上归于肺，通调水道，下输膀胱，水精四布，五经并行"，就是对津液的生成、输布和排泄过程的简明概括。

（一）津液的生成

津液来源于饮食水谷。其生成，是通过胃对饮食之物的受纳腐熟、"游溢精气"，吸收水谷中的部分精微；小肠的受盛化物、分清别浊、主液，吸收水谷中的大部分营养物质和水分；大肠的传导变化、主津，吸收食物残渣中的残余水分，然后胃、小肠、大肠协同将水液"上输于脾"，在"脾气散精"、主运化的作用下而生成。在津液的生成过程中，取决于两个方面的因素：一是必须摄入一定量的饮食物，这是生成津液的物质来源；二是在有关脏腑消化吸收协同作用的正常发挥的情况下，才能从饮食物中化生机体所需的津液。如果饮食物摄入不足，或脾胃大小肠等脏腑消化吸收的功能障碍，则可导致津液生成不足，从而出现津液缺乏的病理变化。

（二）津液的输布

津液的输布，主要是在脾的转输、肺的宣降、肾的气化以及三焦的通利等多个脏腑生理功能的综合作用下完成的。

1. 脾对津液的输布作用　脾主运化水谷精微和运化水液，通过脾的转输和"散精"功能，一方面将津液"上输于肺"；另一方面将津液"以灌四旁"，直接将津液向四周布散并通注全身。由于津液的生成有赖于脾的运化，津液的输布亦必经脾的转输，足见脾在津液的生成和输布过程中的重要性。

2. 肺对津液的输布作用　肺主通调水道，肺接受从脾转输而来的津液后，一方面通过宣发作用，将津液向上向外输布于人体上部诸窍和全身肌表皮毛，以发挥津液的营养和滋润作用。另一方面通过肺的肃降作用，将津液的清中之清部分"若雾露之溉"向下输布于肾及下部形体以使其滋养；并将清中之浊部分下注到膀胱。

3. 肾对津液的输布作用　《素问·逆调论》说："肾者水脏，主津液"。由肺下输至肾和膀胱的水液，通过肾阳的蒸腾气化作用，将浊中之清部分蒸腾上升经三焦复归于肺，再次由肺向全身布散；将浊中之浊部分化为尿液，贮于膀胱。在津液的输布过程中，肾起着极其重要的主宰作用。因为肾所藏的精气，是人体生命活动的原动力，也是气化作用的原动力，所以胃的"游溢精气"、脾的"散精"、肺的"通调水道"、小肠的"分清别浊"等都赖肾的蒸腾气化作用才得以实现。

4. 三焦对津液输布的作用　《素问·灵兰秘典论》说："三焦者，决渎之官，水道出焉"。就是说，三焦有疏通水道，运行水液的作用，是水液运行输布的道路。脾、肺、肾对津液的输布都是在三焦进行的，只有三焦的道路通畅，水液升降出入之运行输布才能正常进行。

（三）津液的排泄

津液之"清者"被人体利用后，其"浊者"包括剩余水分和代谢废物的排泄，需要肺、大肠、肾、膀胱等脏腑的综合作用来实现。其排泄途径有四：一是经肺宣发至肌腠皮毛的津液，经阳气蒸腾或通过代谢后化为汗液，由汗孔排出体外；二是肺主呼吸，在呼气中排出大量水分；三是由肺下输到膀胱的水液，通过肾的气化作用，将废水及多余水液化为尿液，并在肾司开合的作用下排出体外；四是大肠接受食物残渣和部分废液，形成粪便，在胃的降浊和肺的肃降作用下，排出体外。其中，以尿液的排泄最为重要，因为尿液排泄量的多少，在维持全身水液代谢平衡中起着极其关键的作用。

总之，津液的生成、输布和排泄，需要胃的受纳腐熟，脾的运化，肺的宣发肃降、通调水道，肾的蒸腾气化，小肠的分清别浊，大肠的传导，膀胱的贮藏和排泄，三焦的通利等诸多脏腑的协调配合才能完成，依赖于气和五脏六腑一系列生理功能的协调平衡，其中尤以肺、脾、肾三脏最为重要。如果脏腑功能失调，则津液生成不足或丧失过多，就会出现伤津、脱液；如果津液输布、排泄障碍，则出现痰饮、水肿等病理变化。

三、津液的功能

津液的主要功能有四个：滋润濡养作用、化生血液作用、调节阴阳平衡和运输排泄废物。

（一）滋润濡养作用

津液来源于饮食物化生的水谷精微，含有大量的水分和营养物质，对人体脏腑经络等组织器官具有滋润和濡养作用。一般认为，津的质地清稀，滋润作用明显，液的质地稠厚，濡养作用显著。合而言之，津液散于体表，能滋润肌肤皮毛；流注于五官，能滋润和保护眼、鼻、口等孔窍；注入体内，能濡养各脏腑组织；流入关节和渗入于骨，能滑利关节和充养骨髓、脊髓及脑髓。

（二）化生血液作用

津液既流布于脉外，又可通过孙络渗入脉中，成为血液的组成部分。即津液在中焦脾胃和心肺的作用下，能化生血液，并有充养、滑利血脉和调节血液浓度的作用。故在理论上有"津血同源"之说。

（三）调节阴阳平衡

津液作为阴液的一部分，对调节人体的阴阳平衡起着重要的作用。在生理情况下，津液的代谢常随体内的生理情况和外界环境、季节气候的变化而变化，并通过这种变化来调节体内阴液与阳气之间的动态平衡。如寒冷时节，汗少而小便增多；炎热夏季，则汗多而小便减少。因此，津液的输布排泄，在一定程度上保持了人与自然界的统一，调节了机体的阴阳平衡。

（四）运输排泄废物

津液在代谢的过程中，能将机体各部的代谢产物通过汗、尿等方式排出体外，以保证各脏腑组织生理活动的正常进行。若这种运输排泄功能发生障碍，则代谢废物潴留体内，从而形成痰、饮、水、湿等多种病理变化。

第五节 精、气、血、津液之间的关系

精、气、血、津液，都是构成人体和维持人体生命活动的最基本物质，其生成，都依赖于脾胃运化的水谷精微，其性状与功能，虽各具特点，但不是彼此孤立的，其在生理功能上相互依存、相互制约、相互转化、相互为用，在病理变化上又相互影响，四者之间存在着极为密切的关系。

一、精与气的关系

精和气都是构成人体和维持人体生命活动的基本物质，所以往往"精气"并称，如肾中精气、水谷精气等，但精与气在阴阳属性和功能上是有区别的，精属阴而气属阳。二者之间相互滋生，相互依存，关系十分密切。

（一）精能化气

精能化气，一是指脏腑之精具有化生阳气的作用，特别是肾中之精能化生元气。二是指水谷之精可化生营气、卫气、宗气，全身各脏腑之气都依赖于精的滋养。故精充则气盛，精亏则气衰。

（二）气能生精

气对精的作用，主要是气能生精，即精的生成，依赖于气的充盛、气的运动和气化功能。故气盛则精盈，气虚则精不足。

（三）气能摄精

气对精的固摄作用，主要体现在气对生殖之精的固藏和控制方面。如肾气亏虚，失于固摄，则精关不固，出现遗精、早泄，甚至滑精等症。

二、精与血的关系

精与血之间存在着相互滋生、相互转化的密切关系。精能生血，血能化精，二者都来源于水谷精微，故有"精血同源"之说。

（一）精能生血

精，是化生血液的主要物质基础。水谷之精经脾胃运化，心肺化赤，而成血液；肾精充骨生髓，骨髓为造血之器，且精藏于肾，血藏于肝，肾精充盛，则肝有所养，血有所充。

（二）血能化精

精能生血，血液亦能化生为精，"精者，血之精微所成"（《读医随笔·气血精神论》）。所以，血液亏虚，可导致精的不足。

三、气与血的关系

气性动，血性静；气属阳，血属阴；"气主煦之，血主濡之"。气是血液生成和运行的动力，血是气的载体和物质基础，即气与血之间，相互依存，相互资生，相互影响，存在着"气为血之帅"，

"血为气之母"的密切关系。

（一）气为血之帅

气为血之帅，即是指气对血的作用，包括气能生血、气能行血和气能摄血等。

1. 气能生血 一是指血液的生成过程，依赖于气的运动和气化功能；二是指作为物质的气如营气，是血液的组成部分。从饮食物转化为水谷精气和津液，从水谷精气转化为营气和肾精，从营气、津液和肾精转化为血液，均离不开气和气的运动变化，所以说气能生血。气旺或气化功能强健则生血充足，气虚则生血功能减弱而致血虚。临床治疗血虚配合补气，就是"气能生血"理论的具体运用。

2. 气能行血 血，属阴主静，不能自行，必须依赖于气的推动作用，才能得以运行不息，如环无端，所谓"气行则血行"。具体表现在：心气是推动血液运行的基本动力；肺气能宣发布散、助心行血；宗气能贯心脉以推血行；肝气疏泄条达，能促进血液的运行。如果气虚无力推动，或气滞血行不利，则血行迟缓，甚至血阻脉络，形成瘀血，所谓"气虚则血瘀"，"气滞则血瘀"。

3. 气能摄血 是指气对血的运行有固摄作用。血在脉中循行而不逸出脉外，主要依赖于气的固摄功能，实际上，就是脾气对血液的统摄和固护作用。如果气虚不能固摄血液，往往导致各种出血病变，称作"气不摄血"。治疗时，必须补气摄血，才能达到目的。

（二）血为气之母

血为气之母，是指血为气的载体，并给气以充分的营养，犹如母亲之孕育。即血对气的作用，包括血能载气、血能养气两个方面。

1. 血能载气 指血是气的载体。由于气的活力很强，易于逸脱，所以气必须依附于血，才能存在于体内，并随血之运载而达全身。如果血不载气，气失依附，则行散不收、漂浮无根而发生气脱。

2. 血能养气 即血是产生气的物质基础，为气的功能活动提供充分的营养，使气保持充盛，亦称作"血能生气"。人体各脏腑、经络等组织器官，如果不能得到血液的濡养，就不能进行正常的生理活动，气也就无从产生。故血足则气旺，血虚气亦虚。

四、气与津液的关系

气与津液的关系和气与血的关系极为相似。气属阳，津液属阴，属性虽异，但同源于水谷精微，二者之间存在着密切的关系。

（一）气能生津

气是津液生成的物质基础和动力。津液的生成，源于饮食物，由脾胃运化的水谷精微所化生。脾胃之气健旺，消化吸收功能正常，就能化生充足的津液，所以说"气能生津"。如果脾胃气虚，运化功能减弱，则津液的生成不足，从而导致机体津液的亏虚。因津液属阴，气虚导致津液不足，在临床上称之为"气阴两虚"。

（二）气能行津

气能行津，是指津液的输布和排泄，有赖于气的推动和气化作用。津液通过脾气的转输、肺气的宣降、肝气的疏泄、肾的气化而输布全身；通过代谢而产生的废液和多余水液转化为汗液、尿液或水气排出体外。津液输布与排泄的过程，实际上就是气的升降出入运动的过程。所以说"气能行津"、"气能化津"。如果气机不利，则津液的输布和排泄障碍，称作"气不行水"；反之，津液停聚又可导致气机不利，称为"水停气滞"。二者互为因果，形成水湿停聚的病理变化，导致痰饮、水肿等证。这就是临床上行气与利水法并用的理论依据之一。

（三）气能摄津

津液的排泄，有赖于气的推动和气化，亦有赖于气的固摄。气的固摄作用控制着津液的排泄以防止其无故流失，使体内津液保持一定的量，从而维持津液的代谢平衡。如卫气护卫肌表，不使汗液过多外泄；脾气固摄，则口涎不致无故外溢；肾气固，开合有度，则膀胱能正常贮尿排尿而不自遗。如气虚固摄作用减弱，则体内津液无故流失，导致多汗、漏汗、流涎、多尿、遗尿或遗精、滑精等症。

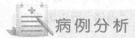

《女生原发性痛经推拿前后脉图分析与防治研究》课题的科研资料显示，在被调查的485位16～23岁女生中，有394人患有不同程度的痛经，发病率达81%；而342例实证痛经者中有220例属气滞血瘀型，占实证病例的64.3%；在52例虚证痛经者中有42例属气血虚弱型，占虚证病例的80.8%。可见女生原发性痛经以气血病变居多。

请思考：气与血在生理上有哪些密切关系？

（四）津能载气

气的活力很强，易于逸脱，既依附于血，又依附于津液而存在于体内。即津液也是气的载体：脉内的津液化生血液，能运载营气；脉外的津液流行贯注，能运载卫气。如果津不载气，则气无所依；当多汗、多尿和大吐、大泻等症使津液大量流失时，则可出现"气随津脱"之证。

五、血与津液的关系

血和津液，都来源于饮食物，由脾胃运化的水谷精微所化生，皆具有滋润和营养的生理功能，都是液态样物质，同属于阴。二者可相互渗透、相互转化、相互补充，存在着极其密切的关系，故有"津血同源"之说。

在生理上，津液渗注于脉中，与营气结合，即成为血液的重要组成部分；血的一部分又可渗出脉外，与营气分离，气化而成为津液。所以，血和津液的生成、贯注和渗透，体现了二者之间相互依存、相互转化的密切关系，从而对全身各脏腑经络等组织器官起着滋润和营养的作用，维持了人体正常的生理活动。

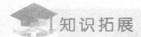

气血津液辨证

气血津液辨证，是运用脏腑学说之气血津液理论，分析气血津液的病变：气病证候主要有气虚、气陷、气滞、气逆；血病证候主要有血虚、血瘀、血寒、血热；气血同病证候主要有气滞血瘀、气血两虚、气不摄血、气随血脱；津液病证候主要有津液停聚（水肿）、痰饮、悬饮、支饮、溢饮及津液不足等。

在病理情况下，血和津液之间又可相互影响。如大失血时，脉中血少，脉外的津液可大量渗入脉内以补偿，因而导致脉外津液的不足，出现口渴、尿少、皮肤干燥等症，即"耗血伤津"；反之，津液大量耗损时，不仅渗入脉内的津液不足，甚至脉内血中的津液成分亦可渗出脉外，使血液量减少，形成血脉空虚，导致"津枯血燥"的病变。因此，在治疗上，对于失血病人，不宜采用汗法；对多汗、吐泻或津液大亏的病人，亦不可用破血、逐瘀之峻剂。故《灵枢·营卫生会》有"夺血者无汗，夺汗者无血"之说。

六、精与津液的关系

精与津液之间的关系，主要表现在同生、同化和液能养精两个方面。

水谷之精与津液同源于饮食物化生而来的水谷精微。水谷精微中，既含有水谷之精，又含有津液，皆由脾胃的消化吸收而化生，故精和津液是同生同化的。因此在病理情况下，二者可相互影响。有水谷之精不足者，有津液不足者，亦有精与津液并虚者。

中焦脾胃化生的津液，在肺的输布、肝的疏泄和肾的气化作用下，通过三焦输布全身，濡养脏腑经络等组织器官，其中稠厚部分入于肾，充养肾精。故《灵枢·口问》说："液者，所以灌精濡空窍者也"。

（陈文松）

 本章小结

本章主要介绍了精气、血、津液的概念、生成、运行输布及各自的生理功能，以及气的分类和气、血、津液之间的关系。重点内容包括：气和气机的概念，气的主要生理功能；血的生成、运行及其与脏腑的关系；气与血之间的关系；津液的概念及津液的生成、输布和排泄的生理过程。难点是：①气的哲学概念，即气是构成万物的本原，运动是气的根本属性，气是万物之间的中介；②膻中，在前胸部正中，左右两乳连线的正中间部位，为宗气积聚之处；③血的清浊与循环。在学习时应抓住重点，注意比较（如营气与卫气的异同点），综合归纳（如血的生成和运行与五脏的关系），采用图示等方法巩固知识和加深记忆。

练 习 题

一、选择题

A1 型题

1. 人体生命之源、正气之本，主要指
   A. 精 　　B. 气 　　C. 血 　　D. 津 　　E. 液
2. 狭义的精是指
   A. 水谷之精 　　B. 生殖之精 　　C. 津液
   D. 血液 　　E. 精汁
3. 下列哪项不属气的主要功能
   A. 温煦 　　B. 推动 　　C. 固摄 　　D. 滋润 　　E. 防御
4. 气化是指
   A. 气的变化 　　B. 气的升降出入运动
   C. 气的推动作用使气化为水 　　D. 气的温煦作用使水化为气
   E. 精气血津液各自的新陈代谢及其相互转化
5. 气机是指
   A. 气的机理 　　B. 气的变化 　　C. 气的运动
   D. 气的升降 　　E. 气的出入
6. 人体气机升降的枢纽是
   A. 肺肾 　　B. 脾胃 　　C. 肝胆 　　D. 心肾 　　E. 肺与大肠
7. 具有"慓疾滑利"特性的气是
   A. 肝气 　　B. 宗气 　　C. 中气 　　D. 卫气 　　E. 胃气
8. "中焦受气取汁"的"汁"是指
   A. 胆汁 　　B. 津液 　　C. 水液 　　D. 精液 　　E. 营气

9. 津液运行输布的主要通道是
   A. 三焦　　　B. 膀胱　　　C. 经络　　　D. 尿道　　　E. 肾

10. 饮食物化为精气、血、津液，依赖于
    A. 气的温煦作用　　　　　B. 气的推动作用　　　　　C. 气的固摄作用
    D. 气化作用　　　　　　　E. 气的升降出入运动形式

11. 具有化生血液的作用的气是
    A. 正气　　　B. 元气　　　C. 宗气　　　D. 营气　　　E. 卫气

12. 下列有关气血关系的描述，错误的是
    A. 气能摄血　　　　　C. 气能生血　　　　　B. 气能行血
    D. 血能行气　　　　　E. 血能载气

13. 营气与卫气的共同点是
    A. 功能相同　　　　　B. 分布相同　　　　　C. 特性相同
    D. 来源相同　　　　　E. 以上都是

14. "血府"是指
    A. 肝　　　B. 心　　　C. 冲脉　　　D. 脉　　　E. 肺

15. 以下哪种说法最准确
    A. 质清稀，流注于脏腑的为津
    B. 质稠厚，渗注于血脉的为津
    C. 质清稀，灌注于骨节、脑、髓的为津
    D. 质稠厚，布散于皮肤、肌肉、孔窍的为津
    E. 质清稀，布散于肌表孔窍、渗注于血脉的为津

16. 下列哪种说法欠妥
    A. 气旺则津生　　　　　B. 液脱则气耗　　　　　C. 水停则气虚
    D. 气不化则水停　　　　E. 气不固则津失

17. 临床治疗血虚证时，常常选用补气药，其理论依据是
    A. 气能行血　　　　　B. 气能生血　　　　　C. 气能摄血
    D. 血能载气　　　　　E. 血能养气

A2 型题

18. 某男，43 岁。牙齿松动易落，头发稀疏早白，当诊断为
    A. 精亏　　　B. 气衰　　　C. 血虚　　　D. 津枯　　　E. 液乏

19. 鲁某，男，48 岁。经常自汗出，夜尿多，近日出现小便自遗，并见遗精，早泄，舌淡苔白，尺脉虚。此证为气的何种功能减退
    A. 温煦作用　　　　　B. 气化作用　　　　　C. 固摄作用
    D. 推动作用　　　　　E. 防御作用

20. 临床上水湿停滞病人，可见痰多、尿少、水肿、腰重痛等症，是下列哪项之脏腑功能失调
    A. 肺肾脾　　　　　B. 肺肝肾　　　　　C. 肺肾心
    D. 肺与大肠　　　　E. 肾与膀胱

21. 宋某，男，54 岁。素体虚弱，易患感冒，自汗畏风，服感冒药症状不见减轻，此证主要责之何气不足
    A. 元气　　　B. 宗气　　　C. 中气　　　D. 营气　　　E. 卫气

22. 大量失血病人，出现下列哪项症状，可用"津血同源"理论阐释病机
    A. 面白　　　B. 头晕　　　C. 神疲　　　D. 舌淡　　　E. 口渴

二、思考题

1. 何谓气？气的生理功能有哪些？
2. 营气与卫气有何异同？
3. 简述气与血的关系。
4. 试述血的生成和运行与脏腑的关系。
5. 津液的生成、输布和排泄与哪些脏腑有关？试分述之。

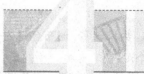

第四章

经　　络

 学习目标

1. 掌握：经络的基本概念、组成、生理功能。
2. 熟悉：十二经脉的命名、走向、交接、分布规律及流注次序；奇经八脉的生理功能。
3. 了解：十二经脉的循行路线；奇经八脉的循行概况；经络学说的临床应用。

　　经络，是人体组织结构的重要组成部分。气血津液和脏腑组织器官的功能活动，以及它们之间的联系与协调，均须通过经络系统的沟通、联络、调节功能得以实现，并由此成为一个有机的整体。

　　经络学说是研究人体经络系统的组成、循行分布、生理功能、病理变化及其与脏腑形体官窍、气血津液等相互关系的一门学说，是中医理论体系的重要组成部分。长期以来，经络学说一直在医疗实践中发挥着重要的指导作用。它不仅较好地解释了人体客观存在的循经感传现象，而且从不同角度阐释了人的生理功能和病理变化。经络学说不仅是针灸、推拿、气功等学科的理论基础，而且是中医临床各科重要的理论依据。

 知识拓展

经络学说的产生

　　1973年，长沙马王堆汉墓出土的帛书《足臂十一脉灸经》、《阴阳十一脉灸经》是现存最早的经络学专著。比《黄帝内经》更全面地讲述了经络的循行分布、与脏腑关系、病候以及经络系统中经别、络脉、经筋、皮部等理论。历代中医文献对经络学说不断地补充和发展形成相对成熟的理论。到了近代，经络敏感人的发现，针刺麻醉的显著疗效，使得人们开始研究经络感传问题，企图揭示经络的实质。目前人们已经提出多种探索性理论，但尚无定论。经络理论已经成为指导针灸推拿及临床各科的重要依据。

第一节　经络的概念及经络系统的组成

一、经络的概念

　　经络是经脉和络脉的总称，是运行全身气血，联络脏腑形体官窍，沟通上下内外，感应传导信息，调节机能平衡的通道。

　　"经"，有经脉，路径之意，是经络系统的纵行干线，是主干，多循行于深部，直行，是运行气血的干脉,有一定数目,有专有名称和固定的循行路径。

"络",有络脉,联络、网络之意,是经脉别出的大小分支,纵横交错,数目较多,遍布全身内外,除别络有一定名称和循行路线外,大部分没有专有名称,循行路线不定。

经脉和络脉相互沟通联系,将人体所有的脏腑形体官窍等紧密地联结成一个统一的有机整体。

二、经络系统的组成

人体的经络系统,是由经脉系统和络脉系统两大部分组成,其中以经脉和络脉为主,在内连属于脏腑,在外连属于筋肉皮肤。

(一)经脉系统

经脉系统包括正经系统和奇经系统。

1. 正经系统 包括十二经脉、十二经别、十二经筋、十二皮部。

十二经脉即手足三阴经和手足三阳经,共十二条经脉。十二经脉有一定的起止,一定的循行部位和交接顺序,在肢体的分布和走向有一定的规律,与脏腑有直接的络属关系,是人体气血运行的主要通道。

十二经别,是从十二经脉分出的较大分支,分别起于四肢肘膝,循行于体腔脏腑深部,上出于颈项浅部,具有加强十二经脉中表里两经联系的作用。

十二经筋,是十二经脉之气"结、聚、散、络"于筋肉、关节的体系,是十二经脉与筋脉的连属部分。十二经筋具有联缀四肢百骸、主司关节运动的作用。

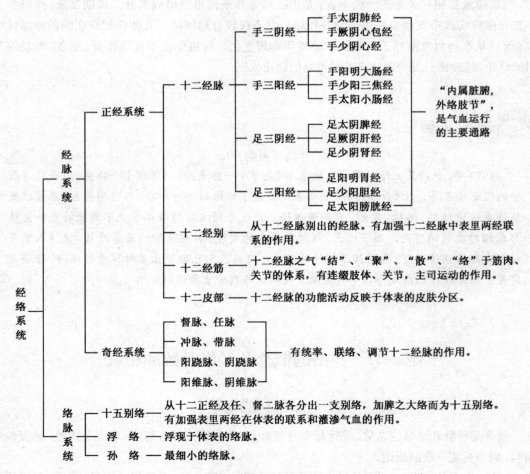

图4-1 经络系统归纳图

十二皮部，即体表皮肤部位。十二皮部，就是把全身皮肤划分为十二个部分，分属于十二经脉。全身的皮肤是十二经脉的功能活动反映于体表的部位，也是经络之气散布之所在。

2. 奇经系统　奇经系统即督脉、任脉、冲脉、带脉、阴跷脉、阳跷脉、阴维脉、阳维脉，合称奇经八脉，具有统率、联络和调节十二经脉的作用。

（二）络脉系统

络脉系统有别络、浮络和孙络之分，是经脉的分支，多数无一定的循行路径。

别络，是络脉中较大的分支，十二经脉、督脉、任脉各别出一支，加上脾之大络，合为"十五别络"。别络的作用是加强互为表里的两条经脉之间在体表的联系。

浮络是循行于人体浅表部位（皮肤表面）的络脉。

孙络是最细小的络脉。

经络系统归纳，见图4-1。

第二节　十二经脉

十二经脉是经络系统中的核心组成部分。

一、命　　名

十二经脉中每一经脉的名称，都是根据其分布于手足内外、所属脏腑的名称和阴阳属性而命名的。行于上肢，起于或止于手的经脉，称"手经"；行于下肢，起于或止于足的经脉，称"足经"。分布于四肢内侧面的经脉，属"阴经"，隶属于脏；分布于四肢外侧面的经脉，属"阳经"，隶属于腑。内侧面有前中后之分，分别为太阴经、厥阴经、少阴经；外侧面也有前中后之分，分别为阳明经、少阳经、太阳经。各条经脉按其所属脏腑，并结合循行于四肢的部位，确定各经的名称。（表4-1）

表4-1　十二经脉名称分类表

循行部位		阴经（行于内侧，属脏）	阳经（行于外侧，属腑）
上肢（手）	前缘	手太阴肺经	手阳明大肠经
	中线	手厥阴心包经	手少阳三焦经
	后缘	手少阴心经	手太阳小肠经
下肢（足）	前缘	足太阴脾经※	足阳明胃经
	中线	足厥阴肝经※	足少阳胆经
	后缘	足少阴肾经	足太阳膀胱经

※在内踝八寸以下，肝经在前缘，脾经在中线；至内踝上八寸处两经交叉，脾经在前缘，肝经在中线。

二、走向、交接及分布规律

虽然经络纵横交错的遍布全身，但其走向、分布、交接仍有一定规律可循。

（一）走向与交接规律

1. 走向规律　十二经脉的走向与交接是有一定规律的。"手之三阴胸内手，手之三阳手外头，足之三阳头外足，足之三阴足内胸（腹）"。即：手三阴经从胸走手，手三阳经从手走头，足三阳经从头走足，足三阴经从足走腹胸，交手三阴经。根据上为阳，下为阴，阳气下降，阴气上升，十二经脉的走向规律是：阳经自上而下，阴经自下而上（体位以两手上举为准）。"举手直立，阴升阳降"(升指上行,降指下行)。这样构成了一个"阴阳相贯,如环无端"(《灵枢·营卫生会》)的循环径路(图4-2)。

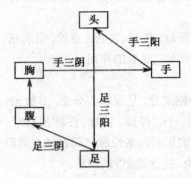

图4-2 十二经脉走向交接规律示意图

2. 交接规律 十二经脉相互交接是有规律的,可归纳为以下三方面:

(1)阴经与阳经交接:相为表里的阴经与阳经在四肢末端交接。

(2)阳经与阳经交接:同名的手足阳经在头面部交接。由于阳经均交会于头部,故称"头为诸阳之会"。

(3)阴经与阴经交接:手足阴经在胸部交接。

(二)分布规律

十二经脉行于四肢、头面、胸、背、腹、腰等,均是左右对称分布于人体两侧,共计二十四条。

十二经脉的分布,分为体内(内行)路线和体表(外行)路线两个方面。十二经脉在体内的分布,以纵行为主,兼有或多或少的迂回曲折、交错出入。十二经脉在体表的分布,按头面部、躯干部和四肢部分述。

头面部:手足阳明经行于面、额部;手足太阳经行于面颊、头顶及头后;手足少阳经行于头侧部。

躯干部:手三阳经行于肩胛部。手三阴经均从腋下出于体表。足三阳经为阳明经行于前(胸腹面),太阳经行于后(背面),少阳经行于侧面。足三阴经均行于腹面。行于腹面的经脉,自内向外的顺序是:足少阴肾经、足阳明胃经、足太阴脾经、足厥阴肝经。

四肢部:手足三阳经行于四肢外侧;手足三阴经行于四肢内侧。同时,表里两经相对应的分布于四肢内外侧面的前缘、中间、后缘,分别是太阴经(阳明经)、厥阴经(少阳经)、少阴经(太阳经)。需注意的是,在四肢部分布于下肢内侧的阴经,在内踝上八寸以下,足厥阴肝经在前缘,足太阴脾经在中线,至内踝上八寸以上,两条经脉交叉,为足太阴脾经在前缘,足厥阴肝经在中线。

三、流注次序及表里关系

(一)流注次序

十二经脉是气血循环流注的主要途径。十二经脉中的气血依次循环流注,即自手太阴肺经开始,依次相传至足厥阴肝经,再复注于手太阴肺经,首尾相贯,如环无端(图4-3)。

(二)表里关系

十二经脉之间,在体内与脏腑相络属,组成六对"表里相合"关系。根据脏腑经络阴阳表里配合的原则,相互表里的两条经脉分别循行于四肢内外侧的相对位置,各自络属于相互表里的脏或腑,阴经属于脏络于腑,阳经属于腑络于脏(表4-2)。相为表里的两条经脉在生理上相互协调,在病理上相互影响。

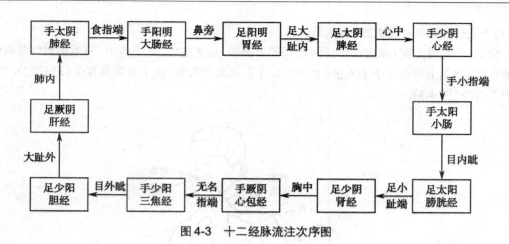

图4-3　十二经脉流注次序图

表4-2　十二经脉表里关系表

表	手阳明大肠经	手少阳三焦经	手太阳小肠经	足阳明胃经	足少阳胆经	足太阳膀胱经
里	手太阴肺经	手厥阴心包经	手少阴心经	足太阴脾经	足厥阴肝经	足少阴肾经

四、循行部位

（一）手太阴肺经

起于中焦，下络大肠，复返向上循胃口（贲门），通过膈肌，属于肺，上至喉部，而后横行至胸部外上方（中府穴），出腋下，沿上肢内侧前缘下行，过肘窝，入寸口，上鱼际，直出拇指桡侧端（少商穴）。

分支：从手腕的后方（列缺穴）分出，沿掌背侧前行，走向食指桡侧端（商阳穴），交于手阳明大肠经（图4-4）。

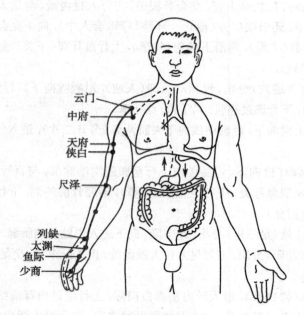

图4-4　手太阴肺经

（二）手阳明大肠经

起于食指桡侧端（商阳穴），沿食指桡侧上行，经过合谷穴，行于上肢桡侧前缘，上至肩关节前缘，过肩后，到项后第七颈椎棘突下（大椎穴），再向前下行入锁骨上窝（缺盆穴），进入胸腔络肺,向下通过膈肌下行至大肠,属大肠。

分支:从锁骨上窝(缺盆穴)上行,经颈部至面颊,过大迎穴,入下齿中,复返出挟口角两旁,过地仓穴,绕至上唇鼻下中央人中(水沟穴),左右交叉于人中,止于对侧鼻翼旁(迎香穴),交于足阳明胃经(图4-5)。

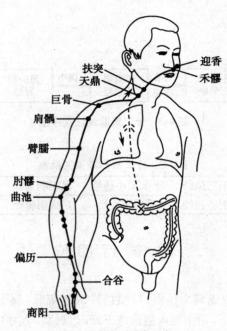

图4-5 手阳明大肠经

(三)足阳明胃经

起于鼻翼旁(迎香穴),挟鼻上行,交会鼻根中,旁行入目内眦,与足太阳经相交(睛明),向下沿鼻外侧,入上齿中,还出挟口旁(地仓),环绕口唇(会人中),向下交会于颏唇沟(承浆);退回沿下颌后出面动脉部(大迎),再沿下颌角(颊车),上行过耳前(下关),经颧弓上(上关),沿发际(头维),至额前(神庭)。

分支:从颌下缘(大迎穴)分出,经颈动脉部(人迎),沿喉咙向下后行到大椎,折向前行,进入缺盆(锁骨上窝部),下行通过膈肌,属于胃,络于脾。

直行者:从锁骨上窝向下,经乳中线向下夹脐两旁(旁开二寸),进入气街(腹股沟动脉部气冲穴)。

分支:从胃下口(幽门)向下,沿腹腔内下行至腹股沟动脉部,与直行之脉会合。由此下行经髋关节前,到股四头肌隆起处,下行至膝髌(犊鼻),沿胫骨前外侧,下行至足背,进入中趾内侧趾缝,出次趾末端(厉兑)。

分支:从膝下三寸处(足三里)分出,经丰隆,向下进入中趾外侧趾缝,出中趾末端。

分支:从足背部(冲阳)分出,前行进入足大趾趾缝,出大趾末端,交足太阴脾经(图4-6)。

(四)足太阴脾经

起于足大趾内侧(隐白穴),沿大趾内侧赤白肉际,上行经过内踝前缘(商丘),沿小腿内侧正中线上行,在内踝上八寸处交叉,行于足厥阴肝经之前,上行沿大腿内侧前缘,进入腹部,属脾,络胃。再向上穿过膈肌,沿食道两旁上行,挟咽两旁,连舌根,散舌下。

分支:从胃分出,上行通过膈肌,注入心中,交于手少阴心经(图4-7)。

(五)手少阴心经

起于心中,走出后属于心系,向下穿过膈肌,络小肠。

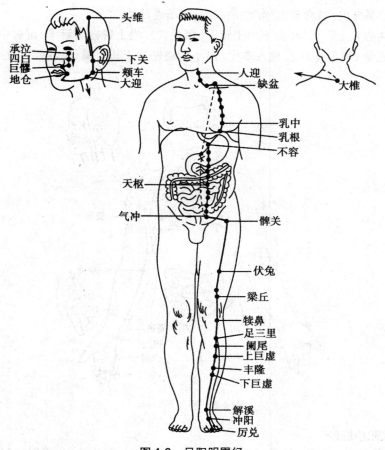

图 4-6 足阳明胃经

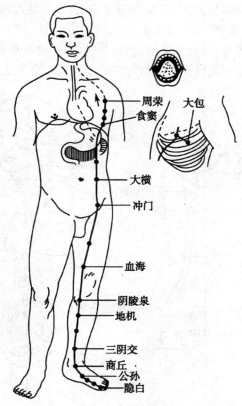

图 4-7 足太阴脾经

分支：从心系分出，挟食道上行，经颈、颜面深部连目系。

直行者：从心系上行至肺，向下出于腋下（极泉穴），沿上臂内侧后缘，过肘中，沿前臂内侧后缘，到掌后锐骨（豌豆骨）端，进入掌中，沿小指桡侧出于其末端（少冲穴），交手太阳小肠经（图4-8）。

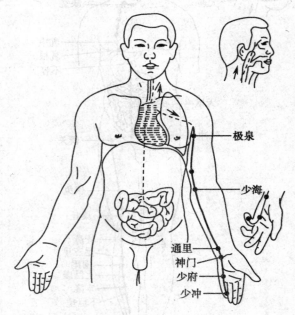

图4-8　手少阴心经

（六）手太阳小肠经

起于小指外侧端（少泽），沿手背尺侧，上腕部，沿前臂外侧后缘，出于肘内侧肱骨内上髁和尺骨鹰嘴之间，沿上臂外后侧，出肩关节部，绕肩胛，交会于大椎穴，前行入缺盆，深入胸腔，络心，沿食管下行，穿过膈肌，至胃，下行属小肠。

分支：从缺盆上行，沿颈旁，上行到面颊，到目外眦，退行进入耳中（听宫穴）。

分支：从面颊部分出，上行至目眶下，至目内眦（睛明穴），交于足太阳膀胱经（图4-9）。

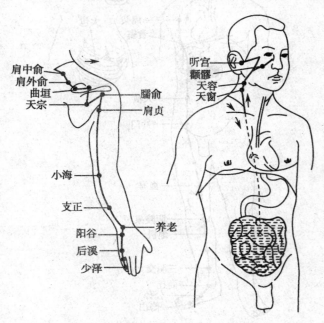

图4-9　手太阳小肠经

（七）足太阳膀胱经

起于目内眦（睛明穴），向上到达额部，直至巅顶，左右交会于头顶部（百会穴）。

分支：从头顶部分出，至耳上角部。

直行者：从头顶部分出，向后下行至枕骨处，进入颅腔，络脑，返回下行到项部（天柱穴），再下行交会于大椎穴，然后再分左右沿肩胛内侧，脊柱两旁（距脊柱正中线旁开1.5寸）下行，到达腰部（肾俞穴），进入脊柱两旁的肌肉，深入腹腔，络肾，属膀胱。

分支：从腰部分出，沿脊柱两旁下行，穿过臀部，从大腿后侧外缘下行至腘窝中（委中穴）。

分支：从项部（天柱穴）分出下行，经肩胛内侧，从附分穴挟脊（脊柱正中线旁开3寸），直至髀枢，经大腿后侧至腘窝中与前一支脉会合，然后下行穿过腓肠肌，出走于足外踝后，沿足背外侧缘至小趾外侧端（至阴穴），交于足少阴肾经（图4-10）。

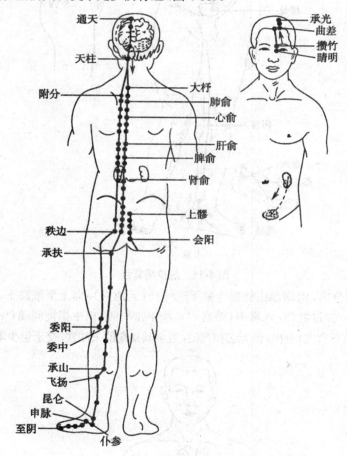

图4-10 足太阳膀胱经

（八）足少阴肾经

起于足小趾下，斜行于足心（涌泉穴），出于舟骨粗隆之下（然谷穴），沿内踝后，分出进入足跟，向上沿小腿内侧后缘，至腘窝内侧，上股内侧后缘，到尾骨部（长强穴）贯穿脊柱至腰部，属肾，络膀胱。

直行者：从肾上行，穿过肝和膈肌，进入肺，沿喉咙上达舌根两旁。

分支：从左右股内侧后缘大腿根部分出，向前夹阴器两侧，至下腹部，沿腹部中线两侧（距正中线0.5寸）上行，夹脐，抵胸部前，直到锁骨下（俞府穴）。

分支：从肺中分出，络心，注于胸中（膻中穴），交手厥阴心包经（图4-11）。

（九）手厥阴心包经

起于胸中，出属心包络，下行，穿过膈肌，依次络于上、中、下三焦。

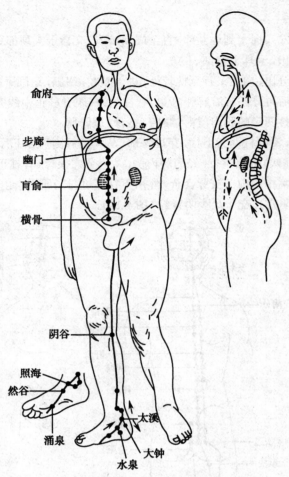

图 4-11 足少阴肾经

分支：从胸中分出，沿胸浅出胁部当腋下三寸处（天池穴），向上至腋窝下，沿上肢内侧中线入肘，经腕后内关穴，过腕部，入掌中（劳宫穴），经中指桡侧，出中指桡侧端（中冲穴）。

分支：从掌中（劳宫穴）分出，沿无名指尺侧，直至其指端的关冲穴，交于手少阳三焦经（图 4-12）。

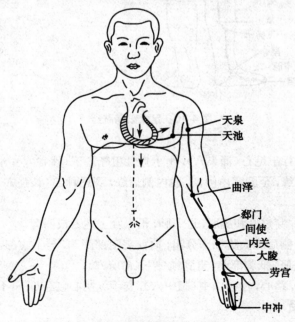

图 4-12 手厥阴心包经

（十）手少阳三焦经

起于无名指尺侧端（关冲穴），向上沿无名指尺侧至手腕背面（阳池穴），上行于前臂外侧尺、桡骨之间，过肘尖，沿上臂外侧上行至肩部（肩髎穴），向前入缺盆，布于膻中，散络心包，穿过膈肌，依次属上、中、下三焦。

分支：从膻中分出，上行至缺盆，至肩部，左右交会于大椎穴，分开上行至项，沿耳后（翳风穴），直上出耳上角，然后屈曲向下经面颊部至目眶下。

分支：从耳后（翳风穴）分出，进入耳中，出走耳前，经上关穴前，在面颊部与前一分支相交，至目外眦（瞳子髎穴），交于足少阳胆经（图4-13）。

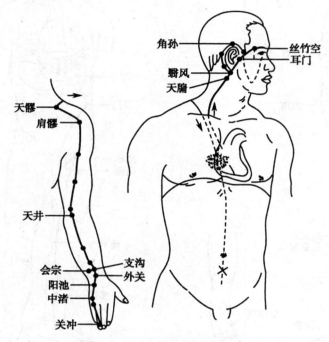

图4-13　手少阳三焦经

（十一）足少阳胆经

起于目外眦（瞳子髎穴），向上至额角（颔厌穴），再向下到耳后（完骨穴），再折向上行至额部眉上（阳白穴），然后向后折至耳后风池穴，沿颈部侧面下行到达肩部（肩髎穴），于项后左右交会于大椎穴，前行入缺盆。

分支：从耳后完骨穴处分出，经翳风穴进入耳中，出走于耳前，过听宫穴至目外眦后方。

分支：从目外眦分出，下行至下颌部的大迎穴处，同手少阳经分布于面颊部的支脉相合，行至目眶下，再向下经过下颌角部（颊车穴），下行到颈部，经颈前人迎穴，与前脉会合于缺盆后，下行入胸腔，穿过膈肌，络肝，属胆。沿胁里浅出气街，绕毛际，横向至髋关节环跳穴处。

直行者：从缺盆分出，下行至腋，沿胸侧（日月穴），过季胁，下行至环跳穴处与前脉会合，再向下沿大腿外侧、膝关节外缘，行于腓骨前面，直下至腓骨下端（绝骨穴），浅出外踝之前，沿足背行，出于足第四趾外侧端（足窍阴）。

分支：从足背（临泣穴）分出，前行出足大趾外侧端，折回穿过爪甲，分布于足大趾爪甲后丛毛处，交于足厥阴肝经（图4-14）。

（十二）足厥阴肝经

起于足大趾爪甲后丛毛处，向上至足大趾外侧端（大敦穴），沿足背向上，至内踝前一寸处（中封穴），向上沿胫骨内侧前缘，在内踝上八寸处交出足太阴脾经之后，上行过膝内侧，沿大腿内侧中线进入阴毛中，绕阴器，抵少腹，挟胃两旁，属肝，络胆。向上穿过膈肌，分布于胁肋部，沿喉咙之后，向上进入鼻咽部，上行连目系，出于额，直达头顶部，与督脉交会于巅顶（百会穴）。

分支：从目系分出，下行于颊里，环绕在口唇内。

分支：从肝分出，穿过膈肌，向上注入肺中，交于手太阴肺经（图4-15）。

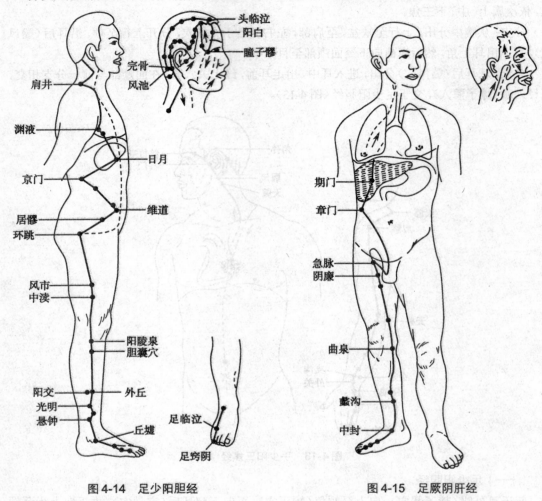

图4-14 足少阳胆经　　　　图4-15 足厥阴肝经

第三节 奇经八脉

一、奇经八脉的含义

奇经八脉是督脉、任脉、冲脉、带脉、阴跷脉、阳跷脉、阴维脉、阳维脉的总称。奇经八脉是没有表里配对关系，也没有脏腑络属关系的经脉。奇经八脉不同于十二经脉遍布全身，不像十二经脉有上下、内外、顺逆、阴阳、表里规律；奇经八脉（除督脉外）不与脏腑直接属络，无表里相配关系，只有部分经脉与脏腑连属。

二、奇经八脉的作用

奇经八脉纵横交叉于十二经脉之间，主要具有以下三方面的作用。

（一）密切加强十二经脉之间的联系

奇经八脉在循行过程中，与其他各经交叉相接，加强了各经脉之间的相互联系。如阳维脉维系所有的阳经；阴维脉维系所有的阴经；督脉为"阳脉之海"，总督一身之阳经；任脉为"阴脉之海"，总任一身之阴经；冲脉通行上下，渗灌三阴、三阳；带脉"约束诸经"；阴跷与阳跷脉均起于足踝,对下肢内外侧的阴经与阳经有协调作用。

（二）调节十二经脉的气血

奇经八脉错综分布,循行于十二经脉之间,当十二经脉气血旺盛有余时,则流注于奇经八脉,蓄以备用;当人体活动需要或十二经脉气血不足时,气血则由奇经溢出,渗灌于周身组织予以补充。

（三）奇经与肝肾脑等脏腑密切相关

奇经与肝、肾等脏及女子胞、脑、髓等奇恒之腑的关系十分密切。如女子胞、脑髓主要与奇经直接联系;冲、任、督三脉一源三歧,带脉环腰一周共同构成一个完整的系统,且与肝经相通,故与女子的经带胎产等密切相关。

三、奇经八脉的循行及功能

（一）督脉

1. 循行部位　起于胞中,下出会阴,沿脊柱后面上行,至项后风府穴处进入颅内,络脑,并由项沿头部正中线,经头顶、额部、鼻部、上唇,到上唇系带（龈交）处。

分支:从脊柱后面分出,属肾。

分支:从小腹内分出,直上贯脐中央,上贯心,到喉部,向上到下颌部,环绕口唇,再向上到两眼下部的中央（图4-16）。

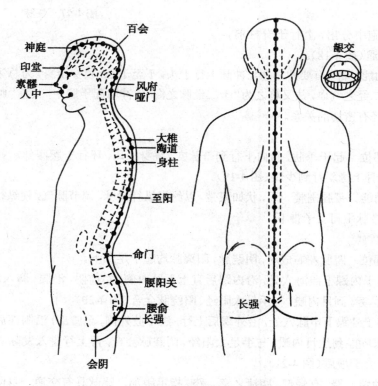

图4-16　督脉

2. 基本功能　督,有总管、统率之义。督脉行于背部正中,多次与手足三阳经及阳维脉交会,是阳脉之总督,对全身阳经起到调节作用,故又称之为"阳脉之海"。另外,督脉循行于脊柱后,上行入颅络脑,并从脊柱后分出属肾。肾生髓,脑为髓海。督脉与脑、髓和肾的功能活动密切相关。

（二）任脉

1. 循行部位　起于胞中,下出会阴,经阴阜,沿腹部和胸部正中线上行,至咽喉,上行至下颌部,环绕口唇,沿面颊,分行至目眶下。

分支:从胞中分出,向后与冲脉同行于脊柱前（图4-17）。

2. 基本功能　任，有担任，妊养的含义。任脉行于腹面正中线，多次与足三阴经及阴维脉交会，总任阴脉之间的相互联系，调节阴经的气血，故又称之为"阴脉之海"。另外，任脉起于胞中，能调节月经，促进女子生殖机能，与女子妊娠有关，为生养之本，故"任主胞胎"。

（三）冲脉

1. 循行部位　起于胞中，下出会阴，从气街起与足少阴经相并，挟脐上行，散布于胸中，再向上行，经喉，环绕口唇，到目眶下。

分支：从气街部分出，沿大腿内侧进入腘窝，再沿胫骨内缘，下行到足底；

分支：从内踝后分出，向前斜入足背，进入大趾。

分支：从胞中分出，上行于脊柱前，向后与督脉相通（图4-18）。

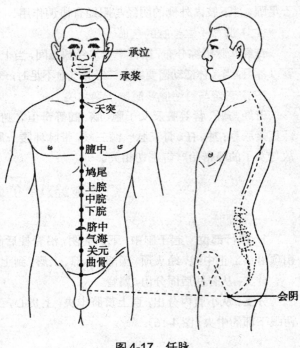

图4-17　任脉

2. 基本功能　冲，有要冲之意。冲脉上行于头，下至于足，贯穿全身，为总领诸经气血之要冲，能调节十二经之气血，故又称之为"十二经脉之海"。冲脉起于胞中，又称"血海"，能促进生殖，与妇女月经有密切的关系。

（四）带脉

1. 循行部位　起于季胁，斜向下行到带脉穴，绕身一周，环行于腰腹部。并于带脉穴处再向前下方沿髂骨上缘斜行到少腹（图4-19）。

2. 基本功能　带脉围腰一周，状如束带，以约束纵行诸脉，调节脉气，使纵行诸脉之脉气不下陷。另外，带脉主司女子带下。

（五）阴阳跷脉

1. 循行部位　跷脉左右成对，阴跷脉、阳跷脉均起于足踝下。

阴跷脉起于内踝下照海穴处，沿内踝后直上下肢内侧，经前阴，沿腹、胸入缺盆，出行于人迎穴之前，经鼻旁，到目内眦，与手足太阳经、阳跷脉会合（图4-20）。

阳跷脉起于外踝下申脉穴处，沿外踝后上行，经下肢外侧，至腹部，沿胸部后外侧，经肩部、颈外侧，上挟口角，到达目内眦，与手足太阳经、阴跷脉会合，再上行进入发际，向下到达耳后，与足少阳胆经会于项后（图4-21）。

2. 基本功能　跷，有轻健、跷捷之意。跷，指足跟部。跷脉具有交通一身阴阳之气和调节肌肉运动的功能，跷脉通畅能使下肢运动灵活跷健。另外，由于阴阳跷脉交会于目内眦，故跷脉具有濡养眼目和司眼睑开合的功能。

（六）阴阳维脉

1. 循行部位　阴维脉起于小腿内侧足三阴经交会之处，沿下肢内侧上行，至腹部，与足太阴脾经同行到胁部，与足厥阴肝经相合，然后上行至咽喉，与任脉相会（图4-22）。

阳维脉起于外踝下，与足少阳胆经并行，沿下肢外侧向上，经躯干部后外侧，从腋后上肩，经颈部、耳后，前行到额部，分布于头侧及项后，与督脉会合（图4-23）。

2. 基本功能　维，有维系、维络之意。维脉具有维系、联络全身阳经或阴经的作用。

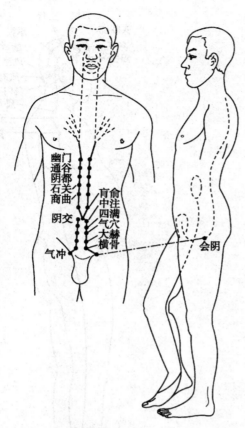

图 4-18 冲脉

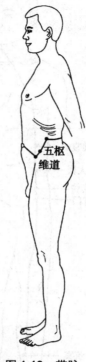

图 4-19 带脉

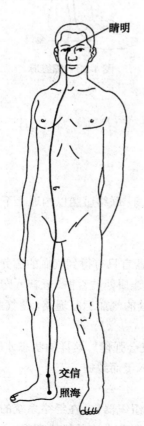

图 4-20 阴跷脉

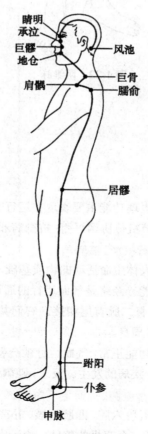

图 4-21 阳跷脉

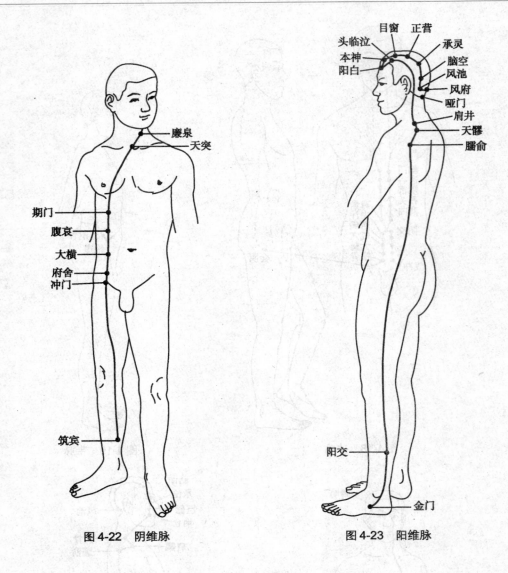

图 4-22　阴维脉　　　　　　　　　　图 4-23　阳维脉

第四节　经络的生理功能及经络学说的应用

一、经络的生理功能

经络的生理功能主要表现在运行全身气血以营养周身；联络脏腑以沟通上下内外；感应传导信息以调节机体协调平衡；抗御病邪以反映病证等方面。

（一）运行气血，濡养周身

气血是人体生命活动的物质基础。人体各脏腑组织器官只有得到气血的濡养，才能维持正常的生理功能。经络是气血运行的通道。十二经脉在外连属四肢百骸、五官九窍，在内属络脏腑，同时任、督二脉首尾相接。它们共同组成了如环无端的气血运行通路，使气血遍布全身上下内外，濡养周身。

经络的功能正常，气血运行就会畅通，各脏腑功能就会强健。这样的状态才能够抵御外邪的侵袭，防止疾病的发生。反之，则御邪不力，外邪乘机入侵而致病。

（二）联络脏腑，沟通上下内外

人体的五脏六腑、四肢百骸、五官九窍、皮肉筋骨等组织器官，在经络系统的联络、沟通作用下，构成了一个有机的整体。由于十二经脉、奇经八脉及其分支的纵横交叉、入里出表、通上达下，相互络属脏腑，连络肢节，从而使人体各脏腑，以及体表各个组织器官之间有机地联结起来，构成一个内外、表里、左右、上下彼此间紧密联系、协调共济的统一有机整体。

因为经络联络沟通作用很强，所以一旦某一脏或腑发生病变，就会通过经络传到另一脏或腑。如：足厥阴肝经"挟胃，注肺中"，所以肝经病变会引起脾胃和肺部的病证。

（三）感应传导信息，调节机体平衡

感应传导，是指经络对体内外的各种信息刺激的接受、感应后，将信息通过经络的循行传导到其他部位。经络系统作为人体的信息传导网络，可以感受来自体内外环境中的各种信息，并按其性质、特点传递到相应脏腑组织、五官九窍、四肢百骸，反映或调节其功能状态。当机体受到某种刺激时，经络就会将信息传导于体内有关脏腑，从而使该脏腑的功能发生变化，达到疏通气血和调整脏腑功能的目的。这些信息的变换和传递，主要是以经络系统及其运行全身的气血为载体而实现的。如两胁疼痛，多为肝胆疾病；肝火上炎，可见目赤肿痛；心火上炎，可见舌尖红赤疼痛等。

 知识拓展

循经感传

循经感传现象是指针刺、电脉冲及其他方法刺激穴位时，人体出现一种酸、麻、胀、重等特殊感觉从受刺激的穴位开始，沿经脉循行路线传导的现象。大量的调查表明，少数人对针刺反应敏感，针刺穴位可以诱发循经感传。此外，有的人在患病期间出现循经感传，病愈后即消失。不论性别、年龄、职业、种族均可观察到经络感传现象，具有普遍性。感传具有多样性的特点，常与刺激方法、部位、个体的差异密切相关，在体表、皮下、肌肉、内脏各层组织均可出现感传现象。

（四）抗御病邪

经络是气血运行的主要通道，内连脏腑，外连筋骨皮毛。经络通畅则气血充盈，阴阳平衡。达到营行脉中，调和五脏六腑；卫行脉外，温煦肌表，调节腠理的正常生理状态。经络通畅则正气内存，邪不可干，即使邪气侵入，也较轻浅。反之，经气不利，营卫失和，腠理不固，抗御病邪功能减弱，则邪气乘虚而入，甚至内传脏腑。

二、经络学说的应用

（一）说明病理变化

1. 经络是病邪由表传里的途径　外邪侵袭肌表，通过经络从皮毛腠理内传至脏腑。如外邪侵袭肌表，影响了卫表的功能，可见恶寒发热、头痛、鼻塞、流涕等症，若外邪循经传于肺，导致肺的宣降功能失常，可见咳喘痰多、胸闷等症。

2. 经络是内脏病变反映于体表的途径　通过经络的传导，内脏病变可反映于体表，表现于某些特定的部位或与其相应的孔窍。如胸痹、真心痛可表现为心前区疼痛，疼痛可沿左侧手少阴心经循行路线放射至手臂内侧后缘、小指；胃火上炎见牙龈肿痛；肝火上炎见目赤肿痛等，皆为经络传导之反映。

3. 经络是脏腑病变传导的途径　脏腑之间通过经络沟通联系，因此一脏或一腑的病变可以通过经络传导他脏或他腑。如足少阴肾经入肺，络心，故肾虚水泛可凌心、射肺；心火可下移小肠；大肠实热，腑气不通，可致肺热壅滞而喘咳胸满等。

（二）指导疾病诊断

一是根据疾病症状出现的部位，结合经络循行的部位及相关脏腑，可判断病位。如两胁疼

痛,多为肝胆疾病;缺盆中痛,常为肺病。又如头痛,痛在前额,多与阳明经有关;痛在头两侧,多与少阳经有关;痛在后头部及项部,多与太阳经有关;痛在巅顶,则多与厥阴经有关。二是在经络循行部位,或在经气聚集的某些部位,可有明显的压痛或有结节状、条索状反应物,或局部皮肤出现某些形态变化,常有助于疾病的循经诊断。如肺病可在腧穴出现结节或中府穴有压痛;肠痈可在阑尾穴有压痛等。

(三)指导疾病治疗

经络学说被广泛地用以指导临床各科的治疗。特别是对针灸、按摩和药物治疗,更具有重要指导意义。针灸与按摩疗法,主要是根据某一经或某一脏腑的病变,而在病变的邻近部位或循行的远隔部位上取穴,通过针灸或按摩,以调整经络气血的功能活动,从而达到治疗的目的。而穴位的选取,就必须按经络学说进行辨证,断定疾病属于何经后,根据经络的循行分布路线和联系范围来选穴,这就是"循经取穴"。

药物治疗也要以经络为渠道,通过经络的传导转输,才能使药到病所,发挥其治疗作用。在长期临床实践的基础上,中医根据某些药物对某一脏腑经络有特殊作用,确定了"药物归经"理论。如治头痛,属太阳经者用羌活,属少阳经者用柴胡,属阳明经者用白芷,并可引导其他药物归入上述各经,以发挥治疗作用。此外,当前被广泛用于临床的针刺麻醉,以及耳针、电针、穴位埋线、穴位结扎等治疗方法,都是在经络学说的指导下进行的,并使经络学说得到一定的发展。

(张灿云)

本章小结

本章主要介绍了经络的基本概念、组成、生理功能,十二经脉的命名、走向、交接、分布规律、流注次序、循行路线以及奇经八脉的生理功能和循行路线。

重点内容包括:经络的基本概念、组成和生理功能以及十二经脉的走向、交接规律,和流注次序。难点是:①经络的基本概念:经络是运行全身气血,联络脏腑形体官窍,沟通上下内外,感应传导信息,调节机能平衡的通道;②十二经脉的命名原则:十二经脉中每一经脉的名称,都是据其分布于手足内外、所属脏腑的名称和阴阳属性而命名的;③十二经脉的循行路线,应结合图示来加强记忆。

通过对经络基础知识的学习,能够帮助学生运用经络知识指导患者进行康复锻炼,为今后临床工作奠定理论基础。

练 习 题

一、选择题

A1 型题

1. 下列经络中,能够加强表里两经在体表联系作用的是
   A. 经别　　　　B. 经筋　　　　C. 别络　　　　D. 浮络　　　　E. 孙络

2. 脾经脉名称是
   A. 手太阳　　　B. 足太阴　　　C. 足少阳　　　D. 足太阳　　　E. 足阳明

3. 下列有表里关系的经脉是
   A. 手太阴与手少阳　　　　B. 足少阴与足阳明　　　　C. 手少阴与手阳明
   D. 足太阳与足太阴　　　　E. 足厥阴与足少阳

4. 足三阳经的走向是

    A. 从手走头   B. 从胸走手   C. 从足走腹

    D. 从头走足   E. 从手走足

5. 头痛的部位在头的两侧,与哪条经脉有关

    A. 少阳经   B. 太阳经   C. 少阴经

    D. 厥阴经   E. 阳明经

6. 手太阴肺经分布于上肢的

    A. 内侧前缘   B. 外侧前缘   C. 内侧中线

    D. 外侧后缘   E. 内侧后缘

7. 循行于下肢外侧中线的经脉是

    A. 足阳明胃经   B. 足少阳胆经   C. 手少阳三焦经

    D. 足厥阴肝经   E. 足太阳膀胱经

8. 循行于上肢内侧中线的经脉是

    A. 心经   B. 肺经   C. 心包经   D. 三焦经   E. 小肠经

9. 膀胱经在四肢循行的部位是

    A. 下肢外侧后缘   B. 上肢外肢后缘   C. 上肢外侧中线

    D. 下肢外侧中线   E. 下肢外侧前缘

10. 下列十二经脉流注次序中,错误的

    A. 肺经交大肠经   B. 心经交小肠经   C. 肝经交胆经

    D. 大肠经交胃经   E. 膀胱经交肾经

11. 大肠经的终端与下列哪条经的起点相接

    A. 脾经   B. 小肠经   C. 膀胱经

    D. 胃经   E. 三焦经

12. 下列经脉中,起于手小指的经脉是

    A. 手太阳小肠经   B. 足太阳膀胱经   C. 手少阳三焦经

    D. 足阳明胃经   E. 足少阳胆经

13. 十二经脉气血充盛有余时,则渗注于

    A. 经别   B. 别络   C. 奇经   D. 浮络   E. 孙络

14. 足阳明胃经在四肢循行的部位是

    A. 上肢外侧后缘   B. 上肢外侧中线   C. 下肢外侧中线

    D. 下肢外侧后缘   E. 下肢外侧前缘

15. 手、足少阳经交接的部位在

    A. 目内眦   B. 目眶下   C. 拇指端   D. 目外眦   E. 鼻翼旁

16. 手、足阳明经交接的部位在

    A. 示指端   B. 目内眦   C. 拇指端   D. 目外眦   E. 鼻翼旁

17. 下列经脉中,循行于腹面正中线的经脉是

    A. 心经   B. 任脉   C. 督脉   D. 胃经   E. 心包经

18. 下列经脉中,"主胞胎"的经脉是

    A. 任脉   B. 带脉   C. 督脉   D. 冲脉   E. 肾经

19. "阳脉之海"是指

    A. 任脉   B. 带脉   C. 督脉   D. 冲脉   E. 阳维脉

20. 下列哪条经脉,既是"十二经脉之海",又是"血海"

    A. 任脉   B. 带脉   C. 督脉   D. 冲脉   E. 肝经

二、思考题

1. 十二经脉走向交接规律如何？
2. 十二经脉的气血流注次序是什么？
3. 十二经脉在头面部、躯干部、四肢的分布规律如何？

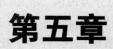

第五章

病 因 病 机

学习目标

1. 掌握：六淫、七情、饮食、劳逸、痰饮、瘀血等病因的概念和致病特点；发病基本原理、邪正盛衰、阴阳失调、气血失常、津液代谢失常等基本病机。
2. 熟悉：疠气的致病特点；疾病的发生与内外环境的关系。
3. 了解：外伤、虫兽伤、先天因素等病因；内生"五邪"的病机。

  人体是一个有机整体。人体内环境及其与外界环境之间的关系，既对立又统一，通过维持相对的动态平衡来保持人体正常的生理活动。当这种动态平衡因某种原因遭到破坏，而又不能自行调节恢复时，人体就会发生疾病。

  破坏人体自身及其与外界环境之间的相对平衡状态会引发疾病，而引发疾病的原因就是病因。病因学是研究病因的性质及其致病特点的学说，同时也探讨各种致病因素所致病证的临床表现。

  疾病的发生，亦即发病，是一个复杂的病理过程，但不外乎是人体的正气与致病的邪气之间相互斗争，即邪气对人体的损害和正气抗邪的过程。因此，中医学以正邪相搏来阐述发病的原理。

  病机，是指疾病发生、发展与变化的机理，它揭示了疾病发生、发展与演变过程中的本质特点及其基本规律。因此，研究病机是认识疾病本质的关键，也是进行正确诊断和治疗的前提。正如唐代王冰所说"得其机要，则动小而功大，用浅而功深"。

第一节 病 因

  病因，又称致病因素，即引起疾病发生的原因。《医学源流论·病因同别论》指出："凡人之所苦，谓之病；所以致此病者，谓之因。"

  有关病因的认识，中医经历了漫长的过程。中医探求病因的方法以整体观念为指导思想，常见的探求病因的方法主要有"问诊求因"和"辨证求因"。"问诊求因"是通过详细询问发病的经过及相关情况，以推求其致病因素，如外感、内伤七情、饮食不节、外伤等。"辨证求因"是根据病证的临床表现推求其病因，如咳痰、舌苔厚腻为痰饮所致；局部刺痛、舌质紫斑为瘀血所致。

  《内经》将病因分为阴阳两类。《素问·调经论》指出："夫邪之生也，或生于阴，或生于阳。其生于阳者，得之风雨寒暑。其生于阴者，得之饮食居处，阴阳喜怒。"

  东汉·张仲景在《金匮要略》中指出："千般疢难，不越三条：一者，经络受邪，入脏腑，为内所因也；二者，四肢九窍，血脉相传，壅塞不通，为外皮肤所中也；三者，房室、金刃、虫兽所伤。以此详之，病由都尽。"

宋代•陈无择在《三因极一病证方论》中将病因分为内因、外因、不内外因的思想，即所谓"三因学说"。《三因极一病证方论•三因论》中指出："六淫，天之常气，冒之则先自经络流入，内合于脏腑，为外所因；七情，人之常性，动之则先自脏腑郁发，外形于肢体，为内所因；其如饮食饥饱，叫呼伤气，尽神度量，疲极筋力，阴阳违逆，乃至虎狼毒虫，金疮踒折，疰忤附着，畏压缢溺等，有背常理，为不内外因。"

中医将研究各种致病因素的性质、致病特点及其所致疾病的临床表现的理论称为病因学说。在疾病发展过程中，致病因素和病理结果可以相互作用，且在一定条件下，可以发生相互转化。如水湿运化失调可导致痰饮内停，而痰饮内停在一定条件下又可引起气血瘀滞；同时，病因和非病因之间具有相对性。六气本为自然界的正常气候，如果引起适应能力低下的机体患病，此时，六气就已转化为六淫。

中医学将病因分为外感六淫、疠气、内伤七情、饮食失宜、劳逸过度、痰饮、瘀血，以及外伤、虫兽伤、先天因素等。

一、外 感 六 淫

外感病因是指来源于自然界，多从肌表、口鼻侵入人体，引起外感性疾病的致病因素。外感病因包括六淫、疠气等。

（一）六淫的基本概念

六淫之名首见于宋代•陈无择《三因极一病证方论•卷二》中"夫六淫者，寒暑燥湿风热是也。"淫即太过、浸淫之意。所谓六淫，是风、寒、暑、湿、燥、火六种外感病邪的统称。

六气是指风、寒、暑、湿、燥、火六种正常的自然界气候。六气的变化称为六化。《素问•宝命全形论》指出："人以天地之气生，四时之法成。"六气是万物化生的条件。

如果气候变化异常，六气发生太过或不及，或非其时而有其气，以及气候变化过于急骤，使机体不能与之相适应，就会导致疾病的发生。此时，六气就转变为六淫，可见，六淫和六气具有相对性。

（二）六淫致病的共同特点

风、寒、暑、湿、燥、火各有其致病特点，但也有其共性。

1. 外感性 六淫为病，多从肌表或口鼻侵入，故又有"外感六淫"之称，六淫致病又称为"外感病"。如风寒多伤肌表，温邪自口鼻而入。

2. 季节性 六淫致病常有明显的季节性。如春季多风病，夏季多暑病，长夏多湿病，秋季多燥病，冬季多寒病等。但是，也可因非其时而有其气导致多种邪气共同致病。

3. 地域性 六淫致病常与居住地区和生活环境密切相关。如西北高原地区多寒病、燥病；东南沿海地区多湿病、温病；久居潮湿环境多患湿病，高温作业多患热燥病。

4. 相兼性 六淫邪气既可单独侵袭人体而致病，如外感燥邪而致口鼻干燥；又可相兼而致病，如湿热泄泻、风寒湿痹等。

5. 转化性 六淫致病各有特点，但可以相互影响，且在一定条件下，其病理性质可以发生转化。如寒邪久郁肌表或入里可化热，暑湿日久可以化燥伤阴等。

六淫属于外感病邪，须与内生五邪相鉴别。内生五邪是指脏腑阴阳气血失调所产生的内风、内寒、内湿、内燥、内热（火）五种病理变化。五邪为内生而非外感，因内生五邪的临床表现与风、寒、湿、燥、火等六淫致病特点相似，故称为"内生五邪"。六淫伤人，由表入里，损及脏腑，则易致内生五邪之害；而内生五邪，引起脏腑功能失调，则又易使机体外感六淫之邪。

（三）六淫的性质及其致病特点

1. 风邪 凡具有轻扬开泄、善动不居特点的外邪称为风邪。风邪侵犯人体多从皮毛而入，风邪为病称为外风病。风为春季的主气，而四季皆有风，故风病以春季多见，四季皆有。

风邪的性质及致病特点：

（1）风为阳邪，轻扬开泄，易袭阳位：风性轻扬、向上、向外、升散。风性轻扬开泄，故风邪侵犯人体可致腠理疏泄而开张，表现为汗出、恶风之症；风为阳邪，易袭阳位，故就病位而言，风邪多侵犯人体的上部、肌表、腰背等部位。故《素问·太阴阳明论》指出："故犯贼风虚邪者，阳受之。""伤于风者，上先受之。"

（2）风性善行而数变：善行是指风邪具有善动不居、行无定处的特点，如风痹之关节疼痛、游走不定。数变是指风邪致病具有发病急、变化快的特点。如中风之突然发生口眼歪斜、活动不利，荨麻疹之皮疹时隐时现、瘙痒时轻时重。故《素问·风论》指出："风者，善行而数变。"

（3）风性主动：即风邪致病具有摇动不定的特征。如破伤风之四肢抽动、角弓反张。故《素问·阴阳应象大论》指出："风胜则动。"

（4）风为百病之长：长者，始也，首也。一是指风邪为外邪致病的先导，且常兼夹其他邪气致病；二是指风邪致病广泛，居诸邪之首。故《素问·骨空论》指出："风者，百病之始也。"《素问·风论》指出："风者，百病之长也。"

2. 寒邪 寒者，冷也。自然界中具有寒冷、凝结特性的外邪称为寒邪。寒邪为病称为外寒病。寒为冬季的主气，故冬季易患寒病。但淋雨涉水、贪凉饮冷、气温急剧下降均可使人体感受寒邪。

根据寒邪侵犯部位的深浅，外寒病分为伤寒、中寒。寒邪伤于肌表、郁遏卫阳则称为伤寒；寒邪直中脏腑、内伤阳气则称为中寒。

寒邪的性质及致病特点：

（1）寒为阴邪，易伤阳气：寒邪病性属阴，故《素问·阴阳应象大论》指出"阴盛则寒"寒邪侵犯人体，可致阴寒偏盛的实寒证，且易损伤阳气。故《素问·阴阳应象大论》指出："阴盛则阳病。"

（2）寒性凝滞：凝滞即凝结、阻滞不通。气血津液的正常运行有赖于阳气的温煦和推动，寒为阴邪，侵犯人体则使阳气受损，失其温煦和推动，导致经脉气血运行迟缓，甚至凝结、阻滞不通，而不通则痛，故表现出疼痛的症状。故《素问·举痛论》指出："寒气入经而稽迟，泣而不行，客于脉外则血少，客于脉中则气不通，故卒然而痛。"《素问·痹论》又指出："痛者，寒气多也，有寒故痛也。"

（3）寒性收引：收引，即收缩、牵引之意。寒邪侵袭人体可表现为气机收敛，腠理闭塞，经络筋脉收缩、拘急的致病特点。《素问·举痛论》指出："寒则气收。""寒气客于脉外则脉寒，脉寒则缩蜷，缩蜷则脉细急，细急则外应小络，故卒然而痛。"寒邪侵袭肌表，腠理闭塞，卫阳被遏而不得宣泄，可见恶寒、发热、无汗。而寒客经络关节，则收缩拘急，导致经脉及关节屈伸不利、拘急疼痛。寒邪客于厥阴经脉，经脉凝滞，可致少腹拘急不仁。

3. 暑邪 暑为火热之气所化，暑乃夏季主气，故夏至之后、立秋之前具有炎热、升散、兼湿特性的自然界外邪称为暑邪。

暑邪致病具有明显的季节性，《素问·热论》指出："先夏至日者为病温，后夏至日者为病暑。"暑邪之为病主要发生于夏至以后、立秋之前。在此期间，天气温度过高，或烈日下户外作业，或生活环境闷热，皆易感受暑热之邪而致病。暑邪属于外感病邪，故暑病只有外感，没有内生，为六淫中独有。

暑邪致病，有伤暑和中暑之别。起病缓，病情轻者为"伤暑"；发病急，病情重者为"中暑"。

暑邪的性质及致病特点：

（1）暑为阳邪，其性炎热：暑为火热之气所化，乃夏季的主气，具有酷热之性，火热属阳，故暑属阳邪。暑邪致病，多表现出一派阳热之象，如高热、心烦、面赤、脉象洪大等。

（2）暑性升散，易伤津耗气：升散，即上升、发散之意。故暑邪致病具有向上、向外升发的特点。暑为阳邪，其性升发，故暑邪侵犯人体易致腠理开泄而多汗。汗出过多而伤津，津液亏损，则可见口渴喜饮，唇干舌燥，尿少短赤等。汗出过多，气随津泄，导致气虚，甚至气脱，故伤于暑者，往往伴有气短乏力，甚则突然昏倒，不省人事。故《素问•举痛论》指出："炅则腠理开，荣卫通，汗大泄，故气泄矣。"

（3）暑多夹湿：暑季炎热，且常多雨而潮湿，致热蒸湿动，湿热弥漫，暑邪致病多夹湿邪。故暑邪致病，除发热、烦渴等暑热症状外，常兼见四肢困倦、胸闷、呕恶、大便黏滞不爽等湿滞症状。故有"治暑必兼治湿"之说。

4. 湿邪　湿为阴邪，自然界中凡具有水湿之重浊、黏滞、趋下特性的外邪称为湿邪。湿邪为病称为外湿病。湿为长夏的主气，长夏即夏秋之交，此时阳热下降，水气上腾，氤氲熏蒸，湿气充斥，故长夏多湿病。此外，居处潮湿、水上作业、冒雨涉水等均可感受湿邪。

感受湿邪之外湿病须与水湿停聚之内湿病相区别，后者系脾失健运、水湿内聚所致；同时，外湿和内湿在发病过程中可以相互影响，外湿侵袭人体，可致脾失健运，湿浊内生；脾之气虚阳损，运化失调，水湿不化，则易感触外湿。故《素问•至真要大论》指出："诸湿肿满，皆属于脾。"

湿邪的性质及致病特点：

（1）湿为阴邪，易阻滞气机、损伤阳气：湿性类水，水属于阴，故湿为阴邪。湿为有形之邪，侵犯人体，可留滞脏腑经络，故最易阻滞气机。湿阻胸膈，气机不畅则胸闷；湿困脾胃，脾失健运，胃失和降、升降不利则脘痞腹胀、大便溏泄；湿阻下焦，气机不利则小便滞涩不畅。湿为阴邪，阴胜则阳病，故湿邪可损伤阳气。五脏之中脾喜燥而恶湿，故湿易困脾，使脾阳不振，运化无权，导致水湿停聚，阴邪为盛，发为泄泻、小便短少、水肿等证。故清代•叶天士在《外感温热篇》中指出："湿盛则阳微"，《素问•六元正纪大论》中也指出："湿胜则濡泄，甚则水闭胕肿。"

（2）湿性重浊：重即沉重、重着，故湿邪致病具有沉重、重着的特点。湿邪袭表，可见四肢如负重物，头重如裹布帛；湿邪流滞经络关节，可见关节重着不利。故《素问•生气通天论》中指出："因于湿，首如裹。"浊即污浊、秽浊，故湿邪致病，其分泌物、排泄物等具有秽浊不清的特点。湿邪上犯则面垢，眵多；湿滞大肠，则大便溏泄或下痢脓血黏液；湿浊下注，则小便混浊，妇女带下质稠腥秽；湿邪浸淫肌肤，则可见皮肤疮疹流脓、溢液等。

（3）湿性黏滞：黏即黏腻，滞即阻滞，故湿性黏滞是指湿邪致病具有黏腻、阻滞的特点，这主要表现在两个方面：一是指症状的黏滞性。湿邪致病多表现为分泌物、排泄物黏滞不爽、黏滞不清，如大便溏泄或黏腻不爽，小便淋沥不尽或滞涩不利，舌苔黏腻或垢浊等；二是指病程的缠绵性。湿性黏滞，胶着难解，故湿邪致病多反复发作，时起时伏，缠绵难愈，迁延日久的特点。如湿疹、湿痹反复发作、迁延难愈等。

（4）湿性趋下，易袭阴位：湿类于水，水性趋下，故湿性趋下。湿邪侵犯人体，常先起于下部或下部症状较为明显。故《素问•太阴阳明论》指出："伤于湿者，下先受之。"水湿为肿多以下肢明显。

5. 燥邪　自然界中凡具有干燥、清肃、收敛特性的外邪称为燥邪。燥为秋季的主气，秋季气候干燥，故燥邪致病，多发于秋季，故又称秋燥。燥有温燥和凉燥之分，初秋尚有夏热之余气，燥与热合，则发为温燥；深秋近冬，寒气萧瑟，燥与寒合，则发为凉燥。故《医醇賸义》中指出："初秋尚热则燥而热，深秋既凉则燥而凉，以燥为全体，而以热与凉为之用，兼此二义，方见燥字圆通。"

燥邪的性质及致病特点：

（1）燥性干涩，易伤津液：《素问•阴阳应象大论》中指出"燥胜则干"，故燥邪具有干燥、涩滞的特性。燥邪为害，易伤津液，形成阴津亏损的病变，表现出各种干涩的症状，如皮肤干涩皲裂、鼻燥咽干、小便短少、大便干燥等。

（2）燥易伤肺：肺为娇脏，性喜润而恶燥，开窍于鼻，外和皮毛，主气而司呼吸，而燥邪伤人，多从口鼻而入，故燥易伤肺。燥邪伤肺，使肺失其滋润，宣肃失职，从而出现干咳少痰，或痰稠难咯，或痰中带血，甚至喘息、胸痛等症。而肺与大肠相表里，燥伤肺阴可致大肠传导失司，表现为大便干燥不畅等症。

6. 火（热）邪 自然界中具有火之炎热特性的外邪称为火邪。温、热、火三者异名而同类，其性均属阳，但有程度之别。一般认为，温为热之渐，火为热之极，故有温热之邪、火热之邪的称谓。从广义上讲，热归于邪气，火既可指维系生命之少火，又可指使人致病之壮火。少火是指具有温煦、生化作用的阳气；壮火则是指耗伤人体正气的亢奋之火。

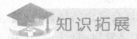

壮火与少火

壮火、少火之说首见于《素问·阴阳应象大论》中"壮火之气衰，少火之气壮。壮火食气，气食少火。壮火散气，少火生气"。对于壮火、少火的含义与区别，历代医家有不同的见解，但主要有以下两种观点。

有人认为，结合《内经》中壮火、少火所在的上下条文，壮火与少火是指药食气味厚薄，药食气味纯阳峻烈者为壮火，能耗散人体精气；药食温柔和缓者为少火，能补益人体精气。

也有人认为，壮火为亢盛之阳气，为病理之火；壮火则能食气、耗气而使元气衰弱。少火为柔和之阳气，为生理之火；少火能养气、生气而使元气壮盛。

火（热）邪的性质及致病特点：

（1）火为阳邪，易伤津耗气：火性属阳，火热之邪，具有燔灼、升散之性，故火热之邪伤人，临床上表现为高热、恶热、面赤、脉洪数等症。阳盛则阴病，火热既可消灼津液，又能迫津外泄而多汗，出现口渴喜饮，咽干舌燥，多汗，小便短赤，大便秘结等伤津的症状。《素问·阴阳应象大论》中指出"壮火食气"，加之热迫津出，气随津泄，临床上还可表现出体倦乏力、少气懒言等气虚症状。

（2）火性炎上：火热具有燔灼、躁动、升腾、向上的特性，故《素问·阴阳应象大论》中指出"阳盛则热"。火热上壅则见头痛、面红、咽喉红肿、牙龈肿痛等症。

（3）火邪易生风动血：火热亢盛，燔灼筋脉，引动肝风而出现动风证候。肝风内动因热甚而引起，故称"热极生风"，表现出高热神昏，躁扰如狂，两目上视，牙关紧闭，甚则颈项强直，四肢抽搐，角弓反张等症。故《素问·至真要大论》中指出："诸热瞀瘛，皆属于火。"血得寒则凝，得温则行，火热之邪侵犯人体，不仅使血行加速，还会灼伤脉络，导致血液妄行，甚至逸出脉外，表现出皮肤发斑、衄血、便血、尿血、崩漏等症。血证因热盛而引起，故称"热盛动血"。

（4）火邪易扰心神：心在五行属火，心藏神。火热与心相通应，入于营血，扰乱心神，表现为心烦失眠、狂躁不安，甚至神昏谵语等症。故《素问·至真要大论》中指出："诸躁狂越，皆属于火。"

（5）火易致肿疡：火热之邪入于营血，聚于局部，腐肉败血而发为疮疡痈肿，多表现出局部红肿热痛等症。故《医宗金鉴》中指出："痈疽原是火毒生。"《灵枢·痈疽》又指出："大热不止，热盛则肉腐，肉腐则为脓，故名曰痈。"

二、疠 气

（一）疠气的基本概念

疠气是指具有强烈传染性和流行性的外感病邪的统称。在中医文献中，疫气又称为"疫毒"、"戾气"、"异气"、"毒气"、"乖戾之气"等。疠气引起的疾病称为"疫病"、"瘟病"、"瘟疫病"。

疠气与六淫均为外感病邪,但疠气为特异的传染性极强的外邪。故温病学家吴又可在《瘟疫论》中指出:"夫瘟疫之为病,非风非寒非暑非湿,乃天地间别有一种异气所感。"

（二）疠气的致病特点

1. 发病急骤,病情危重 一般来讲,六淫致病较内伤杂病发病急,而疠气比六淫发病更急,如《瘟疫论》中指出:"瓜瓤疫、疙瘩疫,缓者朝发夕死,急者顷刻而亡。"足见疠气之为病发病急骤,来势凶猛,病情危笃。

2. 传染性强,易于流行 疠气可通过空气、食物等多种途径在人群中传播,故具有强烈的传染性和流行性。故《瘟疫论》中指出:"此气之来,无论老少强弱,触之者即病。"

3. 一气一病,症状相似 疠气种类繁多,不同的疠气所引起的疾病具有一定的特异性,即一种疠气引起一种疾病。故当某一种疠气流行时,其临床症状基本相似,《素问·刺法论》中指出:"五疫之至,皆相染易,无问大小,症状相似。"例如痄腮,无论男女老少,皆以耳下腮部肿大为特征。说明疠气具有一种特异的亲和力,专门侵犯某脏腑经络或部位而发病,所以"众人之病相同。"

（三）疠气的形成和疫病流行的因素

1. 气候反常 自然界气候的反常变化,如久旱、洪涝、酷热、湿雾、瘴气等,均可滋生疫气而导致疫病发生。《证治准绳》中指出:"时气者,乃天疫暴疠之气流行,凡四时之令不正乃有此气行也。"

2. 环境污染和饮食不洁 环境卫生条件较差,如水源、空气污染也会滋生疫气。正如《三因极一病证方论·卷之六》中指出:"疫之所兴,或沟渠不泄,潴其秽恶,熏蒸而成者,或地多死气,郁发而成者。"同时,食物污染,饮食不当也可引起疫病发生,如疫痢、疫黄多为疫毒随饮食进入人体而发病。

3. 预防隔离不力 因疠气具有强烈的传染性,触之者皆病,故卫生防疫制度不健全,预防隔离工作不及时、不严格,往往会导致疫病发生或流行。故《松峰说疫》中指出:"凡有疫之家不得以衣服饮食器皿送于无疫之家,而无疫之家亦不得受有疫之家之衣服饮食器皿。"

4. 社会因素影响 疫病的流行,与社会因素密切相关。如战乱不止,灾荒丛生,社会动荡不安,工作环境恶劣,生活极度贫困等情况易导致疫病发生和流行。

三、内 伤 七 情

（一）内伤七情的概念

要理解内伤七情的概念,首先要了解内伤病因和七情的含义。内伤病因是相对于外感病因而言,是指由于人的情志或行为不循常度而直接伤及内脏的致病因素,它通常包括内伤七情、饮食失宜和劳逸过度。七情即喜、怒、忧、思、悲、恐、惊七种情志变化;在一般情况下,七情为人体对内外环境变化所表现出的正常情感反应。

内伤七情,为内伤病因之一,是指突然、强烈或持久的情志刺激,超过了人体的心理承受和调节能力,引起脏腑气血功能紊乱的致病因素。

七情致病,需要在一定条件下发生,且因人而异。七情为内外界环境刺激人体所引起的心理反应,如果情志刺激过于突然、强烈或持久,并超过了人体的心理承受和调节能力,就会导致疾病的发生。当然,七情致病还与个体的脏腑气血阴阳、心理特征和身体素质有关。

（二）七情与脏腑气血的关系

1. 七情以五脏精、气、血为物质基础 《素问·阴阳应象大论》中指出:"人有五脏化五气,以生喜怒悲忧恐。"可见情志活动的物质基础是五脏的精、气、血。情志活动与五脏相对应,即心在志为喜,肝在志为怒,脾在志为思,肺在志为忧,肾在志为恐。

2. 脏腑功能异常可致情志活动异常 情志活动以五脏精、气、血为基础,故脏腑的功能异常也会影响到情志的变化。故《素问·调经论》中指出:"血有余则怒,血不足则恐。"《灵枢·本神》中也指出:"肝气虚则恐,实则怒;心气虚则悲,实则笑不休。"

3. 情志异常可致脏腑功能紊乱 《灵枢·百病始生》中指出:"喜怒不节则伤脏,脏伤则病起于阴也。"可见,异常的情志变化也可导致脏腑功能紊乱。

(三)七情的致病特点

1. 七情皆从心发,直接伤及内脏 心主血、藏神,为人体生理活动和精神意识的主宰,故七情皆从心发。张介宾在《类经》中指出:"心为五脏六腑之大主,而总统魂魄,兼该意志,故忧动于心则肺应,思动于心则脾应,怒动于心则肝应,恐动于心则肾应,此所以五志唯心所使也。"故情志所伤,虽五脏各有所属,然求其所由,无不从心而发。

人有七情,与五脏相对应,七情对不同脏腑气机的影响存在着差异。七情太过会影响人体气血的运行,进而作用于内脏。七情致病首先影响心的功能,同时又可影响其他相应脏腑的功能。故《灵枢·口问》中指出:"心者,五脏六腑之主也。故悲哀愁忧则心动,心动则五脏六腑皆摇。"《素问·阴阳应象大论》中也指出"怒伤肝"、"喜伤心"、"思伤脾"、"悲伤肺"、"恐伤肾"。

心主血而藏神,肝主疏泄而调畅情志,脾为气血生化之源,为气机升降之枢纽,故情志所伤常以心、肝、脾为主。惊喜伤心,心不藏神,可见心悸、失眠、健忘,甚至精神失常等;郁怒伤肝,肝气郁结,可见抑郁寡欢、咽中如有异物、胸胁胀痛,甚至癥瘕、积聚等;思虑伤脾,脾失健运,可见恶心嗳气、脘腹胀满、大便溏泄,甚至萎弱消瘦等。

2. 影响脏腑气机 七情致病可引起脏腑气机升降失常而出现相应的症状。故《素问·举痛论》中指出:"百病生于气也,怒则气上,喜则气缓,悲则气消,恐则气下,寒则气收,炅则气泄,惊则气乱,劳则气耗,思则气结。"

(1)喜则气缓:喜为心之志,喜能调和气血,使营卫通利,心情舒畅,过喜则心气涣散,神不守舍,可见心神不宁,甚至失神狂乱。故《灵枢·本神》中指出:"喜乐者,神惮散而不藏。"

(2)怒则气上:怒为肝之志,过怒则伤肝,影响肝的疏泄功能,导致肝气上逆,血随气逆,并走于上,可见面红目赤,头晕头痛,甚至呕血、昏厥等。故《灵枢·邪气脏腑病形》中指出:"若有所大怒,气上而不下,积于胁下,则伤肝。"《素问·通天论》指出:"大怒则形气绝,而血菀于上,使人薄厥。"《素问·举痛论》中又指出:"怒则气逆,甚则呕血及飧泄。"

(3)思则气结:思为脾之志,过思则伤脾,导致脾气郁结,脾失健运,可见纳呆呃逆、脘腹胀满、大便溏泄等症。思发于脾而成于心,故有"思虑伤心脾"之说,故还可出现失眠、多梦等症。故《医述》中指出:"思则气结,结于心而伤于脾也。"

(4)悲则气消:悲为肺之志,过悲则伤肺,导致肺气消散,可见气短息微,乏力懒言等症。故《素问·举痛论》中指出:"悲则心系急,肺布叶举,而上焦不通,荣卫不散,热气在中,故气消矣。"《医醇賸义·劳伤》中也指出:"悲则气逆,膜郁不舒,积久伤肺。"

(5)恐则气下:恐为肾之志,过度恐惧则伤肾,导致肾气不固,气泄于下,可见二便失禁、遗精滑泄,甚至昏厥等症。故《灵枢·本神》中指出:"恐惧而不解则伤精,精伤则骨酸痿厥,精时自下。"

(6)惊则气乱:猝然受惊,导致心气紊乱,心无所倚,神无所归,可见惊恐不安,心神不宁,甚至神志错乱等症,故《素问·举痛论》指出:"惊则心无所倚,神无所归,虑无所定,故气乱矣。"

3. 影响病情变化 七情为人体的心理活动,积极的情绪可使气和志达,营卫通利,有利于身心健康和疾病恢复;反之,七情失度,则气血失调,脏腑功能紊乱,可使原有病情加重,或变生疾病。

四、饮 食 失 宜

饮食是人类生存必不可少的物质基础。饮食所化生的水谷精微是人体生长、发育和维持各种生理功能的基本条件。故《素问·六节藏象论》中指出:"天食人以五气,地食人以五味。"脾主运化，胃主受纳和腐熟水谷，饮食失宜则首先损伤脾胃，引起脾胃升降运化失常，气血生化不足，导致聚湿、生痰、化热，甚至变生他病。饮食失宜包括饮食不节、饮食不洁和饮食偏嗜三个方面。

（一）饮食不节

饮食不节是指饮食数量和进食时间失去节制和规律。饮食以适量适时为宜，以满足需要为度，过饥过饱均易损伤脾胃，导致疾病发生。

过饥，则摄食不足，气血生化乏源，久之则脏腑功能失常，气血衰少，正气不足，邪气易侵，变生他病。临床可见面色无华，神疲乏力，少气懒言，甚至面黄肌瘦、毛发干枯等。故《灵枢·五味》中指出："谷不入，半日则气衰，一日则气少矣。"

过饱，则摄食过量，脾胃运化无权，导致宿食积滞，脾胃损伤，久则脾虚胃弱，影响气血生化，临床可见厌食、嗳腐吞酸，脘腹胀满，大便酸腐等。故《素问·痹论》中指出："饮食自倍，肠胃乃伤。"《素问·生气通天论》中也指出："因而饱食，筋脉横解，肠澼为痔。"

此外，疾病初愈，正气尚弱，脾胃不足，过饱或过食肥甘厚腻，常可引起疾病复发，称为"食复"。故《素问·热论》中指出："病热少愈，食肉则复，多食则遗。"

（二）饮食不洁

饮食不洁是指食用了不清洁，或陈腐变质，或有毒的食物。若进食不清洁，则出现腹痛，吐泻等胃肠道症状；或引发寄生虫病，如蛔虫、蛲虫、寸白虫等，出现腹痛，嗜食异物，面黄肌瘦等症。若蛔虫窜入胆道，还可出现吐蛔，四肢厥冷等。若进食陈腐变质或有毒的食物，则可导致食物中毒，出现剧烈腹痛，吐泻，甚至昏迷或死亡。故《金匮要略》中指出："秽饭、馁肉、臭鱼，食之皆伤人，……六畜自死，皆疫死，则有毒，不可食之。"

（三）饮食偏嗜

饮食应结构合理，五味调和，寒热适中，无所偏嗜。若饮食偏嗜，可致阴阳失调，或营养缺乏而发病。饮食偏嗜主要包括五味偏嗜、寒热偏嗜、偏嗜饮酒等。

1. 五味偏嗜 人之气血皆赖五味资生，饮食五味和人体五脏具有相应的亲和性。故《素问·至真要大论》中指出："夫五味入胃，各归所喜，故酸先入肝，苦先入心，甘先入脾，辛先入肺，咸先入肾。"如果长期偏嗜某种食物，则可引起五脏偏胜，又因五脏相生相克，乘侮相随，故又可引起五脏之间失去平衡协调，最终导致疾病的发生。故《素问·五脏生成》中指出："多食咸，则脉凝泣而变色；多食苦，则皮槁而毛拔；多食辛，则筋急而爪枯；多食酸，则肉胝胸而唇揭；多食甘，则骨痛而发落；此五味之所伤也。"

偏嗜肥甘厚味，可损伤脾胃，积湿生痰、化热化火，导致胸闷纳呆，形肥气短，痰涎壅盛，甚至引发痈疽疔疮等。故《素问·奇病论》中指出："肥者令人内热，甘者令人中满。"《素问·生气通天论》中也指出："高粱之变，足生大丁，受如持虚。"

2. 寒热偏嗜 饮食有酸、苦、甘、辛、咸之分，亦有寒、热、温、凉之别。若偏嗜生冷寒凉之品，就会损伤脾胃阳气，内生寒湿，出现畏寒、腹痛，泄泻等症。若偏嗜辛温燥热之品，则可致胃肠积热，化燥伤阴，出现口渴欲饮，口舌生疮，腹胀便秘，或酿生疮毒等病症。故《灵枢·师传》中指出："食饮者，热无灼灼，寒无沧沧。寒温中适，故气将持，乃不致邪僻也。"

3. 偏嗜饮酒 《圣济总录》中指出"酒性辛热"，酒既可饮用，又可药用，适量饮酒能舒经活络，宣通血脉，助阳驱寒。若饮酒过度，则会损伤肝胆脾胃，聚湿生痰，酿生湿热，化热化火，出现口苦黏腻、恶心欲吐，纳呆腹胀，甚至形成腹水、癥块等。清代·张璐在《张氏医通》中指出："嗜酒之人，病腹胀如斗，此乃湿热伤脾而成此病。"

五、劳逸过度

适度的劳动，有利于气血流通，增强体质；适当的休息，有利于消除疲劳，恢复体力和脑力，故劳逸结合有度方能维持人体正常的生理活动。若劳逸过度，包括过劳和过逸，则可作为致病因素而引起疾病发生。故《素问·经脉别论》中指出："生病起于过用。"

（一）过劳

过劳，包括劳力过度、劳神过度、房劳过度三个方面。

1. 劳力过度 劳力过度是指持久地从事繁重或超负荷的体力劳作，或用力过度与不当，以致耗气伤筋而造成损伤。一方面，劳力过度则损伤脏腑精气，即"劳则气耗"。故《素问·举痛论》中指出："劳则气耗。劳则喘息汗出，外内皆越，故气耗矣。"因肺为气之主，脾为生气之源，故劳力太过尤易耗伤肺脾之气，出现肢体困倦，少气懒言，喘息汗出，形体消瘦等症。另一方面，劳力过度则外伤形体，内伤脏腑精血，故《素问·宣明五气》中指出："久视伤血，……久立伤骨，久行伤筋。"因脾主肌肉四肢，肝主筋，肾主骨，劳力过度则耗伤筋骨，损伤肝、脾、肾，出现腰膝酸软、肢体肿痛、活动受限等症。

2. 劳神过度 劳神过度是指长期思虑太过，耗伤心脾。心主血脉而藏神，脾主运化，在志为思，若思虑无穷，劳心太过，则暗耗心脾，以致心神失养，神志不宁而出现心悸、健忘、失眠、多梦等证；又可使脾失健运，脾气亏虚，出现纳呆、腹胀、便溏、消瘦等症。此外，劳神过度还可导致心肝血虚或心肾不交等证。

3. 房劳过度 房劳过度是指恣情纵欲，性生活不节，房事过度。肾藏精，为封藏之本，不可过度耗泄。若恣情纵欲，房劳过度，则易耗伤肾精，损伤元气，未老先衰，出现腰膝酸软，头晕耳鸣，遗精，早泄，阳痿，或月经不调，不孕不育等症，甚则发为虚劳。明代·龚廷贤在《寿世保元虚损门》中指出"人有入房纵欲，不知葆涩，以致形体消瘦，面色萎黄，两足乏力，膝细腿摇，皮聚毛落，不能任劳，难起床席，盗汗淋漓，此损精而成痨也。"

（二）过逸

过逸，即过度安逸。凡多静少动、无所用心，易导致气血不畅、体弱神疲。脾主肌肉四肢，如劳力不足则脾失运化，气血运行不畅，进而可引起水湿内停，气滞血瘀，出现心悸气喘，纳呆食少，胸闷腹胀，肌肉松软，形体虚胖等。故《素问·宣明五气》中指出："久卧伤气。"

六、痰饮、瘀血

在疾病的发生和发展过程中，原因和结果可以相互转化。痰饮和瘀血为疾病发展过程中形成的病理产物，又可作为致病因素引发新的病证，故称为病理产物性病因，又称继发性病因。

（一）痰饮

1. 痰饮的概念和分类 痰饮一词，首见于《金匮要略》。痰饮是指人体水液代谢障碍所形成的病理产物。痰饮一旦形成则易阻滞气血运行、影响水液代谢和蒙蔽神明。

痰饮可分为痰和饮，二者同源而异流，均为人体津液在输布和排泄过程中发生障碍所形成的病理产物。在很多情况下，痰与饮并不能截然分开，故常统称为痰饮。就形质而言，稠浊者为痰，清稀者为饮。

痰分为有形之痰和无形之痰。凡视之可见，触之可及，闻之有声的痰称为有形之痰，如咳吐之痰液、可触及之痰核等。反之，凡视之不见，触之不及，闻之无声，只见其症，不见其形的痰则称为无形之痰，如梅核气、癫狂等。无形之痰虽隐伏难见，但却可通过辨证求因的方法来确定。

饮是指停留于人体脏器组织间隙或疏松部位的清稀水液。饮可根据其停留部位和临床表现的不同，而分为"痰饮"、"悬饮"、"溢饮"、"支饮"。故张仲景在《金匮要略》中指出："其人素盛今瘦，水走肠间，沥沥有声，谓之痰饮；饮后水流在胁下，咳唾引痛，谓之悬饮；饮水流行，归于四肢，当汗出而不汗出，身体疼重，谓之溢饮；咳逆倚息，短气不得卧，其形如肿，谓之支饮。"

2. 痰饮的形成 痰饮多由外感六淫，或内伤七情，或饮食不节等导致脏腑功能失调，气化不利，水液停聚而形成。痰饮形成，与肺、脾、肾、肝、三焦、膀胱关系最为密切。肺为水之上源，主宣降，敷布津液，通调水道，为"为贮痰之器"；脾主运化水湿，为"生痰之源"；肾主持和调节水液，有"水脏"之称；肝主疏泄，有利于水液输布；三焦运行水液，为"决渎之官"；膀胱主贮尿和排尿，为"州都之官"。上述诸脏腑功能失调，均可导致痰饮聚生。痰多随气升降流行，内至脏腑，外而筋骨皮肉，无处不到；饮多留积于肠、胃、胸胁、腹腔及肌肤，形成各种痰饮病证。故《杂病源流犀烛·痰饮源流》中指出："其为物则流动不测，故其为害，上至巅顶，下至涌泉，随气升降，周身内外皆到，五脏六腑俱有。"

3. 痰饮的致病特点

（1）阻滞气血运行：痰饮为病理产物，如果停滞于内则阻滞气机、阻碍血行，最终导致气血运行受阻，脏腑功能失常。痰饮停留于肺，肺失宣降，出现胸闷、咳嗽、喘促等症；痰浊流注经络，阻滞气血，则肢体麻木、屈伸不利、半身不遂等症。痰饮阻滞不行，聚于局部，则出现痰核、瘰疬、阴疽等。

（2）影响水液代谢：痰饮为水液代谢障碍所形成的病理产物，但又可作为致病因素，导致肺、脾、肾等脏腑功能失调，这又会使水液代谢进一步紊乱。如寒饮阻肺，则肺失宣降，水失通调；痰湿阻脾，则脾失健运，水失运化；痰饮阻于下焦，抑遏肾阳，蒸腾气化失司，水液停蓄不化。

（3）易于蒙蔽神明：痰随气升，气因痰阻，痰浊上扰清窍，导致清窍蒙蔽，心神失常。若痰浊上蒙清窍，可见精神不振，头昏目眩等症；若痰火扰心，神志迷乱，则可致神昏谵妄，或引发癫、痫、狂等病证。

（4）病证复杂，变化多端：痰饮为病理产物，可随气升降，内至五脏六腑，外达筋骨皮肉，无所不至，致病种类广泛，且病证多变。痰饮致病上达于头，下至于足，内而脏腑，外而肌表，无所不至，故有"百病多由痰作祟"之说。气郁痰阻，痰结咽喉，则可见咽中如有异物，吞之不下，吐之不出之"梅核气"，故又有"怪病多痰"之说。

（5）病势缠绵，病程较长：痰饮为水液代谢障碍所形成的病理产物，其性属阴，具有重浊黏滞的特性。故痰饮致病表现为病势缠绵，病程较长。如痰饮所致哮喘、癫痫、瘰疬、中风等病证，多反复发作，缠绵难愈，故有"顽痰"之说。

（6）多见苔滑腻、脉弦滑：痰饮致病种类广泛，症状变化多端，但其舌苔和脉象却有其独特之处，且在辨证求因和辨证论治中具有重要意义。痰饮为病，舌苔多见腻苔和滑苔，脉象多见滑脉和弦脉。

（二）瘀血

1. 瘀血的基本概念 瘀血又称"蓄血"、"恶血"、"败血"、"衃血"。瘀血是指因体内血液停滞，不能正常循行而形成的病理产物。它既指积于体内的离经之血，又指留于血脉及脏腑内的运行不畅的血液。故唐宗海在《血证论》中指出："离经之血，虽清血鲜血，亦是瘀血。"瘀血和血瘀的含义不同，瘀血作为致病因素，为病因学概念；血瘀则是指血液运行不畅或瘀滞不通的病理状态，为病机学概念。

2. 瘀血的形成 瘀血形成的原因，主要包括外邪、七情、饮食、劳逸及外伤等。上述原因作用于人体，引起气血功能失调，运行不畅，以致血液瘀积。

（1）气虚血瘀：气为血之帅，血为气之母，故唐宗海在《血证论》中指出："夫载气者，血也；而运血者，气也。"血属阴，气属阳，血液的正常循行有赖于气的温煦、推动和统摄，故气行则血行。若阳气虚损、推动无力，导致血行迟缓或瘀滞不行进而成瘀；或统摄无权，以致血逸脉外而成瘀，故气虚则血瘀。

（2）气滞血瘀：气为血之帅，气行则血行，气滞则血瘀。故《沈氏尊生书》中指出："气运于血，血本随气以周流，气凝血亦凝矣，气凝在何处，血亦凝在何处。"

（3）血寒致瘀：血得温则行，得寒则凝。若外感寒邪或阴寒内盛，血液温运无力，则血液凝泣而不行，瘀积而不散，以致形成瘀血。故《灵枢·痈疽》指出："寒邪客于经络之中则血泣，血泣则不通。"《医林改错》中也指出："血受寒则凝结成块。"

（4）血热致瘀：外感火热邪气，或体内阳热炽盛，火热入于营血，既可煎灼营血，使血液黏滞而运行不畅，又可灼伤脉络，迫血妄行，使血液逸出于脉外或蓄积于体内而不散，以致瘀血形成。故《医林改错》中指出："血受热则煎熬成块。"

（5）外伤致瘀：各种外伤，如跌打损伤，金刃创伤，火药枪伤，负重努伤等，外可伤及皮肤肌肉，内可伤及经脉脏腑，使脉络破损，血逸脉外而形成瘀血。

此外，中医学也有"久病必瘀"、"久病从瘀"之说，叶天士也曾指出："初病在气，久病必瘀"。

3. 瘀血的致病特点　血为气之宅，气舍于血中，瘀血形成，机体失于润养和滋润，则影响气的运行，故有"血瘀必兼气滞"之说。血为有形之物，血滞脉中，或逸于脉外，则可影响血液的正常循行。瘀血积留体内，不仅失去润养和滋润之功，反而有碍脏腑、气血的生化，故有"瘀血不去，新血不生"之说。

瘀血致病广泛，变化多端，但也有其共同特点：

（1）疼痛：多为刺痛，痛有定处，拒按，疼痛多以夜间为甚，或久痛不愈，反复发作。

（2）肿块：瘀血为有形之物，积于体表则见青紫肿胀，蓄于体内则见癥块，按之有形而质硬，推之不移而固定，或有压痛。

（3）出血：血液若逸出脉外，渗出体外，则血色多呈紫黯，或夹有血块。

（4）紫绀：面色紫黯，唇甲青紫，肌肤甲错，或青筋暴露。

（5）舌象：舌质紫黯，或舌有瘀点、瘀斑，或舌下静脉曲张。

（6）脉象：脉可见细涩、沉涩、弦涩或结代等。

七、其他致病因素

中医学中的致病因素，除外感六淫、疠气、内伤七情、饮食失宜、劳逸过度、痰饮、瘀血之外，还包括外伤、寄生虫、先天因素等其他致病因素。

（一）外伤

外伤是指由于外力或其他外在因素所致的损伤，主要包括跌打损伤、持重努伤、枪弹金刃伤、烧烫伤、冻伤、雷击伤、虫兽伤等。

1. 外力损伤　外力损伤是指因机械暴力所致的创伤。如跌仆、坠落、撞击、压扎、负重、努责、枪击、金刃等所伤。这种损伤，轻则伤及皮肉、血脉，出现局部青紫瘀斑、疼痛拒按、出血肿胀等；重则伤及筋骨、脏腑，出现关节脱臼、骨折、脏腑破损、出血等；出血过多甚至可导致气随血脱，危及生命。

2. 烧烫伤　烧烫伤包括烧伤和烫伤，主要是火毒为患，包括蒸汽、沸水、热油、火焰、雷电等所致损伤。轻者伤及皮肉，出现局部灼热、红肿、疼痛或起水泡；重者伤及肌肉筋骨，出现局部创面呈皮革样，或呈蜡白、焦黄，甚至出现炭化样改变。若出现大面积、大深度烧烫伤，可导致火毒内攻脏腑，出现神昏、谵语，或因伤津耗液而出现亡阴、亡阳。

3. 冻伤　冻伤是指由于低温所造成的全身或局部损伤。冻伤在我国北方冬季较为常见。冻伤的程度与温度和受冻时间、部位等直接相关，温度越低，受冻时间越长，则冻伤程度越严重。冻伤可分为局部性冻伤和全身性冻伤。

（1）局部性冻伤：多发生于手、足、耳廓、颜面等身体暴露部位，其中以足部最多见。受冻局部初起可见皮肤苍白、寒凉、青紫肿胀、坚硬、麻木，或灼热痒痛，或出现水疱，甚至局部缺血坏死而形成糜烂、溃疡、瘢痕。

（2）全身性冻伤：寒为阴邪，易伤阳气，其性凝滞、收引。阴寒过盛，阳气受损，使机体失于阳气的温煦和推动，初为皮肤苍白，四肢厥冷，寒战，感觉麻木或丧失，严重者可出现呼吸微弱，脉沉细弱,昏迷,亡阳等症状而危及生命。

4. 溺水 溺水是指人体因淹没于水中,水入肺胃,气道壅塞,肺气闭塞。轻者可经积极抢救而复苏,重者可溺亡。

5. 雷击伤 雷击伤是指雷电作用于人体引起的损伤。雷击伤包括电效应、热效应、机械效应等造成的损伤。可造成肌肤灼伤,内脏破裂,昏迷,甚至亡阴、亡阳等。

(二)虫兽伤

虫兽伤,主要是指昆虫蜇伤、蛇咬伤及犬、猫等兽类所伤。虫兽伤因有明确的虫兽伤病史,诊断并不难,关键是要判断其所伤的性质并做出及时处置。

1. 虫蜇伤 虫类可以通过毒刺、毒毛或口器刺吮人体而致病。常见的有蜂蜇伤、蝎蜇伤、蜈蚣咬伤等。轻者,可见局部红肿热痛;重者局部渗血、起疱、坏死,甚至发生全身发热,寒战,神昏,死亡等。

2. 蛇咬伤 蛇有无毒和有毒之分,无毒蛇咬伤人体主要表现为局部外伤,有毒蛇则可以通过毒牙咬伤局部并注入毒汁而致病。毒蛇种类繁多,不同毒蛇所含毒液亦不同。根据毒蛇咬伤人体后的表现,将蛇毒分为风毒、火毒、风火毒三类。

(1)风毒:常见于银环蛇、金环蛇和海蛇等咬伤。伤口局部以麻木为主,无明显红肿热痛。其全身症状,轻者头晕头痛,多汗胸闷,四肢无力;重者吞咽困难,牙关紧闭,视物模糊,昏迷,瞳孔散大,呼吸困难,死亡等。

(2)火毒:常见于蝰蛇、尖吻蝮蛇(五步蛇)、青竹蛇和烙铁头蛇等。伤口局部红肿热痛,起水疱,甚至糜烂,坏死,溃疡形成。全身可见寒战发热,肌肉酸痛,黄疸,出血,贫血,甚至中毒休克、死亡等。

(3)风火毒:常见蝮蛇、眼镜蛇、大眼镜蛇等咬伤。表现为风毒和火毒的症状。

3. 兽咬伤 兽咬伤,因不同历史时期、生活环境而不同。在现代,犬咬伤较常见。犬咬伤人体并不一定均会出现狂犬病,关键是伤人犬是否感染狂犬病病毒。而且,狂犬咬伤人体还与咬伤部位、狂犬病病毒对神经系统的亲和力、个体差异有关。狂犬病发作的潜伏期长短不一,被咬伤时局部肿痛,出血,一旦发作,可出现精神紧张,烦躁,窒息,昏迷,牙关紧闭,四肢抽动,恐风,恐水,恐声,死亡等。

(三)寄生虫

寄生虫作为致病因素,其寄居在人体内,不仅截取体内的营养物质,还能损伤脏腑,发生毒性反应。常见的寄生虫有蛔虫、蛲虫、绦虫、钩虫、血吸虫等。寄生虫的发生与饮食失宜密切相关,如饮食不洁,或食用生冷食物,或恣食肥甘厚腻等均易滋生寄生虫;同时,还与人体的正气有关,如果脏腑功能失调,正气亏虚,则为寄生虫的滋生提供了内在环境。

(四)先天因素

先天因素是指在人出生之前已经潜伏着的致病因素。包括源于父母的遗传性病因、胎儿发育过程中及分娩时所形成的致病因素。故《素问·奇病论》指出:"人生而有病癫疾者,病名曰何?安所得之?岐伯曰:病名为胎病,此得之在母腹中时,其母有所大惊,气上而不下,精气并居,故令子发为癫疾也。"石寿棠在《医原·儿科论》中又指出:"先天亏者,必囟门难合,或齿迟、语迟、行迟,或项软发穗、青络常露之类是也。"先天因素一般分为胎弱和胎毒两个方面。陈复正在《幼幼集成》中指出:"儿之初生有病,亦惟胎弱、胎毒二者而已。"

1. 胎弱 胎弱,又名胎怯,是指胎儿禀受父母先天之精不足,以致日后发育障碍、畸形或不良。其形成的原因包括两个方面:一是父母之精异常,发生遗传性疾病;二是父母身体虚弱或疾病缠身,导致胎儿先天禀赋不足。

2. 胎毒 胎毒有广义和狭义之分。狭义胎毒是指在胎儿期由亲代传给子代的某些传染病,包括乙肝、艾滋病、梅毒等。广义胎毒是指妊娠早期,其母感受邪气而患有某些疾病(包括隐性之疾),或误用药物等,导致遗毒于胎儿,出生后表现出某些疾病或异常。

此外,近亲婚配,或孕期遭受重大精神刺激,以及分娩时的创伤,也可成为先天性致病因素,使胎儿或出生后表现出如先天性心脏病、唇腭裂、血友病、多指(趾)、色盲、癫痫、精神分裂症等疾病。

(何文兵)

第二节 病 机

病机,指疾病发生、发展变化及其转归的机理。它着重于研究疾病发生和人体产生病理反应的全过程及其规律,揭示了疾病发生发展与演变过程中的本质特性。因此,研究病机,是认识疾病、指导诊断和治疗的前提。

各种致病因素作用于人体,正气抗邪,正邪相争,破坏了机体的阴阳相对平衡,导致脏腑功能失调,气血津液代谢紊乱,可产生全身或局部多种多样的病理变化。尽管临床上疾病的种类繁多,病理变化多样,但其基本病机不外乎邪正盛衰、阴阳失调、气血失常、津液代谢失常,以及"内生五邪"等内容。

一、发 病

发病,即指疾病的发生(包括疾病复发)。当人体在一定的致病因素作用下,机体出现正气与致病邪气之间的斗争,导致脏腑、经络等组织器官的生理功能异常,阴阳气血失去平衡协调,就会出现各种临床症状,从而产生疾病。

(一)正邪与发病

正气,简称为"正",指人体的抗病、康复能力,是对人体生命基本物质气血津精和功能活动及由此产生的对外环境的适应能力,自我调节、抗病驱邪、康复自愈能力的总和。邪气,简称为"邪",泛指各种致病因素,包括六淫、疠气、七情内伤、饮食失宜、劳逸损伤、外伤、虫兽伤,以及病理产物如痰饮、瘀血、结石等。这些因素都具有不同程度地损伤人体正气,破坏脏腑组织功能活动或形态结构的致病性。疾病的发生,即是在一定条件下邪正斗争的反映。

1. 正气不足是发病的内在因素 中医发病学认为,一般情况下,正气强盛,邪气不易侵入人体,即所谓"正气存内,邪不可干。"只有在人体正气虚弱,抗邪能力下降时,邪气才乘虚而入,导致病理性损害,使人发病。正如《素问·评热病论》所说"邪之所凑,其气必虚",所以说正气不足是机体发病的内在根据。

2. 邪气是发病的重要条件 中医学虽然强调正气在发病中的主导地位,并不排除邪气对疾病发生的重要作用。认为邪气入侵是导致疾病发生的直接因素,而且在一定条件下可发挥主导作用,如疠气、雷电、刀枪伤、虫兽伤等。这种情况下即使正气强盛,也不免受其伤害。故中医学有"避其毒气"的预防措施,以防止病邪对人体的侵害。

3. 正邪相争的胜负决定发病与否 正气与病邪斗争的胜负,不仅决定疾病的发生与否,而且关系到发病的轻重缓急。

(1)正胜邪退则不病:邪气侵袭人体时,正气即奋起抗邪。若正气旺盛,抗邪力强,则病邪难于侵入;或即使病邪侵入,正气亦能奋力驱邪外出,则疾病无从发生。

(2)邪胜正负则发病:在正邪相争过程中,若邪气偏胜,正气相对不足,邪胜正负,便可导致疾病的发生。如感邪轻或正气强,病位多表浅,病变多轻;感邪重或正气弱,病位常较深,病变多重。

(二)内外环境影响

疾病的发生,与内外环境都有着密切的关系。外环境包括自然与社会环境,如气候因素、地域因素、居住与工作环境、社会因素等。内环境，主要指人体内部的差异性，包括体质特点、精神状态等。内环境决定人体正气的强弱。外环境则主要关系到不同病邪的形成，但其变化也常干扰人体的正气而导致疾病的发生。

1. 外环境与发病

（1）气候因素：自然界气候的异常变化，是六淫、疠气等邪气形成的条件。不同的季节有不同的易感之邪，导致季节性多发病，如春易伤风、夏易中暑、秋易伤燥、冬易感寒等。气候的反常，如高温酷暑、久旱久涝、湿雾瘴气等又可致疠气暴发和流行。而且，不同的季节有不同疠气发生和流行，如冬春季节多发生麻疹、痄腮、百日咳等；夏秋季则易患痢疾。气候变化还是诱发、加重疾病的因素，如哮喘、胸痹患者多在冬季发病或加重。

（2）地域因素：不同的地域，其气候特点、水土性质亦不同，人们的生活习俗也有差异，故可以发生地域性多发病和常见病。一般说来，地处北方，天寒地冻，易感寒邪而致寒病；东南之地，热而潮湿，多湿热为病；远离海洋的内陆、山区，因其水土缺乏碘质，易患瘿病。此外，出门远足，初到异地，常"水土不服"，会干扰人体正气而易感邪发病。

（3）生活工作环境：不良的居住与劳作环境，也常为疾病发生的因素。如久居阴暗潮湿之地，易伤于寒湿而成痹证；夏季冒暑劳作，易于中暑；冬季严寒，野外工作，易感寒而冻伤。如今，劳动生产过程中，产生大量的废气、废液、粉尘等，污染了大气、水源及食物，均可伤及人体正气引起疾病，或造成机体急、慢性中毒。

（4）社会环境：人们不仅生活在自然界，而且也生活在社会中。所以，人在社会中的政治地位、经济状况、文化程度、家庭情况、境遇变迁和人际关系等，也与疾病的发生有一定关系。各种不利社会因素，均能影响人的情志活动，如不能自行调节与之适应，则可促使得病或成为某些疾病的诱发因素。

2. 内环境与发病

（1）体质因素：不同体质类型的个体，对不同致病因素的易感性及耐受性是不同的，从而具有对某些疾病的易患倾向。一般来说，体质强壮者，对邪气的耐受性较强，不易发病；体质虚弱者，因其耐受性较差，则易发病。强壮者患病，多为实证；体弱者发病，多为虚证。阳虚之体，每易感受寒邪；阴虚之质，每易感受热邪。又如肥人多痰，易病中风；瘦人多火，易患痨嗽等。

（2）精神状态：精神状态的好坏，是影响人体正气的重要因素之一，故能影响发病。若情志舒畅，精神愉快，则气血调和，脏腑功能活动正常，正气强盛而健康少病；情志异常，气机紊乱，气血失调，脏腑功能异常，则正气不足，邪气易犯人体而发病。所以，调摄精神，可以使气血和调，增强正气，从而减少和预防疾病的发生。诚如《素问·上古天真论》所说"恬淡虚无，真气从之，精神内守，病安从来"。

二、邪正盛衰

邪气侵袭人体之后，机体的抗病能力即正气与邪气相互斗争的强弱对比：一方面是邪气对机体的损害的过程，另一方面，是正气对邪气的抗损害和驱除邪气的过程。这种相互斗争的过程中，必然伴随着正气和邪气双方力量的消长变化，即所谓邪正盛衰。因此，邪正斗争及其双方力量的变化，不仅影响着疾病的发生和发展，也影响着疾病的虚实变化，关系着疾病的转归。

（一）虚实病机

《素问·通评虚实论》中说："邪气盛则实，精气夺则虚。"指出了邪正双方力量的消长变化决定着机体虚或实的病理状态。

实，主要指邪气亢盛，是以邪气盛为矛盾主要方面的一种病理反应。由于邪气亢盛，但机体的正气尚足，能积极地与邪气抗争，故邪正相搏，斗争剧烈，反应明显，在临床上可出现一系列亢盛有余、不通的证候表现，即所谓实证。实性病变多见于外感病的初期和中期，或痰、食、水、血等滞留于体内而引起的内伤病证，如痰涎壅盛、食积不化、水湿泛滥、瘀血内阻等。临床以精神亢奋，壮热狂躁，疼痛拒按，声高气粗，二便不通，脉实有力等为典型表现。

虚，主要指正气不足，是以正气虚损为矛盾主要方面的一种病理反应。"精气夺则虚"，此"精气"泛指人体的精、气、血、津液。由于精、气、血、津液的不足，导致脏腑经络的生理功能减退和抗病能力下降，因此正气对邪气的斗争，未出现较剧烈的病理反应，而出现虚弱、衰退和不足的证候表现。虚证多见于素体虚弱、年老虚损者，或外感病后期，或多种慢性消耗性疾病，或大汗、大吐、大泻、大失血之后。临床可见神疲乏力、声低气微、、心悸气短、自汗、盗汗、五心烦热、畏寒肢冷、脉虚无力等症。

（二）虚实变化

邪正消长盛衰，不仅可以产生单纯虚或实的病机，而且在某些慢性、复杂的疾病发展过程中，邪正双方斗争的力量经常在发生变化，因而还会出现虚实错杂、虚实转化和虚实真假等复杂的病理变化。

1. 虚实错杂　指在疾病过程中，邪盛和正衰同时存在的病理状态。因为邪气盛而损及正气，或正气本虚致实邪内生或复感外邪者。虚实夹杂一般有虚中夹实和实中夹虚两类。虚中夹实，是指以正虚为主，兼夹有实邪滞留于体内的病理变化。如脾阳虚弱，运化水液的功能下降，水湿内停，泛溢肌肤，引起的水肿证，即属此类。实中夹虚，是指以邪实为主，兼有正气虚损的病理变化。如外感热邪，因邪热炽盛，煎灼津液，致津液耗损，临床既有热邪炽盛的症状，又有伤津的见证，即属于实中夹虚。

2. 虚实转化　是指在邪正斗争中，若双方力量对比发生变化，并达到主要矛盾与次要矛盾方面互易其位的程度时，则疾病的虚实性质也会发生根本的变化，或由实转虚，或因虚致实。这种转化，主要是指病机性质的转化。如先有实邪为病，继而耗伤正气，邪气虽去而正气大伤，转化为以正虚为主的病理，为"由实转虚"；由虚致实，是因正气不足，脏腑功能减退，气化无力，致使水饮、痰浊、瘀血等邪气留滞体内而成。病初，是以正气不足为主要方面的虚证，疾病进一步发展，内生之邪气逐渐增多，跃升为主要方面时，证候性质由虚转实。

3. 虚实真假　在某些特殊情况下，疾病的外在表现与内在本质不一致，即可见"至虚有盛候"的真虚假实和"大实有羸状"的真实假虚的病理变化。真虚假实，指疾病的本质是"虚"，而表现于外的假象是"实"。多由于正气虚弱，脏腑功能减退，激发、推动无力所致。如脾气不足，运化无力，即可见纳少，神疲体倦，脉虚无力等症，又可见腹部胀满（非实性腹胀之满而不减）、腹痛（非实性腹痛之痛而拒按）等假实症状。真实假虚，指疾病的本质是"实"，而表现于外的假象是"虚"。虚实真假多因邪气内盛，阻滞经络，使气血不能外达所致。如热结肠胃的实证，症见大便秘结，腹满疼痛拒按，潮热，谵语等，又可见精神萎靡、不欲多言（但语声高亢、气粗）、肢体倦怠等假虚之象。

三、阴阳失调

阴阳失调，即阴阳之间失去平衡协调的简称，是在疾病的发生、发展过程中，致病因素作用于机体，使阴阳失去了相对的平衡状态，从而形成阴阳的偏盛偏衰、互损、格拒、转化、亡失等病理变化。因阴阳是"万物之纲纪，变化之父母"，阴阳失调也是脏腑、经络、气血、营卫的相互关系失调，以及表里出入、上下升降等气机失常的概括。所以，阴阳失调是人体各种病理改变的高度概括，是机体各种病变最基本的病机。

邪正斗争和阴阳失调都同时存在于疾病过程中。疾病的发生，关系着邪正斗争，邪气侵入机体，破坏阴阳协调，致疾病产生。正气抗邪，驱除邪气，恢复阴阳平衡则病愈。疾病发展变化的过程，实际就是邪正斗争的过程。邪正斗争的结果，又会使阴阳的平衡发生变化。故阴阳变化中又包含着邪正斗争。所以，疾病的全过程，既是邪正斗争的过程，又是阴阳失调的过程。

阴阳失调与疾病本质的寒热性质变化密切相关。阴阳偏盛、偏衰、互损、格拒、转化、亡失都存在着寒热的变化。因此,阴阳失调成为阐释病性寒热变化的法则。

(一) 阴阳偏胜

阴偏胜或阳偏胜,主要见于"邪气盛则实"的实证。病邪侵袭人体,各从其类,即阳邪侵袭可使人体阳偏胜;阴邪侵袭可致人体阴偏胜。阴阳偏胜,在临床上表现出或寒或热的症状,正如《素问·阴阳应象大论》说:"阳胜则热,阴胜则寒。"

阴阳偏盛的病机,是邪气偏盛,而人的正气未衰,邪正交争剧烈,表现为实性的病理状态。由于阳邪易伤阴,阴邪易损阳,因此,其病机发展趋势可形成"阴胜则阳病"、"阳胜则阴病"的病理状态。

1. 阳偏胜 是指机体在疾病过程中所出现的阳气偏盛,功能亢奋,热量过剩的病理状态。形成阳偏胜的原因,多由于感受温热之邪;或感受寒、湿等阴邪从阳化热;或情志所伤,五志过极而化火;或过食辛辣厚味;或因气滞、血瘀、食积、痰浊等郁而化热所致。其病机特点多表现为阳盛而阴未虚的实热证。

阳以热、动、燥为其特点。阳偏胜反映于临床多见热象及躁动之象,如壮热、烦躁、面赤、舌红、脉数等症,即所谓"阳盛则热"。阳热亢盛,势必耗伤阴液,日久使人体的阴津不断损耗,即"阳胜则阴病"。故阳盛所致实热证早期,在出现热象的同时,会出现口干舌燥,小便短少,大便燥结等阴津不足的症状,但矛盾的主要方面仍是以阳盛为主的实热。病程日久,人体津液大伤,阴液由相对不足转为严重虚亏,即会转为实热兼阴虚证或单纯的虚热证。

2. 阴偏胜 是指在疾病过程中,机体阴气偏盛,脏腑功能障碍或减退,产热不足,以及病理性代谢产物积聚的病理变化。其形成的原因,多由于感受寒湿阴邪,或过食生冷,寒阻阳气,阳不制阴而致阴寒内盛。阴偏胜的病机特点常表现为阴盛而阳未虚的实寒证。

阴以寒、静、湿为其特点。阴偏盛常表现为阴寒内盛,血脉凝涩,水湿贮留的病变。反映于临床多见寒、静、湿之象。如形寒肢冷、脘腹冷痛、痰液清稀、水肿、身体蜷缩、舌淡苔白、脉迟等症。即所谓"阴盛则寒"。阴寒长期偏盛,必然会导致不同程度的阳气受损,出现面色苍白、小便清长、大便稀溏等寒盛伤阳的表现,即所谓"阴胜则阳病"。同样,病程的早期矛盾的主要方面仍是以阴盛为主的实寒。若病情进一步发展,阳气从相对不足到严重虚损,就会导致从实寒证转化为实寒兼阳虚证,或单纯的虚寒证。

(二) 阴阳偏衰

阴阳偏衰,是指人体阴或阳亏虚所出现的病理状态。属于"精气夺则虚"的虚证。正常情况下,阴阳双方相互制约,相互为用,维持相对的平衡状态。因某种病因影响,使阴阳中某一方的物质衰减,另一方失去制约而呈现相对的亢盛,从而形成"阴虚则热"、"阳虚则寒"的病理变化。

1. 阳偏衰 即是阳虚,是指机体阳气虚损,功能活动减退,产热不足的病理状态。多由于先天禀赋不足,或后天饮食失养,或劳倦内伤,或久病损伤阳气所致。其病机特点常表现为阳气不足,阳不制阴,阴相对偏盛的虚寒证。

阳气不足,一般以脾、肾阳虚多见,尤以肾阳虚衰为主。阳偏衰时,其温煦、推动、兴奋功能减退,产热不足,临床上不仅可见到面色苍白、畏寒肢冷、舌淡、脉迟等寒象;还有喜静蜷卧、精神萎靡、少气懒言、小便清长、下利清谷、脉虚弱无力等虚象。"阳虚则寒"与"阴盛则寒"不同,前者是虚而有寒,以虚为主;后者是以寒为主,虚象不明显,属实寒证。

2. 阴偏衰 即是阴虚,是指机体精、血、津液等阴液亏耗,阴不制阳,导致阳相对偏盛,功能活动虚性亢奋的病理状态。多由于阳邪伤阴,或五志化火伤阴,或久病伤阴所致。其病机特点为阴虚而阳相对亢盛的虚热证。

阴虚的病变,五脏皆可见,但一般以肝肾阴虚为主,而又以肾阴虚占重要地位。阴偏衰时,其制约阳气的功能、滋润与宁静的功能减退,而出现虚热、干燥及虚性兴奋等现象。临床可见形体消瘦、颧红、潮热、盗汗、五心烦热、口燥咽干、大便干结等症。"阴虚则热"与"阳盛则热"不同，前者是以阴虚为主的虚热，后者是以阳盛为主的实热。

（三）阴阳互损

阴阳互损，是指阴或阳任何一方虚损的前提下，病变发展影响到相对的一方，形成阴阳两虚的病机。在阴虚的基础上，继而导致阳虚，称为"阴损及阳"；在阳虚的基础上，继而导致阴虚，称为"阳损及阴"。由于肾所藏之精气，根据其功能的不同，可分为肾阴和肾阳，而肾阴、肾阳是全身脏腑阴阳的根本。任何脏腑的阴或阳虚损到一定程度时，均会损及肾阴或肾阳，即引起肾中精气的亏损，继而导致相对的一方也出现虚损，形成阴阳两虚。所以，无论阴虚或阳虚，多在累及肾阴或肾阳，或肾本身阴阳失调的情况下，才易于发生阴阳互损的病理变化。

1. 阴损及阳 阴损及阳，是指阴虚到一定程度，累及阳气生化不足或无所依附而耗散，导致阳虚，形成以阴虚为主的阴阳两虚的病理变化。例如肝肾阴虚，阴虚不能制阳，致使肝阳上亢，临床可见眩晕耳鸣，头目胀痛，头重脚轻，急躁易怒，腰膝酸软，脉细数等症。若病情进展，肾阴进一步亏损，则肾中精气耗伤，继而损及肾阳，出现畏寒肢冷，夜尿清长，面色白而灰黯等阳虚症状，就发展成阴阳两虚证。

2. 阳损及阴 阳损及阴，是阳虚到一定程度，无阳则阴无以生，累及阴液化生不足，从而形成以阳虚为主的阴阳两虚的病理变化。例如肾阳不足，温煦气化失司，可见畏寒肢冷、神疲乏力、少气懒言、尿少水肿等症。若肾阳进一步亏损，必耗伤肾中精气，使肾阴亦伤，出现形瘦、口燥咽干、五心烦热、盗汗等阴虚症状，形成阴阳两虚证。

（四）阴阳格拒

阴阳格拒，是指在某些致病因素作用下，致使人体阴阳中的一方亢盛至极，或阴阳中的一方极端虚弱，双方盛衰悬殊，盛者踞于内，将另一方格拒于外，迫使阴阳之间不相维系，从而出现真寒假热、真热假寒等复杂的病理现象。阴阳格拒，是阴阳失调病机中较特殊的一种类型。

1. 阴盛格阳 阴盛格阳，是指阳气极端虚弱，阳不制阴，亢盛之阴盘踞于内，逼迫衰极之阳浮越于外，使阴阳不相维系，相互格拒的一种病理状态。此病机则导致真寒假热证的出现。例如极度虚寒的病人，本来表现为面色苍白、四肢逆冷、精神萎靡、畏寒蜷卧、脉微细欲绝，在病情越来越重的情况下，突然出现颧红如妆、言语较多、烦热、口渴、脉大等"热象"，这就是阴盛于内，格阳于外的真寒假热证，是一种向阴阳离决发展的危证。

2. 阳盛格阴 阳盛格阴，是指体内邪热极盛，阻遏阳气，导致阳气深伏于里，不得外达四肢，而格阴于外的一种病理状态。此病机会导致真热假寒证的发生。例如外感热病，邪热炽盛，本来表现为壮热、面红、气粗、烦躁、舌红、脉数大有力，在病势越来越重的情况下，突然出现四肢厥冷、脉象沉伏等"寒象"，这就是阳盛于内，格阴于外的真热假寒证。

（五）阴阳转化

阴阳转化，是指在疾病的发展过程中，由于阴阳盛衰消长达到一定程度，各自向其相反的方向转化，从而导致疾病寒热性质向相反方向转化的过程。阴阳转化，包括由阴转阳和由阳转阴两个方面。

1. 由阳转阴 是指原来病证的性质属阳，在一定条件下，向阴转化的病理过程。如某些急性温热病，由于热毒极重，大量耗伤机体元阳，在持续高热的情况下，阳气骤虚，可突然出现面色苍白、四肢厥冷等阳气暴脱之阴寒危象。此种病理变化，即称为由阳转阴，表现为热证转寒证。

2. 由阴转阳 是指原来病证的性质属阴，在一定条件下，向阳转化的病理过程。如病始于寒饮停肺，表现为咳嗽、痰涎清稀、苔白滑等，但由于失治误治，寒饮郁久化热，而见发热、咳痰黄稠、胸痛、苔黄、脉数等痰热壅肺的证候。即为由阴转阳，由寒转热。此外，湿证化燥亦属此类。

（六）阴阳亡失

阴阳亡失，是指机体的阴液或阳气突然大量亡失，导致功能严重衰竭，生命垂危的病理状态。包括亡阴和亡阳两类。

1. **亡阳** 是指机体的阳气突然大量脱失，而致全身功能突然严重衰竭的一种病理状态。导致亡阳的原因，有邪气太盛，正不敌邪，阳气损失太多；有素体阳虚，正气不足，疲劳过度，耗气过多；有用汗、吐、下等法，或疾病造成汗、吐、下过度，大量津液丢失，而气随津脱；有大量失血，气随血脱；亦可因慢性疾病，长期大量耗散阳气，使阳气亏损殆尽，均可出现亡阳。亡阳时，属于阳的推动激发、温煦固摄、兴奋卫外等功能严重衰竭，故临床多见面色苍白、四肢逆冷、精神萎靡、畏寒蜷卧、大汗淋漓、脉微欲绝等危重征象。

2. **亡阴** 是指机体阴液突然大量消耗或丢失，而致全身功能严重衰竭的一种病理状态。导致亡阴的原因，有邪热炽盛；或邪热久留，大量煎灼阴津；或汗、吐、下太过，直接消耗大量阴液；或因久病，长期慢性消耗，使阴逐渐耗竭等，均可致阴液亡脱。由于亡阴，其宁静、滋润、内守等功能严重衰竭，故临床多见面颧潮红、烦躁不安、口渴欲饮、气喘、手足虽温但汗多欲脱、脉数疾无力等躁动、干燥与向外脱逸而不能内守的危证。

由于阴阳相互依存，任何一方都不能脱离另一方而单独存在。阴亡，则阳无以生；阳亡，则阴无以化。所以，亡阴可迅速导致亡阳，亡阳也会很快导致亡阴，最后，"阴阳离决"而死亡。

四、气血失常

气血失常，概括了气与血的亏损不足、运行失常、生理功能异常及气血关系失调等病理变化。人体气血运行于全身，是脏腑经络等组织器官功能活动的物质基础。如果气血失常，必然会影响到机体的各种生理功能，导致疾病发生。正如《素问·调经论》说："血气不和，百病乃变化而生。"同时，脏腑功能活动正常，又是生成气血，维持其正常运行和代谢的基本条件。脏腑发生病变，会引起全身气血的病理变化。所以，气血失常的病机，同邪正盛衰、阴阳失调一样，既是脏腑经络等组织器官各种病理变化的基础，也是分析研究各种临床疾病病机的基础。

（一）气的失常

气的失常主要包括两个方面：一是气的生成不足或耗损太多，形成气虚的病理状态；二是气的运动失常，形成气滞、气逆、气陷、气闭、气脱等气机失调的病理状态。

1. **气虚** 气虚，是指气不足，导致脏腑功能活动减退，抗病能力下降的病理状态。引起气虚的原因主要是由于先天禀赋不足，或后天失养，或脾肺肾的功能失调而致气之生成不足，亦可因久病劳损、耗气过多引起。

气虚的病理表现涉及全身的各个方面。由于不同的气的功能各不相同，因而气虚的表现十分复杂多样，例如卫气虚不能温煦肌表，肌表不固而见怕冷，自汗，易于感冒；元气虚则可致生长发育迟缓，生殖功能低下，机体所有生理活动减弱；各脏腑气虚则导致各脏腑功能减退或失调，从而出现一系列脏腑虚弱征象。气虚主要以少气懒言、倦怠乏力、脉虚无力为特点。

由于气和血、津液的关系极为密切，气虚还可导致血、津液的生成不足，运行迟缓，或失于固摄而流失等。

2. **气机失调** 是指气的升、降、出、入失常而引起的气滞、气逆、气陷、气闭、气脱等病理变化。

（1）气滞：即气机郁滞不畅。主要由于情志抑郁，或痰、湿、食积、瘀血等阻滞，影响到气的运行，形成局部或全身的气机不畅或阻滞不通，从而导致某些脏腑、经络的功能障碍。气滞于某一局部，可出现胀满、疼痛，甚则引起瘀血、痰饮等病理产物。由于肝升肺降、脾升胃降，在调整全身气机中起着极其重要的作用，临床以肝郁气滞、肺气壅滞、脾胃气滞为多见。通观各种气滞病变，气机郁滞不畅，是其共同病机，闷、胀、痛则是其最常见的临床表现。

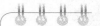

（2）气逆：指气上升太过，或下降不及，以致气逆于上的病理变化。多是由于情志内伤，或因饮食不当，或因外邪侵犯，或因痰浊壅阻所致。亦有因虚而致气机上逆者。气逆病变多见于肺、胃、肝等脏腑病变。如肺气上逆，可见咳逆、气喘；胃气上逆，发为恶心、呕吐，或呃逆、嗳气；肝气上逆，则见头痛而胀，面红目赤，急躁易怒，甚至血随气逆而见咯血、吐血、昏厥等症。

（3）气陷：是指在气虚的基础上，表现以气的无力升举为主要特征的病理变化。因脾胃位居中焦，为气血生化之源、气机升降之枢，脾气有升清之作用。所以，气陷病机与脾气虚损的关系最为密切，故常称为"中气下陷"。

气陷病变，多由气虚病变发展所致。人体之头目，依赖于脾的升清功能，使水谷精微清阳之气上达于头目，以荣养清窍。人体内脏器官位置的相对恒定，又有赖于气的上升提摄及正常的升降出入运动。所以在气虚病变发展到一定的阶段时，则可致升清无力，水谷精微不能上输头目，出现头晕、眼花、耳鸣等症；亦可致脏腑器官维系无力，而引起某些内脏位置相对下移，如胃下垂、肾下垂、子宫脱垂、脱肛等，并常伴见脘腹或腰腹胀满重坠、便意频频等症。此外，由于气陷病变大多是在气虚病证基础上发展而来，故又兼见疲乏无力，气短声低，面色不华，脉弱无力等气虚症状。

（4）气闭：即气之出入障碍，主要指气机郁闭，气不外达，出现突然闭厥的病理状态。多由情志过极，或外邪、痰浊等阻滞气机出入所致。如触冒秽浊之气所致的闭厥；突然遭受巨大精神创伤所致的气厥；强烈疼痛刺激所致的痛厥等。临床上，气机闭郁，壅于心胸，闭塞清窍，可见突然昏厥，不省人事；阳气内郁，不能外达，同时兼见四肢逆冷，甚则四肢拘挛、牙关紧闭；肺气郁闭，气道不畅，可见呼吸困难，甚则气急鼻煽、面青唇紫等症；气闭于内，腑气不通，则见二便不通。

（5）气脱：指气不内守，大量向外脱逸，从而导致全身性严重气虚不足，出现功能突然衰竭的病理状态。多由正不敌邪，正气骤伤，或慢性病，长期消耗，正气衰竭，以致气不内守而外散脱失；或因大出血、大汗出、频繁吐下等，致使气随血脱或气随津泄所致。由于气的大量外散脱失，全身之气严重不足，功能活动衰竭，可出现面色苍白，汗出不止，目闭口开，全身软瘫，手撒，二便失禁，脉微欲绝等危重征象。气脱实际上是各种虚脱病变的主要病机。

（二）血的失常

血的失常，主要表现在两个方面：一为血的生化不足或耗伤太过，血的濡养功能减退，形成血虚。二是血的运行失常，如血液运行迟缓而致血瘀；血行加速、妄行，逸于脉外而致出血。

1. **血虚** 是指血液不足，血的营养和滋润功能减退的病理变化。引起血虚的病因：一是失血过多，如因各种急性或慢性出血病证，致使体内失血过多，新生之血来不及补充；二是血液化生不足，如饮食营养摄取不足，或脾胃虚弱，运化无力，血液生化减少，或肾精亏损，精不化血等；三是久病不愈，慢性疾病致营血暗耗；四是瘀血阻滞，新血不生，而致血虚。

由于全身各脏腑、经络等组织器官，皆依赖于血液的濡养，血液又是神志活动的物质基础。因此，血虚时就会出现全身或局部失养、功能活动减退、神志活动衰惫等病理变化。其临床表现以头晕健忘，形体消瘦，失眠多梦，心悸，面、唇、舌、爪甲淡白无华等为主要特征。此外，血为气之母，血虚则气少，故血虚病人又常伴气虚之症。

2. **血瘀** 是指血液运行迟缓和瘀滞不畅的一种病理变化。多因气滞而血行不畅；或气虚推动无力，血行迟缓；或痰浊阻于脉道，阻碍血行；或寒邪侵入血分，血得寒则凝涩不流；或邪热入血，煎灼津血，血稠难流；或因外力挫伤脉络，局部气血流通受阻等所致。

血瘀与瘀血的概念不同。血瘀是指血液运行瘀滞不畅的状态，属病机概念。瘀血则指血液凝聚成血块或停滞于体内某些部位的血液，属于一种病理产物，为病因范畴。二者常互为因果，相互影响。血液运行迟缓发展下去可凝结成瘀血；局部有瘀血阻滞脉道，又可影响血行，致血行迟缓而为血瘀。

血瘀病变，主要表现为血行不畅，既可发生于全身，亦可发生于局部。当血瘀阻滞在脏腑、经络等某一局部时，不通则痛，可出现局部疼痛，固定不移，甚则可形成肿块，称之为"癥积"。此外，血瘀证患者常可见面色黧黑、肌肤甲错、唇舌紫黯、脉涩等血行迟缓和血液瘀滞的征象。

3. 出血 是指血液不循常道，逸出脉外的一种病理变化。其形成多因热入血分，灼伤脉络，迫血妄行；或气虚不能摄血；或瘀血阻滞脉道；或因外伤损伤脉络等致使血逸脉外而致出血。由于导致出血的原因不同，出血的表现亦各异。如火热迫血妄行，外伤破损脉络者，常出血较急，且颜色鲜红、血量较多；气虚所致出血，往往病程较长，且出血色淡、量少；瘀血阻滞所致出血，大多血色紫黯或夹有血块等。

（三）气血关系失调

在生理上，气与血之间具有相互资生，相互依存，相互为用的关系，故在病理上也常相互影响，而致气血同病。气血关系失调，主要表现于气滞血瘀、气虚血瘀、气不摄血、气随血脱，以及气血两虚等几方面。

1. 气滞血瘀 是指因气机郁滞，导致血液运行障碍，气滞与血瘀并存的病理状态。多由情志抑郁，气机阻滞而致血瘀，亦有闪挫外伤等因素，伤及气血，因而气滞和血瘀同时并见。肝主疏泄而藏血，能够调畅气机，因此气滞血瘀与肝失疏泄密切相关。其次，心主血脉而行血，肺朝百脉，主司一身之气，所以当心、肺的功能失调时，也可形成气滞血瘀的病变。在临床上气滞血瘀多见胀满疼痛、痕聚、癥积等表现。

2. 气虚血瘀 是指气虚而运血无力，血行瘀滞，气虚与血瘀并存的病理变化。此证是以气虚和血瘀的证候表现为特点的。气能行血，气虚则推动无力而致血瘀。轻者，气虚无力，但尚能推动，只不过血行迟缓；重者，因气虚较甚，无力行血，经脉失充且瘀阻，肢体失于气血之养，可见瘫软不用，甚至萎废。

3. 气不摄血 主要是指由于气的不足，统摄血液的功能减退，则血不循常道，逸出于脉外，从而导致各种失血的病理变化。由于脾主统血，故气不摄血的病变多与脾气亏虚有关，又肝主藏血，可防止出血，故亦与肝失所藏有关。在气不摄血中，气之不足是原因，而各种出血的征象是结果。因此，临床表现除各种出血症状外，如吐血、衄血、发斑、便血、尿血、崩漏等，还同时伴有气虚之象，如面色不华，倦怠乏力，少气懒言，脉虚无力等。

4. 气随血脱 指在大量出血的同时，气也随着血液的流失而脱散，从而形成气血两虚或气血并脱的病理变化。血为气之载体，各种大出血皆可导致气随血脱，如外伤失血，妇女崩漏，产后大出血等。气随血脱病变的发展，轻者气血两虚，重者气血并脱。

5. 气血两虚 即气虚和血虚同时存在的病理变化。多因久病消耗，渐致气血两伤；或因失血，气随血脱；或因气虚，血液无以化生而日渐亏少，从而形成气血两虚的病机。临床可同时兼有气虚和血虚的表现，如面色淡白或萎黄，少气懒言，疲乏无力，自汗出，形体消瘦，心悸失眠等。

五、津液代谢失调

津液的代谢，包括津液的生成、输布与排泄的过程。维持津液代谢平衡，要靠气化功能，气的升、降、出、入运动和肺、脾、肾、膀胱、三焦等脏腑功能活动的相互协调配合来完成。气化功能健旺，则津液的生成、输布与排泄才能正常，即进入体内的水液和排出体外的水液在数量上保持相对的平衡；气的升降出入运动正常，则津液在体内的升降环流、吸收和排泄才能正常进行。脏腑对津液代谢的调节作用，其中尤以肺的宣发肃降、脾的运化转输、肾的蒸腾气化最为重要。

任何原因导致气的运动及气化功能异常，以及肺、脾、肾三脏的功能失调，均可致津液代谢失常，形成体内津液不足，或是津液蓄积于体内，内生痰饮、水湿等病变。

（一）津液不足

津液不足，是指体内津液亏少，使脏腑、组织、官窍等得不到充分的濡润、滋养，因而产生一系列干燥失润的病理变化。引起津液不足的原因主要有三方面：一是热盛伤津，如外感燥热之邪，或五志化火，消灼津液。二是津液丢失过多，如多汗、吐泻、多尿、失血等。三是过服辛燥之物或久病耗伤致津液不足。

津液不足的病理变化，有伤津和脱液之分：如炎夏多汗或高热时而口渴引饮，或气候干燥而致口、鼻、皮肤干燥等，均以伤津为主；如热病后期或久病伤阴，症见形瘦肉脱，毛发枯槁，手足震颤、舌光红无苔等，均以脱液为主。伤津和脱液，在病机和临床表现方面虽然有所区别，但津液本为一体，二者生理上相互为用，病理上也相互影响。一般来说，轻者为伤津，重者为脱液，伤津乃脱液之渐，脱液乃津伤之甚。

（二）津液的输布、排泄障碍

津液的输布和排泄，是津液代谢中的两个重要环节。津液的输布和排泄功能障碍是导致津液在体内不正常停留，成为内生水湿、痰饮等病理产物的根本原因。津液的输布障碍，是指津液不能正常的转输和布散，在体内运行迟缓，或滞留于体内某一部位，水湿内生，酿痰成饮之病理变化。导致津液输布障碍的原因很多，涉及肺失宣发和肃降、脾失健运、肝失疏泄条达及三焦水道不利等多个方面，但其中最主要的是脾的运化功能障碍。津液的排泄障碍，主要是指津液转化为汗液和尿液的功能减退，从而导致津液停蓄，内生水湿的病理变化。津液化为汗液，主要是肺的宣发功能；津液化为尿液并排出体外，主要是肾的蒸腾气化功能和膀胱的开合作用，其次是肺的肃降功能。肺肾的功能减弱，虽然均可引起水液停留，但是肾的蒸腾气化则起着主宰排泄的作用。

津液的输布障碍和排泄障碍，二者虽然有别，但结果都是导致津液在体内的停滞，内生痰饮、水湿等病理产物，而且病变常相互影响和互为因果。其病理演变，不但可以反过来加重肺、脾、肾等脏腑的功能失调，而且还可以进一步影响气血的运行，从而形成一些综合性的病理变化。

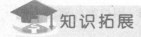

《素问·至真要大论》病机十九条

"诸风掉眩，皆属于肝；诸寒收引，皆属于肾；诸气膹郁，皆属于肺；诸湿肿满，皆属于脾；诸热瞀瘛，皆属于火；诸痛痒疮，皆属于心；诸厥固泄，皆属于下；诸痿喘呕，皆属于上；诸禁鼓栗，如丧神守，皆属于火；诸痉项强，皆属于湿；诸逆冲上，皆属于火；诸胀腹大，皆属于热；诸躁狂越，皆属于火；诸暴强直，皆属于风；诸病有声，鼓之如鼓，皆属于热；诸病胕肿，疼酸惊骇，皆属于火；诸转反戾，水液混浊，皆属于热；诸病水液，澄澈清冷，皆属于寒；诸呕吐酸，暴注下迫，皆属于热。"

【附】 内生"五邪"

内生"五邪"，指在疾病的发展过程中，由于气、血、津液和脏腑生理功能异常，而产生的类似风、寒、湿、燥、火五种外邪致病特征的病理变化。由于病起于内，因而分别称为"内风"、"内寒"、"内湿"、"内燥"、"内火"，统称为内生"五邪"。属于病机范畴。

（一）内风

风气内动，即是内风，是指体内阳气亢逆变动或筋脉失养而形成的具有眩晕、麻木、抽搐、震颤等"动摇"特征的一类病理状态。内风与肝的阴阳气血失调的关系密切，故又称"肝风内动"

或"肝风"。《素问·至真要大论》说："诸暴强直，皆属于风"；"诸风掉眩，皆属于肝"。临床有肝阳化风、热极生风、阴虚风动、血虚生风之不同。

1. 肝阳化风　指肝肾阴虚，阴不制阳，肝的阳气升而无制，亢而化风的病理状态。多为情志所伤、操劳太过耗伤肝肾之阴所致。其证，肝肾阴虚为本，肝阳亢盛为标，病理变化多为虚实错杂。临床表现，轻者筋惕肉瞤、肢麻震颤、步履不稳、眩晕欲仆；重者可猝然仆倒，不省人事。即使得救，亦为半身不遂、口眼歪斜、言语不清。

2. 热极生风　又称热甚动风。指邪热炽盛，煎灼津液，伤及营血，燔灼肝经，筋脉失养，化而为风的一种病理状态。为邪热极盛的实热证。临床表现以痉厥、四肢抽搐、目睛上吊、角弓反张等为主，兼以高热、神昏、谵语等症。

3. 阴虚风动　指阴液大亏或枯竭，无以濡养筋脉，化为内风的一种病理状态。多为热病或久病之后，致阴津耗伤、肝肾阴亏。由于其病变本质属虚，所以动风症状多较轻、较缓，临床表现以筋惕肉瞤、手足蠕动为特征，同时伴见有阴虚消瘦等征象。

4. 血虚生风　多由于生血不足，或失血过多，或久病耗伤营血，而致肝血不足，血不荣筋，筋脉失养，虚风内动。由于其病变本质属虚，所以其动风症状亦较轻、较缓，临床可见肢体麻木、筋肉跳动、手足拘挛等症，并伴见有明显的血虚征象。

（二）内寒

内寒，指机体阳气虚衰，温煦气化功能减退，阳不制阴，虚寒内生的病理状态。内寒的形成多与脾肾阳虚关系密切。概脾为后天之本，气血生化之源，脾阳能达于肌肉四肢；肾阳为人体阳气之根本，能温煦全身各脏腑组织，脾阳根于肾阳。故脾肾阳气虚衰，尤其是肾阳不足，是内寒病理形成的关键。《素问·至真要大论》说："诸寒收引，皆属于肾。"其临床表现有两方面：一是阳气不足，温煦失职，寒从中生。如畏寒肢冷，面色苍白，精神萎顿，脉沉迟无力等。二是气化功能减退，阳不化阴，津液不化，致水湿、痰饮等病理产物在体内积聚，表现为尿频清长，涕唾痰涎稀薄清冷，大便泄泻或水肿等。《素问·至真要大论》说："诸病水液，澄澈清冷，皆属于寒。"

外寒与内寒二者之间，既有区别又有联系。区别是：内寒所致虚寒证的临床特点主要是虚而有寒，以虚为主；外寒所致实寒证的临床特点则主要是以寒为主。二者之间的主要联系是：寒邪侵犯人体，必然会损伤机体的阳气，最终导致阳虚；而阳气亏虚之体，因抗御外邪能力低下，又易感受寒邪而致病。

（三）内湿

内湿，指体内津液输布、排泄障碍，导致水湿蓄积停滞的病理状态。内湿的形成，多与脾脏有关。由于脾主运化水液，其性喜燥恶湿，所以脾的运化失职是湿浊内生的关键。《素问·至真要大论》说："诸湿肿满，皆属于脾。"此外，脾主运化有赖于肾阳的温煦和气化，若肾阳不足，不能温助脾阳，则脾失健运，湿浊内生。故内湿的形成与肾也有密切关系。

内湿与外湿一样，都具有重浊、黏滞、易阻遏气机之性，故其临床表现常因内湿阻滞部位不同而各异。如湿滞经脉、肌表，见头重如裹，肢体重着，关节屈伸不利；壅阻上焦，则胸闷咳痰；阻滞中焦，则脘腹胀满，食欲不振，口腻或口甜，苔厚腻；阻于下焦，则腹胀便溏，小便不利；泛滥肌肤，则发为水肿。应当指出，湿浊虽可阻滞于机体的任何部位，仍以湿阻中焦脾胃为主，脾虚湿困是常见之证。

外湿与内湿在病因形成方面虽然有所区别，但在发病过程中又常互相影响。伤于外湿，湿邪困脾，健运失职，则易形成湿浊内生；而脾阳虚损，水湿不化，又易招致外湿的侵袭。

（四）内燥

津伤化燥，即是"内燥"。指体内津液不足，机体各组织器官和孔窍失其濡润，出现一系列干燥枯涩的病理变化。多由热盛伤津，或大汗、大吐、大下，或亡血、失精等使阴津亏损所致。

内燥病变，虽可发生于各脏腑组织，但以肺、胃、大肠的病理变化为多见。肺为娇脏，性喜柔润,肺燥宣降失职,常见干咳少痰或无痰,或咯血等;胃喜润恶燥,胃燥则口渴,干呕,舌光红无苔;大肠主传导食物糟粕,若大肠失润则传导失职,常见大便燥结等。一般来说,内燥证以口燥咽干,皮肤干燥,干咳少痰,大便燥结,舌红少苔等津亏失润的现象为临床特点。

外燥与内燥的异同点是,其临床表现均有干涩之象,但外燥为感受外界燥邪而发病,主要发生在秋季,病位多在肺、皮肤、口鼻等处;内燥是指机体津液不足,各脏腑组织器官失其濡润而产生的干燥枯涩的病理状态,无明显的季节性,其病位主要在肺、胃、大肠。

（五）内火

内火,又称内热,是指由于阳盛有余,或病邪郁结,或阴虚阳亢,或五志化火等而产生的火自内生、功能亢奋的病理变化。其原因和机制概括如下:

1. 阳热亢盛　人身的阳气在正常情况下有温煦脏腑组织的作用,但若机体阳气过亢,代谢旺盛,产热增多,则呈现一派火热之象的病理状态。另一方面,外感风、寒、燥、湿等邪入里郁滞,或体内病理性代谢产物痰湿、瘀血、食积等因素导致机体阳气郁滞不达,郁久则生热化火。此外,五志过极化火,是由于精神情志刺激,影响脏腑气血阴阳,导致脏腑阳盛,或造成气机郁结,气郁日久而从阳化热,因而火热内生。

阳热亢盛属于实火,临床一般可见面红目赤、烦热渴饮、尿黄便干、舌红脉数等征象。

2. 阴虚火旺　由于阴液亏虚,阴不制阳,虚热、虚火内生的病理状态。阴虚内热多表现为全身虚热之象,如五心烦热、骨蒸盗汗、两颧潮红、舌红少苔等。阴虚火旺的征象比较集中于某一局部。如阴虚火旺所引起的牙痛、咽喉疼痛、骨蒸、颧红等。阴虚火旺与阴虚内热相比,其火热之象更为明显。

（张玲玲）

本章小结

中医学的病因主要包括六淫、疫疠、内伤七情、饮食失宜、劳逸过度、痰饮、瘀血、外伤、寄生虫、先天因素等。中医病因学说将致病因素与机体的反应结合起来研究疾病发生发展的规律,其认识具有宏观的、整体的、辨证的特色和表象、聚类的特征。然而,中医病因学说是在特定的历史条件下形成的,其局限性在所难免,这就需要我们用发展和创新的理念来不断完善中医病因学说。

中医学的病机学说是研究疾病发生发展和演变规律的学说,揭示了疾病的本质特性,主要包括发病机理和病变机理两部分。发病机理探讨人体疾病发生的一般规律,中医学认为疾病的发生关系到正气和邪气两个方面,即"正气存内,邪不可干"、"邪之所凑,其气必虚"。人体极其复杂的反馈调节系统,均可以理解为正气的调控与防御反应,与现代免疫系统关系密切。病变机理研究人体病理变化的基本规律,指疾病过程中共性的病理发展过程,也是其他各种病机的基础,包括邪正盛衰、阴阳失调、气血津液失常以及"内生五邪"等病理变化规律。因此,研究病机,是认识疾病、指导诊断和治疗的前提。

练 习 题

一、选择题

A1 型题

1. "六淫"是指

　　A. 六种自然界的气候变化　　　　　　　　B. 六种时令疫邪

C. 六种外感病邪的统称　　　　　　　　　　D. 六种致病因素

E. 六种病理产物

2. 致病后病程较长,反复发作,缠绵难愈的邪气是

　　A. 风　　　　　B. 寒　　　　　C. 湿　　　　　D. 暑　　　　　E. 燥

3. 患者,女,35岁。胸胁胀痛,咳唾引痛,称为

　　A. 痰饮　　　　B. 悬饮　　　　C. 溢饮　　　　D. 支饮　　　　E. 留饮

4. 下列哪种情志异常可引起二便失禁

　　A. 过度悲忧　　　　　　　　B. 恐惧过度　　　　　　　　C. 思虑不解

　　D. 过度愤怒　　　　　　　　E. 突然受惊

5. 暑、火、燥三邪的共同致病特点是

　　A. 耗气　　　　B. 发热　　　　C. 伤津　　　　D. 动血　　　　E. 生风

6. 与气不足病变形成密切相关的脏是

　　A. 心脾肾　　　B. 肝脾肺　　　C. 心肺肾　　　D. 脾肾肺　　　E. 肺肝肾

7. 正气大虚,邪气不盛,疾病缠绵难愈的病理过程,谓之

　　A. 正虚邪恋　　　　　　　　B. 邪正相持　　　　　　　　C. 正虚邪盛

　　D. 正盛邪衰　　　　　　　　E. 邪正相争

8. "吐下之余,定无完气"是指以下哪种病理变化

　　A. 气不摄津　　　　　　　　B. 气不化津　　　　　　　　C. 津停气阻

　　D. 气随津脱　　　　　　　　E. 津不化气

9. "大实有羸状"是指

　　A. 虚中夹实　　　　　　　　B. 因虚致实　　　　　　　　C. 真实假虚

　　D. 真虚假实　　　　　　　　E. 由实转虚

10. 脾气虚损,运化无力,导致水湿内停,其病理变化多属

　　A. 虚中夹实　　　　　　　　B. 实中夹虚　　　　　　　　C. 由实转虚

　　D. 因虚致实　　　　　　　　E. 真虚假实

A2 型题

11. 某病人四肢关节疼痛,酸楚沉重,肌肤不仁,阴雨天加重。其病因主要是

　　A. 风邪　　　　B. 寒邪　　　　C. 暑邪　　　　D. 湿邪　　　　E. 燥邪

12. 某女月经过多,血色鲜红,舌红,脉数。其病机为

　　A. 寒凝血瘀　　　　　　　　B. 热迫血行　　　　　　　　C. 瘀血阻滞

　　D. 脾不统血　　　　　　　　E. 肝不藏血

13. 张某,脘腹胀满,嗳腐吞酸,呕吐泄泻,应考虑为

　　A. 饮食停滞　　　　　　　　B. 饮酒过度　　　　　　　　C. 饮食偏嗜

　　D. 食物中毒　　　　　　　　E. 饮食不洁

14. 某患者,患癫痫,发作时喉中有声,口角流涎,舌苔白腻,脉象弦滑。应考虑病因为

　　A. 情志因素　　　　　　　　B. 痰浊因素　　　　　　　　C. 饮食因素

　　D. 瘀血因素　　　　　　　　E. 过劳因素

15. 病人持续高热,突然出现面色苍白,四肢厥冷,脉微欲绝,其病机应是

　　A. 重阳必阴　　　　　　　　B. 寒极生热　　　　　　　　C. 阳胜则热

　　D. 阳损及阴　　　　　　　　E. 阳长阴消

16. 病人先有阴虚内热病证,以后又出现畏寒肢冷,大便溏泄,其病机应是

　　A. 阴损及阳　　　　　　　　B. 阳损及阴　　　　　　　　C. 阴盛格阳

　　D. 阳盛格阴　　　　　　　　E. 阴阳亡失

17. 李某,患肢体冷痛,关节屈伸不利,时而或冷厥不仁,其主要机理为
　　A. 湿阻气机　　　　　　B. 风性主动　　　　　　C. 寒性凝滞收引
　　D. 寒伤卫阳　　　　　　E. 寒邪直中少阴

18. 刘某,高热两天,突然出现四肢抽搐、神昏谵语、舌红、苔黄燥、脉洪数有力等症,此属
　　A. 火热内闭　　　　　　B. 肝阴耗损　　　　　　C. 肝风内动
　　D. 阳亡化风　　　　　　E. 热极生风

19. 赵某,五心烦热、骨蒸潮热、盗汗、舌红少苔、脉细数,其病机主要是
　　A. 阳盛则热　　　　　　B. 阴虚则热　　　　　　C. 阴盛格阳
　　D. 阳盛格阴　　　　　　E. 津枯血燥

20. 久病痨热,见心烦、鼻咽干燥、肌肉消瘦、皮肤干燥、舌红少津,多为
　　A. 津亏血瘀　　　　　　B. 气随津脱　　　　　　C. 津枯血燥
　　D. 血瘀水停　　　　　　E. 阴虚火旺

二、思考题

1. 何谓六淫?六淫致病的共同特点是什么?
2. 试述痰饮的致病特点。
3. 试述瘀血的致病特点。
4. 邪正盛衰如何影响疾病的发展与转归?
5. 何谓阴阳偏胜偏衰?病机特点及主要病理变化分别有哪些?

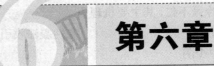

第六章

四　诊

 学习目标

　　1. 掌握：面部五种病色的特征及主病；常见病态舌象的特征及主病；常见脉象的特征及其临床意义。

　　2. 熟悉：望神的方法与临床意义；望舌及切脉的方法及注意事项；问诊的主要内容及临床意义。

　　3. 了解：望形体、望动态、望头面、望五官、望颈项躯体、望皮肤、望毛发的临床意义；闻诊的基本内容及临床意义。

　　四诊，也称诊法，是指望、闻、问、切四种诊察疾病的基本方法。

　　人体是一个有机的整体，局部病变可影响全身，内脏病变也可从体表或局部反映出来。《丹溪心法》说："欲知其内者，当以观乎外；诊于外者，斯以知其内。盖有诸内者，必形诸外。"故可以通过望、闻、问、切四法来收集有关疾病的资料，进行科学的整理和归纳，并进行分析、综合、推理、判断，从而探求疾病的本质，为辨证论治提供依据。

　　望、闻、问、切四诊，是从不同的角度来检查病情和收集临床资料，各有其独特的方法和意义，不能互相取代。中医学理论强调四诊并用，诊法合参。所谓"四诊合参"，即指诊察疾病时，四诊并用，综合收集病情资料，为准确判断病证提供依据。如《医门法律》说："望闻问切，医之不可缺一。"

第一节　望　　诊

　　望诊是医生运用视觉观察病人的神色形态、局部表现、舌象、分泌物和排泄物色质的变化来诊察病情的方法。

　　望诊在中医诊断学中占有重要地位，被列为四诊之首，并有"望而知之谓之神"的说法。但望诊也有一定的局限性，不能代表其他诊法，故诊病时还需四诊合参，才能全面地了解病情。

　　望诊应在充足的天然光线下进行，并注意诊室内温度适宜。诊察时充分暴露受检部位，以便能清楚地进行观察。

一、望　　神

　　望神是通过观察人体生命活动的整体表现来判断病情的方法。

　　神有多种含义，此处所说的神是指机体脏腑组织功能活动和精神意识状态的综合，包括精神意识、思维活动、面色眼神、形体动作、语言呼吸和对外界的反应等各个方面。因此，可以说神是对人体生命现象的高度概括。《内经》中有关于神的产生及其与人体精气和脏腑功能的关系的论述，认为神产生于先天之精，而又必须依赖后天水谷精微的滋养。因此，神是以后天之精及其所化生的气血津液为物质基础,并通过脏腑组织的功能活动表现出来的,神与精、气的关系非常密切,三者盛则同盛,衰则同衰。精气充足则体健神旺,抗病力强,即使有病也多属轻病,预后较好;精气亏虚,则体弱神衰,抗病力弱,有病多重病,预后较差。所以,观察病人的神的旺衰,可以了解其精气的盛衰,判断病情的轻重和预后。正如《素问·移精变气论》说:"得神者昌,失神者亡。"

（一）望神的内容

望神包括望精神意识、面色眼神、呼吸语言、形体动作和对外界的反应等,其中应重点观察两目、神情、气色和体态。

（二）对神的判断

神的表现,按神的旺、衰和病情轻、重可分为得神、少神、失神、假神四种。此外,还有以神志失常为主要表现的神乱。其临床表现和意义如下:

1. 得神 又称"有神"。其临床表现一般为神志清楚,两目精彩,呼吸平稳,语言清晰,面色荣润,肌肉丰满,动作自如,反应灵敏,提示正气充足,精气充盛或病情较轻,预后良好。

2. 少神 又称"神气不足"。其临床表现一般为精神不振,两目乏神,面色少华,倦怠乏力,少气懒言,动作迟缓。提示正气不足,精气轻度损伤,机体功能较弱,多见于虚证。

3. 失神 又称"无神"。临床表现一般为精神萎靡,面色无华,两目晦暗,呼吸气微或喘促,语言错乱,形体羸瘦,动作艰难,反应迟钝,甚则神志不清;或壮热烦躁,四肢抽搐,或神昏谵语,循衣摸床,撮空理线,或卒倒神昏,两手握固,牙关紧闭。前者为精亏神衰,可见于久病虚证;后者为邪盛神乱,可见于邪实病人。二者都提示病情严重,预后较差。

4. 假神 指重危病人出现的精神突然"好转"的虚假表现。其临床表现为原本精神萎靡,面色无华,两目晦暗,呼吸气微,突然精神好转,目光转亮而浮光外露,言语不休,语声清亮,欲进饮食,想见亲人,面色无华而两颧泛红如妆。假神提示病情恶化,脏腑精气将绝,属病危。常是重病病人临终前的表现,古人比作"回光返照"或"残灯复明"。

5. 神乱 即精神错乱或神志失常。其临床表现一般为焦虑恐惧、狂躁不安、淡漠痴呆、猝然昏倒等。多见于癫、狂、痫、脏躁等病人。

癫证表现为淡漠寡言,闷闷不乐,精神痴呆,喃喃自语,或哭笑无常,多由忧思气结,痰浊蒙蔽心神,或先天禀赋不足所致。

狂证多表现为狂躁妄动,打人怒骂,不避亲疏。多因肝郁化火,痰火上扰神明所致。

痫证表现为突然昏倒,口吐涎沫,四肢抽搐,醒后如常。多由肝风挟痰上逆,蒙蔽清窍所致。

二、望面色

望色,是通过观察病人全身皮肤(主要是面部皮肤)的色泽变化来了解病情的方法。

皮肤色泽是脏腑气血之外荣,可据此了解脏腑的虚实、气血的盛衰、病性的寒热、病情的轻重和预后。根据五行学说和藏象理论,五色(青、赤、黄、白、黑)配五脏,故五色变化能反映相应脏腑的功能变化。望色还包括对体表黏膜、分泌物和排泄物色泽的观察。本节重点叙述望面色。

（一）常色与病色

面色可分为常色和病色两类,

1. 常色 即正常生理状态时的面色,因种族不同而异。我国健康人的面色是红黄隐隐,明润含蓄。常色有主色和客色之分。主色是指由禀赋所致,终身不变的色泽;客色是指因受季节气候、情绪变化、剧烈运动、饮酒等因素所致的气色的短暂性变化,非疾病所致。

2. 病色 即因病而发生异常改变的面色。病色的特点是晦暗、暴露。晦暗,即面部皮肤枯槁而无光泽,是脏腑精气已衰、胃气不能上荣的表现。暴露,即某种面色异常明显的显露于外,是病色外现或真脏色外露的表现。

(二) 五色主病

病色可分为青、赤、黄、白、黑五种,分别见于不同脏腑和不同性质的疾病。五色的善恶主要通过色泽变化反映出来,提示病情的轻重与预后。面色光明润泽而含蓄为善色,提示病情较轻,预后较好;面色晦暗枯槁而暴露为恶色,提示病情较重,预后较差。五色主病表现如下:

1. 青色　主寒证、疼痛、气滞、血瘀、惊风。

青色属木,病人面见青色,为气血运行不畅所致,寒凝气滞,或痛则不通,或瘀血内阻,或筋脉拘急,或热盛动风。面色淡青或青黑者,属寒盛、痛剧,多因阴寒内盛,气血凝滞所致;面色与口唇青紫者,多属心气、心阳虚衰,血行瘀阻,或肺气闭塞,呼吸不利所致;若突见面色青灰,口唇青紫,肢凉脉微,则多为心阳暴脱,心血瘀阻之象;面色青黄,又称苍黄,可见肝郁脾虚的病人,胁下每有癥积作痛;小儿眉间、鼻柱、唇周发青者,多属惊风,可见于高热抽搐患儿。

2. 赤色　主热证,亦可见于戴阳证。

赤色属火,病人面见赤色,多为火热内盛,气血充盈面部脉络所致,但亦可见于虚阳上越的病人。满面通红者,属实热证;午后两颧潮红者,属虚热证;久病重病面色苍白,却时而泛红如妆、游移不定者,为戴阳证,为脏腑精气衰竭,阴不敛阳,虚阳上越所致。

3. 黄色　主脾虚、湿证。

黄色属土,病人面色发黄,多由脾虚肌肤失养,或脾失运化、湿邪内蕴所致。面色萎黄者,多属脾胃气虚;面黄虚浮者,属脾虚湿蕴;面目一身俱黄者,为黄疸。其中面黄如橘色者,属阳黄,为湿热熏蒸所致;面黄晦暗如烟熏色者,属阴黄,为寒湿郁阻所致;小儿生后遍体皆黄,多为胎黄。

4. 白色　主虚证、寒证、失血证。

白色属金,病人面色发白,多由气虚血少,或阳衰寒盛,气血不能上充于面部脉络所致;面色淡白无华,唇舌色淡者,多属血虚证或失血证;面色㿠白者多属阳虚证;若㿠白虚浮则多属阳虚水泛;面色苍白,冷汗淋漓者,多属阳气暴脱。

5. 黑色　主肾虚、寒证、水饮、血瘀。

黑色属水,病人面色发黑,多因肾阳虚衰,水寒内盛,血行不畅,肌肤失养所致。面黑黯淡者,多属肾阳虚,因阳虚火衰,水寒不化,血失温煦所致;面黑干焦者,多属肾阴虚;眼眶周围发黑者,多属肾虚水饮或寒湿带下;面色黧黑,肌肤甲错者,多是由血瘀日久所致。

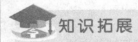 **知识拓展**

面部分候脏腑法

在《内经》中,论述了面部不同的部位分候不同的脏腑,观察面部不同部位色泽的变化,可诊察相应脏腑的病变。具体方法有两种:《灵枢·五色》的面部分候脏腑法,此法以前额候首面,眉心之上候咽喉,眉心候肺,鼻根候心,鼻柱候肝,鼻柱两旁候胆,鼻端候脾,鼻翼候胃,颊下候大肠,颊部下方候肾,鼻端两旁上方候小肠,人中部位候膀胱、胞宫。《素问·刺热》的面部分候脏腑法,此法以额部候心,鼻部候脾,左颊候肝,右颊候肺,颏部候肾。在临床诊病时,应以观察病人面部整体色泽变化为主,以分部色诊为辅。

三、望　形　态

望形态是指通过观察病人形体强弱胖瘦、动静姿态等来诊察病情的方法。

观察病人形体的强弱胖瘦、动静姿态等表现,可以了解脏腑的虚实、气血的盛衰和判断病性的阴阳、寒热、虚实。

(一) 望形体

望形体是指通过观察病人形体的强弱、胖瘦和异常表现等来诊察病情的方法。

1. 形体强弱　主要反映脏腑虚实和气血盛衰。

(1) 体强:表现为骨骼粗大,胸廓宽厚,肌肉充实,皮肤润泽,精力充沛,食欲旺盛。说明内脏坚实,气血旺盛,抗病力强,不易患病,有病易治,预后较好。

(2) 体弱:表现为骨骼细小,胸廓狭窄,肌肉瘦削,皮肤枯槁,精神不振,食少乏力。说明内脏脆弱,气血不足,抗病力弱,容易患病,有病难治,预后较差。

2. 形体胖瘦　主要反映阴阳气血的偏盛偏衰。正常人的体形适中,各部分组织匀称。过于肥胖或过于消瘦都可能是病理状态。

体胖能食,肌肉坚实,神旺有力者,多属形气有余。是精气充足、身体健康的表现。

体胖食少,肉松皮缓,神疲乏力者,多属形盛气虚。是阳气不足、多痰多湿的表现。易患痰饮、中风等病。此即《格致余论》所谓"肥人湿多"。

形瘦颧红,皮肤干焦者,多属阴血不足、内有虚火的表现。易患肺痨等病。此即《格致余论》所谓"瘦人火多"。

久病卧床不起,骨瘦如柴者,为脏腑精气衰竭,气液干枯,属病危。此即《内经》所谓"大骨枯槁,大肉陷下"。

3. 体质形态　体质是个体在其生长发育过程中形成的形体结构与功能方面的特殊性,在一定程度上反映了机体阴阳气血盛衰的禀赋特点和对疾病的易感受性,不同体质的人得病后的转归也不同,故观察病人的体质形态有助于了解病人阴阳气血的盛衰和预测疾病的发展转归。

人的体质分为阴脏人、阳脏人、阴阳平和人三种类型。

(1) 阴脏人:体形矮胖,头圆颈粗,肩宽胸厚,身体姿势多后仰。其特点是阳较弱而阴偏旺,病后易从阴化寒、寒湿内停。正如《医法心传》所说"阴脏者阳必虚,阳虚者多寒"。

(2) 阳脏人:体形偏于瘦长,头长颈细,肩窄胸平,身体姿势多前屈。其特点是阴较亏而阳偏旺,病后易从阳化热导致伤阴伤津。正如《医法心传》所说"阳脏者阴必虚,阴虚者多火";"阳脏所感之病,阳者居多"。

(3) 阴阳和平之人:又称平脏之人。体形介于前二者之间。其特点是阴阳平衡,气血调匀,是大多数人的体质类型。正如《医法心传》所说"平脏之人,或寒饮或热食,俱不妨事。即大便一日一度,不坚不溏。若患病,若系热者不宜过凉,系寒者不宜过热。至于补剂,亦当阴阳平补"。

(二) 望姿态

望姿态是观察病人的动静姿态和肢体的异常动作来诊察病情的方法。

1. 动静姿态　正常人能随意运动而且动作协调,体态自然。心神或筋骨经脉的病变,可导致肢体动静失调,或不能运动,或处于强迫被动体位。

坐而喜伏,多为肺虚少气;坐而喜仰,多属肺实气逆;但坐不得卧,卧则气逆,多为咳喘肺胀,或为水饮停于胸腹;但卧不耐坐,坐则神疲或昏眩,多为气血双亏或脱血夺气;坐而不欲起者,多为阳气虚;坐卧不安是烦躁之征;卧时常向外,身轻能自转侧,为阳证、热证、实证;反之,卧时喜向里,身重不能转侧,多为阴证、寒证,虚证;若病重不能自己翻身转侧时,多是气血衰败已极,预后不良;蜷卧成团者,多为阳虚畏寒,或有剧痛;反之,仰面伸足而卧,则为实热证。

病人因疼痛时也有特殊姿态。以手护腹,行则前倾,弯腰屈背,多为腹痛;以手护腰,腰背板直,转动艰难,不得俯仰,多为腰腿痛;以手护心,闭目不语,多为心虚怔忡;蹙额捧头,多为头痛。此即所谓"护处必痛"。

2. 异常动作 不同的疾病可产生不同的病态，观察病人肢体的异常动作有助于相应疾病的诊断。

病人睑、面、唇、指（趾）不时颤动，在外感病中，多为动风先兆，在内伤杂病中，多是血虚阴亏，经脉失养；四肢抽搐或拘挛，项背强直，角弓反张，属于痉病，常见于肝风内动之热极生风、小儿高热惊厥、温病热入营血；恶寒战栗，见于疟疾发作，或为外寒袭表或为伤寒病，外感邪正相争欲作战汗之兆；手足软弱无力，行动不灵，多为痿证；关节拘挛，屈伸不利，以致肢体行动困难，多为痹证；若猝然昏倒，口吐涎沫，四肢抽搐，醒后如常者，多为痫病。

四、望局部情况

局部望诊是在全身望诊的基础上，再根据病情和诊断的需要，对病人的某些局部进行深入、细致地观察，通过观察局部的异常变化，帮助了解整体的病变。

望局部时，要熟悉各部位的生理特征及其与脏腑经络的内在联系，把病理体征与正常表现相比较，联系其与脏腑经络的关系，进行综合分析，以明确其临床意义。

（一）望头部

头为精明之府，中藏脑髓，为元神所居之处。脏腑精气皆上荣于头，故望头部的情况，主要可以诊察肾、脑的病变和脏腑精气的盛衰。望诊时应注意观察头颅、囟门的形态变化、头发的形色变化和头部动态的异常。

1. 头形 头形的大小异常和形态畸形多见于正值颅骨发育期的婴幼儿，可成为一些疾病的典型体征。头颅的大小以头围来衡量，一般新生儿约34cm，6个月时约42cm，1周岁时约45cm，2周岁时约47cm，3周岁时约48.5cm。头颅过大过小均为异常。

小儿头颅均匀增大，颅缝开裂，面部较小，智力低下者，多属先天不足，肾精亏损，水液停聚于脑所致。

小儿头颅狭小，头顶尖圆，颅缝早合，智力低下者，多属先天不足，颅骨发育不良所致。

小儿前额左右突出，头顶平坦，颅呈方形者，属肾精不足或脾胃虚弱，颅骨发育不良的表现，可见于佝偻病患儿。

2. 囟门 囟门是婴幼儿颅骨接合不紧所形成的骨缝隙，有前囟、后囟之分。后囟约在出生后2～4个月闭合。前囟约在出生后12～18个月闭合，是临床观察的主要部位。

（1）囟门突起：称为囟填。多属实证。为温病火邪上攻，或脑髓有病，或颅内水液停聚所致。小儿哭泣时囟门暂时突起为正常。

（2）囟门凹陷：称为囟陷。多属虚证。可见于吐泻津伤、气血不足和先天精气亏虚、脑髓失充的患儿。六个月以内婴儿囟门微陷属正常。

（3）囟门迟闭：称为解颅。是肾气不足、发育不良的表现。多见于佝偻病患儿，常兼有"五软"、"五迟"，即头软、项软、手足软、肌肉软、口软和立迟、行迟、发迟、齿迟、语迟的表现。

3. 动态 无论大人或小儿，头摇不能自主者，皆为肝风内动之兆。

4. 头发 头发的生长与肾气和精血的盛衰有着密切关系，故望发可以诊察肾气的强弱和精血的肾衰。正常人发黑稠密润泽，是肾气充足、精血充足的表现。头发稀疏不长，是肾气亏虚；发黄干枯，久病落发，多为精血不足；若突然出现片状脱发，为血虚受风所致；青少年落发，多因肾虚或血热；青年白发，伴腰膝酸软者，属肾虚，伴健忘者，为劳神伤血所致；小儿发结如穗，枯黄无泽，常见于疳积病。

（二）望面部

面部是脏腑精气上荣的部位，又为心之华，观察面部的色泽形态和神情表现，可以了解神的衰旺、脏腑精气的盛衰和有关病变。

面部浮肿多见于水肿病，常是全身水肿的一部分；腮肿，腮部一侧或两侧以耳垂为中心肿起，边缘不清，并且疼痛拒按，为外感风温毒邪所致，见于痄腮；面脱，即面部肌肉消瘦，两颧高耸，眼窝、颊部凹陷，属气血虚衰，脏腑精气耗竭，多见于慢性病的重危阶段；口眼㖞斜，单见一侧口眼㖞斜而无半身瘫痪，患侧面肌弛缓，额纹消失，眼不能闭合，鼻唇沟变浅，口角下垂，向健侧歪斜者，为风邪中络，若仅口角㖞斜兼半身不遂者，则为中风病；惊恐貌，即病人面部表情惊恐，多见于小儿惊风、狂犬病等病人；苦笑貌，即由于面肌痉挛所呈现的痉笑面容，多见于新生儿脐风、破伤风等病人。

（三）望五官

1. 望目 目为肝之窍，心之使。五脏六腑之精气皆上注于目，故目与五脏六腑皆有联系，可反映脏腑精气的盛衰。中医学的"五轮学说"将目的不同部位分属于五脏，目内眦血络属心，称为血轮；白睛属肺，称为气轮；黑眼属肝，称为风轮；瞳仁属肾，称为水轮；眼睑属脾，称为肉轮。故观察目的不同部位的形色变化可以诊察相应脏腑的病变。

目赤肿痛，多属实热证，其中白睛发红为肺火或外感发热，两眦赤痛为心火，睑缘赤烂为脾有湿热，全目赤痛为肝经风热上攻；白睛发黄为黄疸的主要标志，多由湿热或寒湿内蕴所致；目眦淡白，属血虚、失血；目胞色黑晦暗，多属肾虚。

目胞浮肿为水肿的表现；眼窝凹陷，多为伤津耗液或气血不足，可见于吐泻伤津或气血虚衰的病人；若久病重病眼窝深陷，甚则视不见人，真脏脉见，则为阴阳竭绝之候，属病危；眼球突出兼喘满上气者，属肺胀，为痰浊阻肺、肺气不宣、呼吸不利所致；若眼球突出兼颈前微肿，急躁易怒者，为瘿病，因肝郁化火火、痰气壅结所致；睑缘肿起结节如麦粒，红肿较轻者，名为针眼，而胞睑漫肿，红肿较重者，名为眼丹，皆为风热邪毒或脾胃蕴热上攻所致。

瞳孔缩小，多属肝胆火炽或中毒；瞳孔散大，为肾精耗竭，属病危；如瞪目直视，为脏腑精气将绝，属病危；戴眼反折，即两目上视，不能转动，颈项抽搐，角弓反张，为太阳经绝证，属病危；横目斜视，多属肝风内动；昏睡露睛，多为脾胃虚衰。

2. 望耳 望耳可以了解肾、肝胆和全身的病变。

耳轮青黑，可见于阴寒内盛或有剧痛的病人；耳轮干枯焦黑，多属肾精亏耗，精不上荣，为病重，可见于温病晚期耗伤肾阴及下消等病人；小儿耳背有红络，耳根发凉，多为出麻疹的先兆。

耳廓瘦小而薄，是先天亏损，肾气不足；耳轮干枯萎缩，多为肾精耗竭；耳轮皮肤甲错则为血瘀日久；耳中疼痛，耳道流脓，为肝胆湿热。

3. 望鼻 望鼻不仅可以了解肺和脾胃的病变，而且还可以判断脏腑的虚实、胃气的盛衰、病情的轻重和预后。

鼻端微黄明润，属病轻或久病胃气来复；鼻端色白，多属气血亏虚，或见于失血病人；鼻端色赤，多属肺、脾蕴热；鼻端色青，多见于阴寒腹痛病人，若兼鼻端发凉，则病情更为严重；鼻端色微黑，常是肾虚寒水内停之象；鼻端晦暗枯槁，则为胃气已衰，属病重。

鼻柱溃陷，可见于梅毒、麻风病人；鼻翼扇动，多见于肺热或哮喘病人。

鼻流清涕者，多属外感风寒；鼻流浊涕者，多属外感风热；鼻流脓涕气腥臭，香臭不分者，多为鼻渊，为外感风热或胆经蕴热上攻于鼻所致；鼻腔出血，称为"鼻衄"，多因肺胃蕴热所致。

4. 望口与唇 主要反映脾胃的病变。正常人唇色红润，口唇可随意开合，动作协调，是胃气充足，气血调匀的表现。

唇色淡白，多属血虚或失血；唇色深红，多属热盛；若红肿而干者，多属热极；口唇樱桃红色，多见于煤气中毒；口唇青紫，多属血瘀证；口唇青黑，多属寒盛、痛极，是因寒盛血脉凝涩，或痛极血络郁阻所致。

口唇干裂，多属燥热伤津或阴虚液亏；口唇糜烂，为脾胃积热；睡时口角流涎，多属脾胃虚弱或脾胃有热；口疮，即唇内和口腔黏膜出现灰白色小溃疡，周围红晕，局部灼痛，多由心脾积热上蒸所致。

口开而不闭，属虚证；若口如鱼口，气但出不返者，是肺气将绝，属病危；口闭而难开，牙关紧急，为口噤，属实证，可见于痉病、惊风、破伤风等；上下口唇紧聚，为口撮，为邪正交争所致，可见于新生儿脐风；口角向一侧歪斜，多为风痰阻络所致，可见于中风病人；战栗鼓颌，口唇振摇，为口振，多为阳衰寒盛或邪正剧争所致；口频繁开合，不能自禁，为口动，是胃气虚弱之象；若口角掣动不止，则为热极生风或脾虚生风之象。

5. 望齿与龈 望齿与龈，主要可以了解肾和胃的病变，以及津液的盈亏。

（1）望齿：牙齿干燥，为胃阴已伤；牙齿光燥如石，为阳明热甚，津液大伤；牙齿燥如枯骨，多为肾阴枯竭、精不上荣所致，可见于温热病的晚期，属病重；牙齿稀疏松动，齿根外露，多为肾虚，或虚火上炎所致；齿焦有垢，为胃肾热盛，但气液未竭；齿焦无垢，为胃肾热甚，气液已竭；牙关紧急，多属风痰阻络或热极动风；咬牙磨齿，多为热盛动风；睡中磨牙，多为胃热或虫积所致。

（2）望龈：齿龈淡白，多属血虚或失血；齿龈红肿疼痛，多为胃火亢盛；齿龈溃烂，流腐臭血水，甚则唇腐齿落，称为"牙疳"，多为疫毒内热所致。

6. 望咽喉 可以了解肺、胃、肾的病变。咽部深红肿痛，属实热证，多由肺胃热毒壅盛所致；咽部色红娇嫩、肿痛不明显者，属阴虚火旺；咽部一侧或两侧喉核红肿疼痛，甚则溃烂有黄白色脓点，拭之易去，为乳蛾，属肺胃热盛、火毒熏蒸所致；咽部有灰白色点膜，迅速扩大，剥落则出血，很快复生者，可见于白喉。

（四）望躯体

1. 望颈项 颈前结喉处有肿块突起，可随吞咽动作上下移动者，称之为瘿瘤，多为肝郁气结痰凝所致，或与地方水土有关；颈侧颌下有肿块如豆，累累如串珠者，称之为瘰疬，多肺阴虚，虚火内灼，或外感风火时毒，挟痰结于颈部所致；颈部强硬，为温病火邪上攻或脑髓有病；小儿颈项软弱，抬头无力，多为先天不足，肾精亏损。

2. 望胸胁 胸廓扁平，多为肺肾阴虚或气阴两虚，也可见于体弱者；胸廓膨隆呈圆桶状者，多为久病咳喘，肺气不宣，鸡胸，多为先天不足或后天失养所致；肋如串珠，多为肾气不足，发育不良；乳房红肿热痛，甚则破溃流脓者，称之为乳痈，多因肝气不舒，胃热壅滞，或外感邪毒所致；呼吸急促，胸廓起伏显著，多属实热证；呼吸微弱，胸廓起伏不显著，多属虚寒证。

3. 望腹部 腹部指躯干正面剑突以下至耻骨骨盆以上的部位。腹部望诊可以了解机体内在脏腑的病变和气血的盛衰。腹部望诊主要诊察腹部形态变化。正常人腹部平坦对称。如腹部膨隆，四肢消瘦，甚则腹部青筋怒张，肚脐突出者，称之为臌胀，多属肝郁血瘀或癥积形成；腹部膨隆，周身俱肿，多属水肿病；腹局部膨隆，多见于积聚病人；腹部凹陷，形体消瘦，多属脾胃虚弱，气血不足；腹部有球状物突起，每于直立或用力后发生者，多为疝气。

4. 望腰背部 正常人腰背部两侧对称，活动自如。如驼背，多由肾气亏虚，发育不良所致；脊柱侧弯，多由坐姿不良，或肾精亏损所致；腰部拘急疼痛，活动受限，多因寒湿侵袭，或跌仆闪挫所致。

（五）望四肢

四肢肌肉萎缩，多因气血亏虚或经络闭阻所致，见于痿证、中风偏瘫；四肢肿胀者，称之为水肿病；小腿青筋怒张，多因寒湿内侵，络脉血瘀；指关节梭状畸形，活动受限，多因风湿久蕴，筋脉拘挛所致；指端膨大如杵者，称之为杵状指，多由心肺气虚，血瘀湿阻所致；四肢抽搐，多因肝风内动，筋脉拘急所致；手足筋肉挛急不舒，多因寒邪凝滞或血虚筋脉失养；手足蠕动，多因血虚筋脉失养或阴虚动风。

（六）望二阴

前阴是男女生殖及排尿器官的总称，后阴即肛门。

前阴望诊应注意观察阴茎、阴囊和睾丸是否正常,有无硬结、肿胀、溃疡和其他异常改变。男性阴囊或女性阴户肿胀,称为阴肿,其中阴囊肿大,因小肠坠入阴囊或引起睾丸肿胀者,称之为疝气,多由肝气郁结或寒湿侵袭所致;若阴囊或阴户红肿热痛,则为肝经湿热下注所致;妇女阴户中有物突出者,称之为阴挺,多由脾虚中气下陷或产后劳伤所致;如阴部生疮或有硬结,破溃流脓水或血水者,称之为阴疮,多因肝经湿热下注或梅毒感染所致;若硬结溃后呈菜花样,有腐臭气味,则多为癌肿;阴囊瘙痒,湿烂发红,浸淫黄水,焮热疼痛者,称之为肾囊风,多由湿热蕴结所致。

　　后阴望诊要注意肛门有无肛痈、脱肛、痔疮、肛瘘和肛裂。肛门周围红肿疼痛,甚则破溃流脓者,称之为肛痈,多为湿热下注或外感邪毒所致;直肠或直肠黏膜组织自肛门脱出者,称之为脱肛,多由脾虚中气下陷所致;肛门内外生有紫红色柔软肿块者,称之为痔疮,多由肠中湿热蕴结或血热肠燥所致;若肛门部生痈肿或痔疮溃烂,日久不愈,外流脓水,在肛周发生形成瘘管者,称之为肛瘘;肛门与肛管的皮肤裂伤,排便时疼痛流血者,称之为多肛裂,为血热肠燥所致。

五、望 皮 肤

　　望皮肤要注意皮肤的色泽及形态改变。

(一)望色泽形状

　　正常人皮肤润泽、柔韧光滑。

　　皮肤突然发赤,如染脂涂丹,边缘清楚,热如火灼者,为丹毒;发于全身任何部位,游走不定者为赤游丹;发于头面者称抱头火丹;发于胫踝者称流火。其中发于上部者为风热化火所致,发于下部者为湿热化火所致。

　　皮肤、面目、爪甲皆黄,是黄疸。分阳黄、阴黄二大类。阳黄,黄色鲜明如橘子色,多因湿热蕴蒸所致;阴黄,黄色晦暗如烟熏,多因寒湿阻遏所致。

　　皮肤黄黑晦暗,面额色黑者,多属劳损伤肾所致。

　　皮肤有白斑,大小不等,界限清楚,病程缓慢者,多为白驳风,由风湿侵袭、气血失和所致。

　　皮肤肿胀,按有压痕,为水肿病,多属水湿泛滥;皮肤干枯无华,多为津液耗伤或精血亏损;皮肤干枯粗糙,状如鳞甲称肌肤甲错,多因瘀血阻滞,肌肤失所养而致。

(二)望皮肤病证

　　1. 斑疹 斑形如锦,斑色红或紫,点大成片,平摊于皮肤,摸之不碍手。斑有阳斑、阴斑之别。色多红紫,形似云片者为阳斑,多由外感温热病邪,内迫营血所致;色多青紫,隐隐稀少者为阴斑,多由脾虚血失统摄或阳衰寒凝气血所致。疹形如粟粒,色红,稍高于皮肤,摸之碍手。疹有麻疹、风疹、瘾疹之别,多为外感风邪或疫毒时邪所致。

　　2. 痈、疽、疗、疖 都为发于皮肉筋骨之间的外科疮疡疾患。局部肿大,根盘紧束,红肿热痛者为痈,属阳证;若漫肿无头,肤色不红,不热少痛者为疽,属阴证;若范围较小,初起如粟,根部坚硬,麻木或发痒,顶白而痛者为疗;起于浅表,形小而圆,红肿热痛不甚,出脓即愈者为疖。

　　3. 水疱 小儿皮肤出现红色斑丘疹,很快变成小水疱,顶满无脐,晶莹透亮,浆液稀薄,分批出现,大小不等,为水痘,属儿科常见传染病;皮肤先红斑、瘙痒,迅速形成丘疹、水疱,破后渗液,形成红赤湿润糜烂面者,为湿疹,多由湿热蕴结,复感风邪所致;皮肤赤色,红疹集簇,烧灼刺痛,继而出现水疱,每多缠腰而发者为缠腰火丹。

六、望分泌物与排泄物

　　望分泌物和排泄物,主要观察痰涎、呕吐物、二便、涕唾、汗、泪、带下等。这里重点介绍痰涎、呕吐物和二便的望诊,审察其色、质、形、量等变化,以了解有关脏腑的病变及邪气性质。一般排出物色白清稀者,多为寒证、虚证;色黄黏稠者,多属热证、实证。

(一)望痰涎

痰黄黏稠有块者,属热痰,因热邪煎熬津液所致;痰白而清稀,属寒痰;痰白滑而量多,易咯出者,属湿痰,因脾虚不运,水湿不化,聚而成痰;痰少而黏,难于咳出者,属燥痰,因燥邪伤肺;痰中带血,或咳吐鲜血者,为热伤肺络;口流清涎者,多为脾胃阳虚证;口流黏涎者,多属脾胃湿热;睡中流涎者,为胃中有热或宿食内停。

(二)望呕吐物

若呕吐物清稀无酸臭味,多为寒呕,由脾胃虚寒或寒邪犯胃所致;呕吐物秽浊酸臭,多为热呕,因邪热犯胃,胃有实热所致;呕吐痰涎清水,量多,为痰饮,由于水饮内停于胃,胃失和降所致;呕吐未消化的食物,腐酸味臭,多属伤食;若呕吐黄绿苦水,因肝胆郁热或肝胆湿热所致;呕吐鲜血或紫黯有块,夹有食物残渣,多因胃有积热,或肝火犯胃,或胃腑血瘀所致。

(三)望大便

望大便,主要是察大便的颜色及便质、便量。大便色黄,呈条状,干湿适中,便后舒适者,是正常大便。大便清稀,完谷不化,或如鸭溏者,多属脾虚泄泻或肾虚泄泻;大便色白,多属黄疸;大便燥结,干如羊屎,排出困难,多为肠道津亏;大便如黏冻,夹有脓血,兼腹痛,里急后重者,多属痢疾,为湿热蕴结大肠所致;大便带血,或便血相混,或排出全为血液者,称为便血,其中于排便前后滴出,或附在大便表面,血色鲜红的,为近血,多见于痔疮出血。若血色黯红或紫黑,与大便混合者,为远血,多因肝胃瘀滞所致。

(四)望小便

观察小便要注意颜色,尿质和尿量的变化。正常小便颜色淡黄,清净不浊,尿后有舒适感。如小便清长量多,多属虚寒证;小便短赤量少,多属实热证;尿浑如米泔水或滑腻如膏脂,多是膏淋,多因脾肾亏虚所致;尿有砂石,为石淋,多因湿热内蕴所致;尿中带血,为尿血、血淋,多因热伤血络,或脾肾不固,或湿热内蕴所致。

七、望 舌

舌诊是通过观察舌象,了解疾病的本质,指导辨证论治的重要诊察方法,是望诊的一个重要方面,是中医诊法的特色之一。

望舌主要是观察舌质和舌苔的变化。舌质也称舌体,是舌的肌肉脉络组织。舌苔是附于舌面的一层苔状物,由胃气上蒸而成。舌与脏腑经络有着密切关系,足太阴脾经、足少阴肾经、足厥阴肝经、手少阴心经均经过经络或经筋直接或间接地连接于舌,脏腑精气上荣于舌,其病变则从舌质与舌苔的变化反映出来,从而使舌成为反映机体功能状态的镜子,故有"舌为心之苗,舌为脾之外候"之说。

根据历代医籍记载,舌的特定部位与相应的脏腑密切相关,即舌尖主心肺、舌边主肝胆、舌中主脾胃、舌根主肾(图6-1)。若某脏腑有病变,在舌的相应部位可反映出来。舌的分部诊察在临床上具有一定的参考价值,但需"四诊合参",灵活掌握。

舌诊作为诊断疾病的一项重要依据,必须注意排除各种因素所造成的虚假舌象,故望舌时应注意光线充足,以自然光线为佳。病人应注意伸舌姿态,应自然伸舌,不可用力太过。医生应循舌尖、舌中、舌边、舌根顺序查看,先看舌质,后看舌苔,并注意鉴别染苔。伸舌时间不宜过久,如果一次望舌不清,可让病人休息3～5分钟,再重复望舌一次。

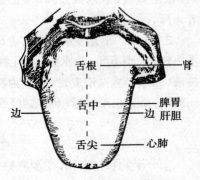

图6-1 舌诊脏腑部位分属图

正常舌象可概括为"淡红舌，薄白苔"，即舌质淡红明润，胖瘦适中，柔软灵活，舌苔薄白均匀，干湿适中。

（一）望舌质

1. 舌色 舌色，即舌体的颜色。

（1）淡红舌：舌象淡红润泽、白中透红，为气血调和的征象，见于正常人或外感初起，病情尚浅，未伤及气血及内脏时亦可见淡红舌。

（2）淡白舌：舌色较淡红舌浅淡，主虚证、寒证。多为阳气衰弱或气血不足，使血不盈舌所致。舌淡白而胖大多为阳气衰弱；淡白而瘦薄多为气血两虚。

（3）红舌：舌色较正常舌色红，呈鲜红色，主实热证、阴虚证。舌红可见整个舌体，有时只局限于舌尖、舌边。舌尖红赤，多为心火上炎；舌两边红赤，多为肝经热盛；舌红少苔或无苔，则属虚热证。

（4）绛舌：舌色较红舌更深或略带黯红色，为红舌进一步发展所致，热势愈甚，主里热亢盛，阴虚火旺之征。

（5）青紫舌：全舌呈现青紫色。青紫舌可表现为淡青紫舌、绛紫舌或瘀斑舌，主气血运行不畅。舌紫黯而湿润，多见于阳虚阴盛，气血运行不畅；舌上有瘀斑，多为瘀血内阻；舌色青为寒凝血瘀之重症；舌紫红或绛红，舌苔少而干，多见于热证，提示营血热盛。

2. 舌形 舌形包括老嫩、胖瘦、芒刺、裂纹等。

（1）老嫩：舌体坚敛苍老，纹理粗糙，舌色较黯为老舌，主实证或热证，多见于热病极期；舌体浮胖娇嫩或边有齿痕，纹理细腻，舌色较浅淡为嫩舌，主虚证或寒证，多见于疾病后期。

（2）胖瘦：舌体肥大肿胀为胖肿舌，主脾虚湿蕴证；舌体瘦小薄瘪为瘦瘪舌，主气血虚或阴虚证；舌淡白胖嫩，苔白水滑，多为脾肾阳虚，水湿停留所致；舌红绛胖大，苔黄厚腻，多为脾胃湿热，痰浊停滞所致；舌赤肿胀而苔黄，多为心脾热盛；舌肿胀青紫，多为中毒；舌瘦薄淡红而嫩，多为心脾两虚，气血不足；舌瘦薄绛干，少苔或无苔，多为阴虚火旺所致。

（3）芒刺：舌面有乳头高突如刺，状如草莓，扪之碍手者，称之为芒刺舌，主热盛。舌尖红赤起刺多为心火亢盛；舌边芒刺为肝胆火热；舌中芒刺为胃肠热盛。芒刺兼苔焦黄者为气分热极；舌红绛而干有芒刺为热入营血；舌紫绛而干有芒刺为热盛伤阴，气血壅滞。

（4）裂纹：舌面有裂沟，深浅不一，浅如划痕，深如刀割，多少不等，称为裂纹舌。如沟裂中有舌苔覆盖，为先天性舌裂；裂沟中无舌苔覆盖者，多属病理性变化，主精血亏虚或阴津耗损。舌质红绛，少苔燥裂，为热盛伤阴或阴虚火旺；舌色浅淡而有裂纹，多为血虚；舌有裂纹而细碎者，多为年老阴虚。

（5）齿痕：舌边有齿痕印称为齿痕舌，常与胖大舌并见，主脾虚，水湿内停。舌质淡红而嫩，边有齿痕，为脾虚证；舌质淡白，苔白湿润而有齿痕，常为寒湿困脾或阳虚水湿内停所致。

（6）舌下脉络：舌体上翘，可见舌底脉络呈淡紫色，长度不超过舌下肉阜至舌尖的五分之三。舌下脉络细而短，色淡红，舌色淡者，为气血不足；若舌下脉络粗大迂曲，或呈青紫、紫红、绛紫、紫黑色，兼见舌有瘀斑、瘀点，为血瘀之象。

3. 舌态 舌体活动灵便，伸缩自如，为正常舌态，提示气血充盛，经脉通调、脏腑健旺。常见的异常舌态有舌体痿软、强硬、震颤、歪斜、吐弄等。

（1）痿软：舌体软弱无力，不能随意伸缩回旋，多为伤阴或气血俱虚。舌痿软而红绛少苔，多见于外感热病后期，邪热伤阴，或内伤久病，阴虚火旺。舌痿软而舌色枯白无华，多见于久病气血虚衰，全身情况较差的患者。

（2）强硬：舌体板硬强直，不能转动，言语不清。舌强硬而舌色红绛少津多见于热盛津伤之证；舌体强硬苔厚腻，多见于痰浊阻滞；突然舌强语言謇涩口眼歪斜，半身不遂者，多为中风。

（3）歪斜：伸舌时舌尖偏向一侧，多为风中经络或风痰阻络所致。

（4）震颤：指舌体不自主地颤动。其轻者仅伸舌时颤动，重者不伸舌时亦颤动。新病舌色红绛而颤动，常因热极生风；久病舌色淡白，蠕蠕微动，多为血虚风动。

（5）吐弄：舌伸口外，久不回缩，称为吐舌；伸舌既回缩或舌体反复伸出舐唇者，称为弄舌。舌红吐弄多为心脾有热；小儿弄舌多为惊风先兆；先天不足，智能低下者，可见弄舌。

（6）短缩：舌体蜷缩，不能伸出口外，严重者舌不抵齿，多为危重之证。舌短缩，舌赤而干，多为热盛伤津；舌短缩，舌色淡白或青紫而湿润，多属阳气暴脱，寒凝经脉；舌短缩而胖，多为痰浊内阻；先天性舌系带过短，可影响舌体伸出，称为绊舌。

（二）望舌苔

望舌苔包括苔质和苔色两方面的变化。

1. 苔质　苔质即包括舌苔的质地、形态。

（1）厚薄苔：透过舌苔能隐隐见到舌质为薄苔；不能透过舌苔见到舌质则为厚苔。舌苔的厚薄主要反映病邪的深浅和轻重。薄苔多提示邪气在表，病轻邪浅；厚苔多提示邪入脏腑，病较深重。舌苔由薄渐厚，为病势渐增；舌苔由厚变薄，为正气胜邪；若厚苔骤退，无新生薄苔，则为正不胜邪或胃气暴绝。

（2）润燥苔：舌苔干湿适中，不滑不燥者，称之为润苔；舌面水分过多，伸舌欲滴，扪之湿滑者，称之为滑苔；舌苔干燥，扪之无津，甚则舌苔干裂者，称之为燥苔。舌苔润燥主要反映体内津液盈亏和输布情况。润苔提示津液未伤；滑苔主脾虚湿盛或阳虚水泛；燥苔多为津液耗伤或热盛伤津或阴液亏虚，亦可因阳虚不运，不能上蒸津液，津失输布所致。

（3）腐腻苔：苔质颗粒粗大，苔厚疏松，状如豆腐渣，边中兼厚，易于刮脱者，称之为腐苔，主食积胃肠、痰浊内蕴；苔质颗粒细腻致密，中厚边薄，刮之不脱者，称之为腻苔，主湿浊、痰饮；舌苔糜点如渣，或满舌白糜似凝乳，刮之可去，旋即复生者，称之为霉腐苔，见于胃脘腐败之危象；舌苔腐黏如疮脓者，则称之为脓腐苔，多为内痈。

（4）剥落苔：剥落苔主胃气匮乏，胃阴枯竭或气血两虚。

舌苔全部或部分剥落，剥落处舌面光滑无苔者，称之为剥苔。如舌苔多处剥落，舌面斑驳，存少量舌苔者，称之为花剥苔；舌苔剥落殆尽，舌面光滑如镜者，称之为镜面舌，是剥苔最严重的一种；舌苔剥落处，舌面不光滑，有新生苔质颗粒或乳头者，称之为类薄苔；舌苔大片剥落，边缘突起，界限清楚者，称之为地图舌。

2. 苔色　苔色的变化主要有白苔、黄苔、灰黑苔三类。各种苔色变化需要同苔质、舌色、舌的形质变化结合起来，作具体分析。

（1）白苔：主表证、寒证。

白苔有厚薄之分。薄白苔为正常舌苔的表现之一，或为病邪在表，病情轻浅；苔薄白而滑，多为外感寒湿，或是阳虚内寒；苔薄白而干，为风热表证；苔白而厚腻，为湿浊内停或寒湿痰饮；苔白厚而干，多为湿浊中阻，津液不得宣化；舌苔白如积粉，为外感瘟疫或湿遏热伏；舌苔白厚燥裂，为温热病邪炽盛，暴伤津液。

（2）黄苔：主里证、热证。

根据苔黄的程度，有淡黄、深黄和焦黄之分。黄色越深，热邪越重。薄黄苔，为风热表证；黄白苔，为外感表证化热入里，表里相兼；苔黄而滑润多津，为阳虚水湿不化，痰饮聚久化热；苔黄黏腻，为湿热或痰热食滞；苔焦黄而干裂或有芒刺，为里热盛极，耗伤气阴。

（3）灰黑苔：主里热、里寒之重证。

苔色浅黑为灰苔，苔色深灰为黑苔。灰苔与黑苔只是轻重程度之差别，常并称为灰黑苔。苔灰黑湿润多津，多由白苔转化而成，为寒湿；苔灰黑干燥无津，多由黄苔转化而成，为火热；舌面湿润，舌边尖部呈白腻苔，而舌中舌根部苔灰黑，多为阳虚寒湿内盛或痰饮内停；舌边尖黄腻苔，而舌中为灰黑苔，多为湿热内蕴，日久不化所致；苔焦干燥，舌质干裂起刺者，无论是外感或内伤,均为热极津枯之证。

（三）舌诊的临床意义

在疾病的发生发展过程中,舌象的变化能客观地反映正邪斗争病势进退,一般情况下,舌质和舌体的变化一致。如里实热证,多见舌红苔黄而干;里虚寒证多舌淡苔白而润。若二者变化不一致时,提示体内存在多种的病理变化,病情比较复杂,在临床诊病时,要结合全身症状,进行综合分析,才能做出正确判断。

舌质和舌苔是中医学辨证论治的重要依据之一,一般认为舌质主要反映脏腑虚实、气血盛衰的变化情况,舌苔主要反映病证的寒热深浅、邪正消长变化情况。舌质和舌苔的变化,能客观地反映正气盛衰、病邪深浅、邪气性质、疾病进退,因此对临床辨证、立法、处方、用药以及判断疾病转归和预后,都有十分重要的意义。

1. **判断正气盛衰** 舌象变化能明显地反映出正气盛衰,舌质红润则气血旺盛;舌质淡白则气血亏虚。舌苔薄白而润,则胃气旺盛,津液充足;舌光无苔则胃之气阴衰败。

2. **辨别病位深浅** 舌苔薄白,疾病初期,病位在表;舌苔厚,舌质红,病邪入里,病位较深;舌质绛,邪入营血,病情危重。

3. **区别病邪性质** 苔薄白,多主外感风寒;苔黄,多主热证;舌淡而苔白滑,多主寒湿;腐腻苔,多主食积、痰浊;舌红苔燥,多主燥热;舌紫黯或有瘀点、瘀斑,主瘀血。

4. **判断病势进退** 舌苔由白转黄,由黄转焦黑色,提示病邪由表入里,由轻到重,病情发展;舌苔由润转燥,提示热邪渐盛而耗伤津液;舌苔由厚变薄,由黄转白,由燥转润,提示病邪渐退,津液复生,病情好转。

5. **推断病情预后** 舌胖瘦适中,活动自如,淡红润泽,舌面有苔,属正气内存,胃气旺盛,预后较好;舌质枯晦,舌苔骤剥,舌态异常,多属正气亏损,胃气衰败,病情危重,预后不良。

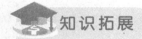

舌诊研究方法

随着医学科学的发展和先进诊疗仪器的广泛应用,舌诊的研究正在向微观研究和定量检测等方面深入。目前中医舌诊的方法一般可分为以下几种:舌象的解剖组织学研究（舌脱落细胞检查、活体显微镜检查和舌组织切片检查）;舌象的机能学研究（舌血流量测定、生理生化测定）;舌现代生物工程仪器检测（舌色定量检测、舌体测量）;舌象的循证医学研究（普查）;动物实验等。

【附】 望小儿指纹

望小儿指纹是指观察小儿两手示指掌侧前缘的脉络的形色变化来诊察疾病的方法,称为"指纹诊法",仅适用于3岁以下的幼儿。指纹是寸口脉的一个分支,与寸口脉同属肺经,故望指纹与诊寸口脉意义相同。3岁以内的幼儿寸口脉短小,切脉时只能"一指定三关",加之又常哭闹,故脉诊常不准确。幼儿皮肤较薄嫩,示指脉络易于观察,故常以望指纹辅助脉诊。

指纹分风、气、命三关,即示指近掌部的第一节为风关,第二节为气关,第三节为命关（图6-2）。诊察时将患儿抱到向光处,医者用左手的示指和拇指握住患儿示指末端,以右手大拇指在其示指掌侧,从命关向气关、风关直推几次,用力要适当,使指纹更为明显,观察

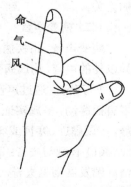

图6-2 小儿示指三关图

指纹的形色变化。

正常指纹,络脉色泽浅红兼紫,隐隐于风关之内,大多不浮露,不超出风关,多是斜形、单枝且粗细适中。望小儿指纹主要观察其长短、颜色、浮沉、形状四个方面。

（一）长短

根据指纹在手指三关中出现的部位,以测邪气的浅深,病情的轻重。指纹显于风关附近者,表示邪浅,病轻;指纹过风关至气关者,为邪已深入,病情较重;指纹过气关达命关者,是邪入脏腑,病情严重;若指纹透过风、气、命三关,一直延伸到指甲端者,即是所谓"透关射甲",揭示病情危重,预后不良。

（二）颜色

纹色的变化,主要有红、紫、青、黑、淡白等变化。

纹色鲜红多属外感表证;纹色紫红,多主热证;纹色青,主风证或痛证;纹色青紫或紫黑色,是血络郁闭,病情危重;纹色淡白,多属脾虚。

（三）浮沉

如指纹浮而明显的,主病在表;沉隐不显的,主病在里。

（四）形状

纹细而色浅淡的,多属虚证;纹粗而色浓滞的,多属实证。

总之,望小儿指纹的要点就是:浮沉分表里,红紫辨寒热,淡滞定虚实,三关测轻重。

第二节　闻　诊

闻诊包括听声音和嗅气味两个方面的内容,是医者通过听觉和嗅觉了解由病体发出的各种异常声音和气味,以诊察病情的方法。闻诊也是一种不可缺少的诊察方法,是医者获得客观体征的一个重要途径。

一、听　声　音

听声音,主要是听患者言语气息的高低、强弱、清浊、缓急等变化,以及咳嗽、呕吐、呃逆、嗳气等声响的异常,以分辨病情的寒、热、虚、实。

（一）正常声音

健康的声音,虽有个体差异,但发声自然、音调和畅,刚柔相济,音与意符,此为正常声音的共同特点。由于人们性别、年龄、身体等形质禀赋之不同,正常人的声音亦各不相同,男性多声低而浊,女性多声高而清,儿童则声音尖利清脆,老人则声音浑厚低沉。

声音与情志的变化也有关系。如喜时发生多欢悦,怒时发声忿厉而急,悲哀则发声悲惨而断续,快乐时发声多舒畅而缓和等。这些因一时感情触动而发的声音,也属于正常范围,与疾病无关。

（二）病变声音

病变声音,指疾病反映于声音上的变化。一般来说,在正常生理变化范围之外以及个体差异以外的声音,均属病变声音。

1. **声音**　通过声音变化来判断正气的盛衰、邪气的性质及病情的轻重。若语声高亢洪亮,多言而躁动,多属实证、热证;若感受风、寒、湿诸邪,声音常兼重;若语声低微无力,少言而沉静,多属虚证、寒证或邪去正伤之证。

（1）音哑与失音:语声嘶哑者称"音哑",发音不出者称"失音"。临床发病往往先见音哑,病情继续发展则见失音,故二者病因病机基本相同,当先辨虚实。新病音哑或失音,多属实证,因外感风寒或风热袭肺,或因痰浊壅肺,肺失清肃所致,即所谓"金实不鸣";久病音哑或失音,多属虚证,因精气内伤,肺肾阴虚,虚火灼金所致,即所谓"金破不鸣"。

(2)鼻鼾:鼻鼾是指气道不利时发出的异常呼吸声。正常人在熟睡时亦可见鼾声,多因慢性鼻病,睡姿不当所致;若鼾声不绝,昏睡不醒,多见于高热神昏或中风入脏之危证。

(3)呻吟、惊呼:呻吟是因痛苦而发出的声音。呻吟不止是身痛不适;由于出乎意料的刺激而突然发出喊叫声者,称之为惊呼,多为骤发剧痛或惊恐所致;小儿阵发惊呼,声尖惊恐,多是肝风内动,扰乱心神之惊风证。

2. 语言异常　"言为心声",故语言异常多属心的病变。一般来说,沉默寡言者多属虚证、寒证;烦躁多言者,多属实证、热证。语声低微,时断时续者,多属虚证;语声高亢有力者多属实证。病态语言主要有以下几种:

(1)狂言:狂言是患者神志错乱、意识思维障碍所出现的语无伦次。表现为笑骂无常,胡言乱语,喧扰妄动,烦躁不安等,主要见于狂病。病人情绪处于极度兴奋状态,属阳证、热证。多因情志不遂、痰火扰心、肝胆郁火所致。

(2)独语:独语表现为独自说话,喃喃不休,首尾不续,见人便止。多因心之气血不足,心神失养,或因痰浊内盛,上蒙心窍,神明被扰所致。

(3)错语:表现为语言颠倒错乱,或言后自知说错,不能自主。多因肝郁气滞,痰浊内阻或心脾两虚所致。

独语和错语是患者在神志清醒,意识思维迟钝时出现的语言异常,以老年人或久病之人多见,为心之气血亏虚,心神失养,思维迟钝所致,多见于虚证患者。

(4)谵语:表现为神志不清,胡言乱语,声高有力,往往伴有身热烦躁等,多属实证、热证,尤以急性外感热病多见。《伤寒论》说:"实则谵语。"

(5)郑声:表现为神志昏沉,语言重复,低微无力,时断时续。多因心气大伤、神无所依而致,属虚证。《伤寒论》说:"虚则郑声。郑声者,重语也。"

3. 呼吸异常与咳嗽　肺主呼吸,肺功能正常则呼吸均匀。当外邪侵袭或其他脏腑病变影响于肺,就会使肺气不利而出现呼吸异常和咳嗽。

(1)呼吸异常:主要表现为喘、哮、少气、短气、气微、气粗等现象。

1)喘:又称"气喘",是指呼吸急促困难,甚至张口抬肩,鼻翼扇动,端坐呼吸,不能平卧的现象。发病主要与肺肾相关。

喘在临床辨证时,要首先区分虚实。实喘的特点是发病急骤,呼吸困难,声高息涌气粗,唯以呼出为快,多因外邪袭肺或痰浊阻肺所致;虚喘的特点是发病缓慢,呼吸短促,似不相接续,但得一长息为快,活动后喘促更甚,气怯声低,多因肺之气阴两虚,或肾不纳气所致。

2)哮:是以呼吸急促,喉中有哮鸣音为特征。多因宿痰内伏,复感外邪所诱发,在临床上有寒哮、热哮之别。

3)短气:是以呼吸气急短促,不相接续为特点,似喘而不抬肩,气急而无痰声。短气有虚实之别,虚者多因肺气不足所致;实者多因痰饮、胃肠积滞、气滞或瘀阻所致。

4)少气:是以呼吸微弱,气少不足以息,言语无力为特点。属诸劳虚损,多因久病体虚或肺肾气虚。

(2)咳嗽:是肺失肃降,肺气上逆的表现。咳是指有声无痰,嗽是指有痰无声,咳嗽为有声有痰。咳嗽一证,应首先注意分辨咳声和痰的量、色、质变化,其次注意发病时间、病史及兼症等,来鉴别外感内伤及寒、热、虚、实。一般说来,外感咳嗽,起病较急,病程较短,必兼表证,多属实证;内伤咳嗽,起病缓慢,病程较长或反复发作,以虚证居多;如咳声紧闷,痰多易咯,多属寒湿;咳声清脆或咳声不扬,痰稠而黄,不易咯出,多属热证;干咳无痰或少痰,多属燥邪犯肺或阴虚肺燥所致;咳嗽阵作,连声不绝,痉挛性发作,终止时有鹭鸶之声,为顿咳,又称百日咳,多因风邪与伏痰搏结所致,五岁以下的小儿多见;咳声如犬吠,语声嘶哑,为肺肾阴虚,火毒攻喉

113

所致,可见于白喉。

4. 呕吐 胃气上逆所致。有声有物称为呕吐;有物无声称为吐;有声无物称为干呕。可根据呕吐的声响强弱、吐势缓急、呕吐物的形状、气味及其兼症来判断病证的寒热虚实。如吐势徐缓,声音微弱,吐物清稀者,属虚寒证,多因脾胃阳虚和胃阴不足所致;而吐势较急,声音响亮,吐物酸腐或苦者,属实热证,多因食滞胃脘、外邪犯胃、痰饮内阻、肝气犯胃等所致。

5. 嗳气 是气从胃中上逆出咽喉时发出的声音,胃气上逆的一种表现。饱食之后,偶有嗳气不属病态。临床根据嗳声和气味的不同来辨虚实。嗳声低沉断续,无酸腐之味,兼见纳呆食少者,多为胃虚气逆所致,属虚证;嗳声频作而响亮,嗳后腹满得减,嗳气酸腐或因情志变化而增减者,多为肝气犯胃,属实证;嗳气频作,无酸腐之味,兼见脘痛者,多为寒邪客胃,属寒证。

6. 呃逆 俗称打呃。是胃气上逆,从咽喉部发出的一种不由自主的冲击声,声短而频,呃呃作响。呃逆在临床上需分虚、实、寒、热。呃声频作,呃声高亢,其声有力的多属实证、热证;呃声低沉,气弱无力的多属虚证、寒证;新病呃逆,其声有力,多属寒邪或热邪客于胃;久病呃逆不止,声低无力者,多属胃气衰败之危象。《形色外诊简摩》说:"新病闻呃,非火即寒;久病闻呃,胃气欲绝也。"正常人在刚进食后,或遇风寒,可见呃逆,往往是暂时的,不治自愈。

7. 叹息 又称太息,是指病人自觉胸中憋闷而发出长吁短叹声。叹息之后自觉胸中略舒,多因情志抑郁,肝气郁结所致。

二、嗅 气 味

嗅气味,主要是嗅患者病体、分泌物、排出物、病室等的异常气味。嗅气味可以了解病情,判断疾病的寒热虚实。

(一) 口臭

是指从口中发出的异常气味。口出酸臭之气,食欲不振,脘腹胀满,多属胃肠积滞;口出臭秽之气,多属胃热;若臭秽难闻,牙龈腐烂者为牙疳;口气腐臭,兼有咳吐脓血者,多为内痈。

(二) 汗气

指汗液所散发的气味。汗出臭秽,属瘟疫或热毒炽盛;汗有腥膻味,属湿热蕴蒸;腋下汗有臊臭多为狐臭病。

(三) 呕吐物气味

呕吐物气味臭秽,多为胃热;若呕吐物为清稀痰涎,无臭气或腥气者,为胃寒;若呕吐物气味酸腐,呈完谷不化之状,则为食积;呕吐物无酸腐味者,多为气滞。

(四) 二便气味

小便臊臭,黄赤混浊,属实热证;小便清长,微有腥臊或无特殊气味,属虚证、寒证;尿甜并散发苹果样气味者,为消渴病。

大便酸臭难闻者,为肠有郁热;大便臭如败卵,矢气酸臭者,多因宿食停滞,消化不良所致;大便溏泻,其气腥者为脾胃虚寒之证。

(五) 经、带、恶露气味

月经臭秽者,多属热证;月经气腥者,多属寒证。

带下色黄臭秽者,多属湿热证;带下色白腥臭者,多属寒湿证;带下奇臭,并杂见异常颜色,常见于癌症。

产后恶露臭秽者,多属湿热证。

(六) 病室气味

病室的气味由病体本身及其排出物等发出。病室臭气触人,多为瘟疫病;室内有血腥味,多是失血证；室内有腐臭气味，多有溃腐疮疡；室内有尸臭气味，多为脏腑败坏；室内有尿臊气，多见于水肿病晚期；室内有烂苹果气味，多见于消渴病。

（杨银芳）

第三节　问　诊

问诊是医生通过询问病人及家属，了解疾病的发生、发展、诊断、治疗经过及其他与疾病相关的情况，是诊断疾病的一种方法，为四诊之一。

问诊的内容主要包括：一般情况，主诉，现病史，既往史，个人生活史和家族史等。

明代医家张景岳的"十问歌诀"，较全面地归纳总结了问诊的内容、顺序，便于临床应用。《景岳全书·十问篇》说："一问寒热二问汗，三问头身四问便，五问饮食六胸腹，七聋八渴俱当辨，九问旧病十问因，再兼服药参机变。妇女尤必问经期，迟速闭崩皆可见。再添片语告儿科，天花麻疹全占验。"

一、问　寒　热

问寒热，指询问病人有无怕冷或发热的感觉。"有一份恶寒，便有一份表证"，恶寒与发热是疾病常见症状之一，是辨别机体阴阳盛衰、病邪性质、疾病表里的重要依据。

临床中怕冷又有恶寒、恶风、畏寒、寒战之别。恶寒指病人感觉寒冷，但加衣被或近火取暖仍不能缓解；恶风指病人遇风觉冷，避之则缓，常较恶寒轻；畏寒指病人感觉寒冷，加衣被或近火取暖则能缓解；寒战指病人恶寒严重，且伴有全身发抖。

发热是指病人体温高于正常，或虽体温正常，但病人自觉全身或局部发热。如五心烦热（指病人自觉胸中烦热，伴手足心热）、骨蒸潮热（指病人自觉有热自骨内向外蒸发）。

寒热的产生主要取决于病邪性质和机体阴阳盛衰。一般来说，寒为阴邪，其性寒冷，感受寒邪，多见恶寒；热为阳邪，其性炎热，感受热邪，多见发热。机体阴阳失调时，阳盛则热，阴盛则寒；阴虚生内热，阳虚生外寒。

问寒热应首先询问病人有无怕冷或发热的症状，再进一步询问寒热出现的时间、轻重、持续时间及伴随症状等。在临床上常见的寒热症状有恶寒发热、但寒不热、但热不寒、寒热往来四个类型。

（一）恶寒发热

病人恶寒与发热同时并见，称恶寒发热，多为外感表证，在临床上根据恶寒、发热的轻重不同，可分为以下三种类型：

1. 恶寒重发热轻　患者感觉怕冷明显，并伴有轻微发热的症状。主表寒证，是外感寒邪所致，常伴有无汗，头身疼痛，脉浮紧。

2. 恶寒轻发热重　病人自觉发热较重，同时伴有轻微怕冷的症状。主表热证，是外感热邪所致，常伴有口干微渴，或有汗，脉浮数。

3. 发热轻伴恶风　病人自觉有轻微发热，并伴有遇风觉冷，避之则缓的症状。主太阳中风证，是外感风邪所致，常伴有自汗症状。

（二）但寒不热

病人只感怕冷而不觉发热，称之为但寒不热。多见于里寒证。若病人新病恶寒，且体温不高，主要见于里实寒证；若患者久病畏寒，且经常怕冷，四肢凉，得温可缓，主要见于里虚寒证。

（三）但热不寒

病人只感发热而不觉怕冷，甚至恶热，称之为但热不寒，临床根据发热轻重、持续时间、特点和伴随症状不同，可分为以下几种类型：

1. 壮热　病人高热（体温 39℃ 以上）持续不退，不恶寒，反恶热。主里实热证，多因风寒入里化热，或邪热内传所致，常伴面赤，汗多，烦渴饮冷，脉洪大等。

2. 潮热　病人发热如潮汐之有定时，临床常见以下三种类型：

（1）阴虚潮热：病人多为午后或入夜发热，以五心烦热为特点，常伴颧红盗汗，舌红少苔，脉细数等，属阴虚内热。

（2）阳明潮热：病人多为日晡（下午 3～5 时）发热，热势较高，又称日晡潮热，常见于阳明腑实证，多因胃肠燥热内结所致，常伴有腹满硬痛拒按，大便燥结，舌苔黄燥等。

（3）湿温潮热：以病人身热不扬（肌肤初扪之不觉很热，但扪之稍久即觉灼手），午后热甚为特点，多因湿遏热伏，热难透达所致，常伴头身困重，胸闷呕恶，便溏，舌苔腻等。

3. 低热　病人轻度发热（体温多不超过 38℃），但持续时间较长，热势长期不退，多见于阴虚潮热、气虚发热或小儿夏季热。

（四）寒热往来

寒热往来，指恶寒与发热交替出现，主半表半里证，临床常见两种类型：

1. 寒热往来，发无定时　病人时冷时热，一日发作数次发无定时，多见于少阳病。

2. 寒热往来，发有定时　病人寒战高热交替发作，发有定时，每日发作一次或二三日发作一次，多见于疟疾。

二、问　汗

汗是阳气蒸化津液从腠理达于体表形成，正常的出汗有调和营卫、滋润皮肤等作用。通过询问病人汗出情况，以判断病情虚实和疾病转变发展情况，对于判断病邪性质、津液盈亏、阴阳盛衰有重要意义。问诊时，要注意询问有无汗出，汗出多少、时间、部位及其兼症。

（一）有汗无汗

1. 表证无汗　见于外感寒邪所致的表实证，常伴有恶寒重，发热轻，头身痛，脉浮紧等。

2. 表证有汗　见于外感风邪所致的表虚证，或外感风热的表热证，常伴有发热恶风，脉浮缓或发热重，恶寒轻，咽痛，脉浮数等。

3. 里证无汗　多因津血亏耗，生化乏源，或阳气不足，无力化汗所致。

4. 里证有汗　多见于里热证，如风热内传或寒邪入里化热，或其他原因导致里热炽盛，阳气亢盛，迫津外泄，则汗出量多；亦可见于里虚证，如阳气亏虚，肌表不固，或阴虚内热，蒸津外泄，都有出汗的症状。

（二）特殊汗出

1. 自汗　病人经常日间汗出不止，活动后尤甚，兼见畏寒肢冷、神疲乏力等症者称自汗，多见于气虚或阳虚。

2. 盗汗　病人睡时汗出，醒后汗止，兼见潮热、颧红等症者称盗汗，多见于阴虚内热或气阴两虚。

3. 绝汗　指在病情危重的情况下，出现大汗不止的症状。常见于亡阴或亡阳，由于亡阴、亡阳属危重证候，故其汗出称绝汗。全身大量汗出者称大汗，若大汗出，伴身大热，口大渴，脉洪大，多为里实热证；若病势危重，冷汗淋漓，伴四肢厥冷，脉微欲绝者，为亡阳证，多为阳气暴脱，不能护卫肌表，津液随阳气外泄所致；若病势危重，汗热而黏如油，躁扰烦渴，脉细数急者，为亡阴证，多为阴液严重亏损，虚热迫津外泄所致。

4. 战汗　指病人先恶寒战栗而后出汗的症状。因邪盛正衰，邪伏不去，一旦正气来复，正邪剧争所致。常见于温病或伤寒，邪正剧争阶段，是病变发展的转折点。若汗出热退，脉静身凉，提示邪去正复，疾病向愈；若汗出而身热不退，烦躁不安，脉来急疾，提示邪盛正衰，病情恶化。

（三）局部汗出

汗出仅局限于身体某一部位。

1. 头汗 汗出仅局限于头颈部，伴肢冷，脉微者，为气脱不固；伴烦渴，苔黄脉数者，为上焦热盛；伴身热不扬，头身困重，舌苔黄腻者，为中焦湿热。

2. 半身汗出 汗出仅局限于身体左侧或右侧，上半身或下半身，多见于风痰阻络，营卫不调，半身气血失和所致。

3. 手足汗出 汗出仅局限于手足心，多为中焦湿热或阴虚内热。

4. 心胸汗 汗出仅局限于心胸部位，多为心脾两虚或心肾不交。

三、问 疼 痛

疼痛是常见的临床症状，可见于病人机体的不同部位。一般实证疼痛，多因感受外邪、气滞血瘀、痰浊凝滞或虫积阻滞，使气血运行不畅，"不通则痛"；而虚证疼痛，多因气血不足或阴精亏损，使脏腑经络失养，"不荣则痛"。

问诊时要注意询问疼痛的部位、性质、程度、持续时间、诱发因素和伴随症状等，可辨别疾病表里、寒热、虚实、阴阳证候。

（一）问疼痛部位

1. 头痛 是指疼痛见于头部或头部某一部位。由于经脉在头部循行部位的不同，可根据头痛部位判断病变归属。前额部疼痛连及眉棱骨，为阳明头痛；头部两侧疼痛为少阳头痛；枕部疼痛连及项部，为太阳头痛；巅顶头痛，连及目系，为厥阴头痛。

2. 胸痛 是指胸部正中或偏侧疼痛。胸居上焦，内藏心肺，故胸痛多为心肺病变，常见于血瘀心脉、热邪壅肺、痰浊阻肺、肺阴不足等所致的真心痛、肺痈、肺痨等病。

3. 胁痛 指一侧或两侧胁肋部疼痛。两胁是肝胆经所过之处，故胁痛多与肝胆病变相关。可见于肝郁气滞、肝胆火盛、肝胆湿热、瘀血阻络及悬饮等证病。

4. 脘痛 又称胃脘痛，指上腹部剑突下疼痛。多由寒邪客胃、饮食伤胃、肝气犯胃或脾胃虚弱等所致。

5. 腹痛 腹分大腹、小腹、少腹，腹痛部位多提示病变所在。大腹疼痛指脐以上腹部疼痛，多属脾胃病变；小腹疼痛指脐以下腹部疼痛，多属肾、膀胱、胞宫或大小肠病变；少腹疼痛指小腹两侧疼痛，多属肝脏病变，因厥阴肝经过少腹。

6. 背痛 背痛不可俯仰，多因督脉损伤；背痛连项，多因寒邪客于太阳经脉；肩背疼痛，多因风湿阻滞，经气不利。

7. 腰痛 是指腰部一侧或两侧疼痛。腰部两侧疼痛或有叩击痛，多属肾虚；腰脊部或腰骶部疼痛，多属寒湿痹病。

8. 四肢痛 是指四肢的关节、筋骨、肌肉疼痛。四肢关节疼痛多因风寒湿三邪合并侵犯机体所致，见于痹病。

9. 周身痛 新病初期周身痛多属实证，多因感受风寒湿邪所致；若久病不愈周身痛多属虚证，以气血亏虚常见。

（二）问疼痛的性质

1. 胀痛 指疼痛带有胀闷感觉，多为气滞所致。

2. 刺痛 指疼痛如针刺刀割一般，多为瘀血所致。

3. 走窜痛 指疼痛部位游走不定，多为气滞，或行痹所致。

4. 冷痛 指疼痛伴有寒冷感而喜暖，是寒证致痛的特点。

5. 灼痛 指疼痛伴有灼热感而喜凉，是热证致痛的特点。

6. 隐痛 指痛势较缓，尚可忍耐，绵绵不休，是虚证致痛的特点。

7. 空痛 指疼痛伴有空虚感，是虚证致痛的特点。

8. 重痛 指疼痛伴有沉重感，多因湿邪阻滞所致。头重痛如裹见于湿邪犯头；关节重痛，固定不移见于湿痹；亦可见于肝阳上亢，气血壅盛。

9. 绞痛 指疼痛剧烈如刀绞，难于忍受，是实证致痛的特点。

10. 掣痛 又称引痛、彻痛。指一个部位疼痛，牵掣到另一部位也疼痛，多因经脉失养或经脉阻滞所致。

四、问饮食口味

《景岳全书》："病由外感而饮食不断者，知其邪未及脏，而恶食不恶食可知；病因内伤而饮食变常者，须辨其味有喜恶，而爱冷爱热可知。"问饮食口味的变化，以便了解脾胃和相关脏腑功能的盛衰，判断疾病性质及预后。

(一) 问饮水多少与口渴

问饮水多少与口渴，应根据病人口渴的特点、程度，饮水的多少等仔细询问，以便了解津液的盛衰及病邪的寒热虚实。

1. 口不渴 口不渴也不欲饮，多见于寒证、湿证。

2. 口渴多饮 口渴喜冷饮，多见于热盛伤津；口渴喜热饮，多见于内有痰饮；口渴多饮伴食多、小便多，身体消瘦，是消渴病；口渴饮后即吐，为水逆证。

3. 渴不多饮 口渴但饮水不多，仅欲以水漱口而不咽下，为血瘀证。

(二) 问食欲与食量

问进食情况，应着重询问病人食欲、口味、食量，再结合兼症加以分析，以便了解脾胃和相关脏腑功能强弱，判断疾病的轻重及预后。

1. 食欲减退 多因脾胃虚弱、湿邪困脾所致。新病初起，多因邪气影响脾胃运化功能；久病不愈，伴面色萎黄，食后腹胀，疲倦，多因脾胃虚弱；纳呆食少，伴脘闷腹胀，头身困重，苔腻脉濡，多因湿邪困脾。

2. 厌食 多因食积、湿热所致。伴脘腹胀痛，嗳腐食臭，舌苔厚腻，多因食滞胃脘；伴厌食油腻，脘闷呕恶，便溏不爽，肢体困重，多因湿热蕴脾；伴厌食油腻，胁肋灼热胀痛，口苦泛恶，多因肝胆湿热。

3. 消谷善饥 又称多食易饥。多因胃火炽盛，腐熟太过所致。伴多饮多尿，形体消瘦，常见于消渴病；伴大便溏泻，多因胃强脾弱。

4. 饥不欲食 有饥饿感，但不欲进食或进食不多，常伴脘痞，干呕呃逆，多因胃阴不足，虚火内扰所致。

5. 饮食偏嗜 常因地域或生活习惯差异而有不同，一般不会引起疾病。若偏嗜太甚，也可导致人体的阴阳失调，发生某些病变。过食肥甘厚味，易生痰、化热；嗜好饮酒，或恣食辛辣，易损伤脾胃阴液。小儿嗜食异物多属虫积或疳积。

(三) 口味

口味异常，可反映脏腑及相关脏腑病变。

1. 口淡 自觉口中无味，味觉减退。多见于脾胃虚弱。

2. 口苦 自觉口中有苦味。多见于肝胆火旺。

3. 口甜 自觉口中有甜味。多见于脾胃湿热。

4. 口酸 自觉口中有酸味，甚至他人闻之有酸腐气。多见于肝胃不和。

5. 口涩 自觉口中有涩味。多见于燥热伤津。

6. 口咸 自觉口中有咸味。多见于肾虚。

7. 口臭 自觉或他人闻之口中出气臭秽。多见于胃火炽盛。

8. 口黏腻 自觉口中黏腻不爽。多见于脾胃湿热、湿浊停滞。

五、问 二 便

问二便的情况，可了解消化功能、水液代谢是否正常，也可为判断疾病寒热虚实提供依据。问二便应着重询问大小便是否顺畅，了解排泄次数和时间、排泄物性状及伴随症状等。

（一）问大便

正常情况下人体的粪便为黄褐色圆柱形，一般一天排便一次或者两到三天排便一次。大便异常主要包括便次、便质、排便感异常等。

1. 便次异常 若大便艰难，排出如颗粒状，称之为便难，多因胃肠积热、阳虚寒凝、气血阴津亏损，或腹内癥块阻结等导致。如排便次数增多，粪便稀薄甚至如水，则称之为泄泻，又称腹泻，多因外感风寒湿热疫毒之邪，或食积等导致。

2. 便质异常 大便中经常夹杂未消化的食物，称之为完谷不化，多见于久病体弱者，多属脾虚、肾虚；若新起病多为食滞胃肠。大便时干时稀，称溏结不调，多属肝郁脾虚，肝脾不调。若大便先干后稀，多属脾虚；脓血便多见于痢疾或肠癌。

3. 排便感异常 肛门灼热多因大肠湿热，或热结旁流，热迫直肠所致；里急后重，指便前腹痛，急迫欲便，便时窘迫不畅，肛门重坠，便意频数，多见于湿热痢疾；排便不爽，若泻下如黄糜而黏滞不爽，多因湿热蕴结大肠；若腹泻不爽，大便酸腐臭秽，多因食积化腐，肠道气机不畅。

（二）问小便

正常成年人日均排尿量约为 1500～2500ml，日间排尿 3～5 次，夜间 0～2 次。一般应着重对小便的色、量、质及伴随症状进行询问。

1. 尿量异常 尿量增多，小便清长，属虚寒证；尿量减少，多因伤津或脏腑功能失常致水湿内停，或尿路损伤。

2. 尿次异常 小便频数，新病小便频数伴尿急、尿痛、小便短赤，多因湿热蕴结膀胱；久病小便频数伴色清量多，夜间甚，多因肾虚。癃闭，实性癃闭多因瘀血、结石或湿热所致；虚性癃闭，多因久病或年老气虚、阳虚所致。

3. 排尿感异常 尿道涩痛，多因湿热内蕴、热灼津伤、结石所致；余沥不尽，多因久病体虚，肾气不固，湿热邪气留著尿路所致；小便失禁，多因肾气亏虚，膀胱失约，或脾虚气陷所致；遗尿，多因禀赋不足，肾气亏虚所致。

六、问 睡 眠

睡眠情况与人体卫气的循行和阴阳的盛衰有密切关系。问睡眠情况，应着重了解有无失眠、嗜睡、多梦现象及伴随症状。

（一）失眠

若失眠或不易入睡，伴心悸、健忘、食少、疲乏，属心脾两虚；若入睡难，伴头晕、耳鸣、心烦、腰酸、梦遗，属心肾不交；不易入睡甚至彻夜难眠，伴心烦易怒、胸胁胀满，属肝火上扰。

（二）嗜睡

若时时思睡，又感身体沉重，多属湿邪太重；若时时思睡，进食后更甚，多属中气不足；若时时蜷卧，伴食少、畏冷、疲乏、少气懒言，多属阳虚。

七、问 经 带

根据妇女的生理、病理特点，凡引起月经、带下、妊娠、产后的异常变化，一般均可诊为妇科疾病。

（一）问月经

问妇女尤其着重于问月经，其中包括初潮年龄，月经周期，行经期，月经的色、质、量，末次月经时间，行经时有无伴随症状，绝期年龄等。

1. 经期异常　若周期提前 7 天以上，称之为月经先期，多因脾肾亏虚，冲任不固，或血热所致。若周期延后 7 天以上，称之为月经后期，多因血虚或阳虚。月经先后无定期，多因肝郁气滞，气机逆乱，或冲任失调所致。

2. 经量异常　月经过多，多因血热迫血妄行，或气虚冲任不固，或瘀血阻滞，血不归经所致；月经过少，多因营血不足，或肾气亏虚，精血不足，血海不盈；或因寒凝、血瘀、痰湿阻滞，血行不畅所致。

3. 经色、经质异常　正常经血一般为红色稍黯，经质不稀不稠，无血块。经色淡红质稀，多属血虚证；经色深红质稠，多属实热证；经色紫黯有块，多属实寒证；经色黯红有块，多属血瘀证。

（二）问带下

应着重询问带下的色、质、量和气味。带下色白量多，清稀如涕，多属脾虚湿盛；带下色黄，黏稠秽臭，多属湿热下注；带下色赤，淋漓不断，兼有腥臭，多属肝经郁热；带下色灰黯，质稀量多，腰腹酸冷，多属肾阳虚。

八、问 小 儿

除了解一般情况外，还要结合小儿的生理病理特点进行查询。小儿不能准确诉述，因此主要通过向小儿父母、看护人等询问。一般应着重询问出生前后情况以了解小儿先天状况；同时还应询问预防接种情况、传染病史以及与病证有关的情况。

第四节　切　　诊

切诊指医生用手在病人体表进行触、摸、按、压以诊察疾病的方法。包括脉诊和切诊两部分。

一、脉　　诊

脉诊是通过按触人体一定部位的脉搏，以诊察脉象变化的切诊方法。又称切脉、诊脉、持脉、按脉等。是辨别疾病的一种方法。

（一）脉象的形成原理和临床意义

脉象的形成与心脏搏动，心气盛衰，脉管通利和气血盈亏及各脏腑协调配合直接相关。心主血脉，通过心脏搏动把血液排入血管而形成脉搏。血液在脉管中正常循行，除心脏主导作用外，还须其他脏腑配合。通过脉象的变化，以了解疾病的病因、病位、性质和邪正盛衰等情况。

（二）诊脉的部位和方法

1. 诊脉的部位　诊脉的部位历代有多种，三部九候诊法，人迎寸口诊法、仲景三部诊法，但以"寸口诊法"为主进行脉诊，即切压腕后高骨（即桡动脉搏动处）以诊察脉象变化的方法。

2. 诊脉的方法　脉诊时间，以清晨为最佳。脉诊体位，病人宜坐位或仰卧位，前臂自然平直，与心脏保持同一水平面，手腕伸直，掌心向上，腕关节置于脉枕上，使寸口部位充分暴露，局部气血通畅，便与诊察脉象。在诊脉前，病人应休息片刻，放松身心，使气血运行不受干扰。

诊脉时医生应注意调匀呼吸，清心宁神，即所谓"平息"。布指时，医生用中指按在桡骨茎突内侧,即定关脉,示指按关前(腕侧)定寸脉,无名指按关后(肘侧)定尺脉(图6-3)。三指呈弓形,指头平齐,疏密得当,用指目按压脉搏。医生左手按病人右手脉搏,右手按病人左手脉搏。对小儿诊脉,医生只用拇指切脉,不再细分寸关尺,即"一指定关法"。医生运用指力的轻重、挪移及布指变化来体察脉象。

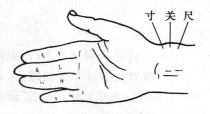

图6-3 诊脉寸关尺部位图

寸关尺三部可分浮中沉三候,即举寻按,用轻指力按在皮肤上称之为"举",又称浮取或轻取;用重指力按在筋骨间,称之为"按",又称沉取或重取;指力不轻不重,从轻到重,从重到轻,左右前后推寻,称之为"寻"。寸关尺三部各有举、寻、按,即"三部九候"。寸关尺三部分候脏腑,一般认为,左寸可候心,左关可候肝,左尺可候肾;右寸可候肺,右关可候脾,右尺可候肾(命门)。

在诊脉前必须了解正常人脉象情况,并注意年龄、性别、季节、气候、地域等对脉象的影响。每次诊脉应持续在脉搏跳动60次以上,共3～5分钟为宜。

此外,尚有脉搏不见于寸口而从尺部斜向手背的"斜飞脉",脉搏出现在寸口背侧的"反关脉"。

(三)正常脉象

正常脉象,又称平脉,其特点是:一息(一呼一吸)脉搏四或五至(约70～80次/分),不浮不沉,不迟不数,不大不小,从容和缓,节律均匀,应指有力,并随生理活动、气候、季节和环境的不同而有相应变化。

(四)脉象要素

古人用"位、数、形、势"概括脉象的基本要素,脉象基本要素与脉位、至数、脉力、长度、脉体大小、通畅度、紧张度、均匀度有关。脉位,指脉搏跳动显现的部位和长度。每次诊脉均应诊察脉搏显现部位的深浅、长短。正常脉象,脉位不浮不沉,中取可得,寸、关、尺三部均有脉;脉数,指脉搏跳动的至数和节律。每次诊脉均应诊察脉搏的频率快慢和节律是否均匀。正常成人,脉搏频率约70～80次/分,且节律均匀,没有歇止;脉形,指脉搏跳动的宽度、大小、软硬等形态。脉形主要与脉管的充盈度、脉搏搏动的幅度及紧张度等因素有关;脉势,指脉搏应指有力无力、通畅度、紧张度等趋势。正常脉象,应指和缓,力度适中。

(五)常见的脉象特征及其临床意义

1. 浮脉

【脉象特征】 轻取即得,重按稍减而不空,举之有余,按之不足。

【临床意义】 主表证,又主虚证。

【分析】 外邪侵袭肌表,卫气奋起抗邪,鼓动脉气于外,脉搏应指而见浮脉。

2. 沉脉

【脉象特征】 轻取不应,重按始得。

【临床意义】 主里证。

【分析】 邪郁于里,气血内困则见沉脉。脉沉有力为里实,脉沉无力为里虚。

3. 迟脉

【脉象特征】 脉来迟缓,一息不足四至(相当于脉搏60次/分以下)。

【临床意义】 主寒证。

【分析】 阳气虚损,鼓动无力,脉来迟缓无力。

4. 数脉

【脉象特征】 脉率增快,一息五至以上(相当于脉搏90次/分以上)。

【临床意义】 主热证。

【分析】 邪热亢盛,气血运行加快,则见脉数而有力;久病阴虚而生内热,则见脉数无力或

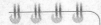

细数。

5. 洪脉

【脉象特征】 脉体宽大,充实有力,来盛去衰,状若波涛汹涌。

【临床意义】 主气分热盛,又主邪盛正衰。

【分析】 邪热亢盛,脉道扩张,气血壅盛则见洪脉。

6. 微脉

【脉象特征】 极细极软,按之欲绝,若有若无。

【临床意义】 主气血虚证,阳气衰微。

【分析】 气血不足,脉道不充,阳气衰微,无力鼓动脉道则见脉微。

7. 细脉

【脉象特征】 脉细如线,应指明显。

【临床意义】 主气血两虚,诸虚劳损,湿病。

【分析】 气虚无力推动血行,营血不足无以充盈脉道,则见脉体细小;湿邪阻滞脉道也可见脉细。

8. 散脉

【脉象特征】 浮散无根,至数不齐。

【临床意义】 主元气离散,脏腑之气将绝。

【分析】 元气离散,阳不内敛,脏腑之气将绝。

9. 虚脉

【脉象特征】 三部脉举之无力,按之空虚,应指松软。

【临床意义】 主虚证。

【分析】 气虚推动不足,则脉象无力,血虚充盈不足,则按之空虚。

10. 实脉

【脉象特征】 三部脉举按均有力。

【临床意义】 主实证。

【分析】 邪气亢盛而正气不虚,邪正斗争剧烈,气血壅盛脉道则见实脉。

11. 滑脉

【脉象特征】 往来流利,如盘走珠,应指圆滑。

【临床意义】 主痰饮,食滞,实热。亦可见于正常青壮年,孕妇。

【分析】 实邪壅滞,邪热相搏,气实血涌,脉道充盈则见滑脉。

12. 涩脉

【脉象特征】 脉细而缓,往来艰涩,如轻刀刮竹。

【临床意义】 主伤精,血少,气滞血瘀。

【分析】 精伤血少,血脉不充,脉道失养则脉涩无力;气滞血瘀,痰食内停,气机不畅,血行受阻则脉涩有力。

13. 长脉

【脉象特征】 脉形长,首尾端直,超过本位。

【临床意义】 主肝阳有余,热证。

【分析】 肝阳有余,邪热亢盛,充斥脉道,正邪相搏则见长脉。

14. 短脉

【脉象特征】 首尾俱短,不及本位。

【临床意义】 主气病。短而有力为气郁,短而无力为气虚。

【分析】 气郁阻遏脉气运行,致脉气不能伸展,脉短有力;气虚无力鼓动血行,使脉管搏动短小无力。

15. 弦脉

【脉象特征】 端直以长,如按琴弦。

【临床意义】 主肝胆病,诸痛,痰饮,疟疾。

【分析】 肝胆病,诸痛,痰饮,疟疾致肝失疏泄,气机不利,脉气紧张而见弦脉。

16. 芤脉

【脉象特征】 浮大中空,如按葱管。

【临床意义】 主失血,伤阴。

【分析】 失血过多,营血不足,无以充脉或津液大伤,脉道失充,阳气浮越则见芤脉。

17. 紧脉

【脉象特征】 脉来绷急,如牵绳转索。

【临床意义】 主寒证、痛证、宿食。

【分析】 寒邪侵袭与正气抗争,以致脉道紧张而拘急则见紧脉。

18. 缓脉

【脉象特征】 一息四至,来去缓怠。

【临床意义】 主湿病,脾虚。

【分析】 湿性黏滞,气机为湿邪所困或脾胃虚弱,气血不足以鼓动脉道则见缓脉。

19. 革脉

【脉象特征】 浮而搏指,中空外坚,如按鼓皮。

【临床意义】 主亡血、失精。

【分析】 亡血、失精气无所附,浮越于外,脉道失于气血充养则见革脉。

20. 牢脉

【脉象特征】 脉位沉,其形实大弦长,坚牢不移。

【临床意义】 主阴寒内实,疝气癥瘕。

【分析】 阴寒内积,致使阳气沉伏于里则见牢脉。

21. 弱脉

【脉象特征】 极软而沉细。

【临床意义】 主气血不足。

【分析】 阴血不足,脉道不能充盈,气不足而鼓动无力则见弱脉。

22. 濡脉

【脉象特征】 浮而细软。

【临床意义】 主诸虚,又主湿病。

【分析】 气血亏虚,脉道失养或湿邪阻滞,脉道阻压则见濡脉。

23. 伏脉

【脉象特征】 重手推筋按骨始得,甚则伏而不见。

【临床意义】 主邪闭,厥证,痛极。

【分析】 邪闭于内,脉气不能宣通,脉道潜伏不显则见伏脉。

24. 动脉

【脉象特征】 脉形如豆,厥厥动摇,滑数有力。

【临床意义】 主痛证,惊证。

【分析】 痛则阴阳失和,气血冲动,惊则气机逆乱则见动脉。

25. 促脉

【脉象特征】 脉来数而时一止,止无定数。

【临床意义】 主阳盛实热,气血痰饮宿食停滞。

【分析】 阳盛实热,气血痰饮宿食停滞化热,正邪相争,血行加速则见促脉。

26. 结脉

【脉象特征】 脉来缓而时一止,止无定数。

【临床意义】 主阴盛气结,寒痰血瘀,癥瘕积聚,气血虚衰。

【分析】 阴盛气结,寒痰血瘀,癥瘕积聚,阻碍气血,脉气被阻则见脉结而有力;气血虚衰,脉气运行无力而涩滞则见脉结而无力。

27. 代脉

【脉象特征】 脉来缓而时一止,止有定数,良久方来。

【临床意义】 主脏气衰微,七情惊恐,跌打损伤。

【分析】 脏气衰微,气血不足以推动血行,元气不足而使脉气不能连续则见代脉;七情惊恐,跌打损伤使脉气不能续接也可见代脉。

28. 疾脉

【脉象特征】 脉来急疾,一息七八至(相当于脉搏 140 次 / 分以上)。

【临床意义】 主阳极阴竭,元气将脱。

【分析】 阳极阴竭,元气将脱,阳亢无制则见疾脉。

(六)相兼脉及主病

疾病常由多种致病因素相兼为患,因而病人的脉象经常也是两种或两种以上脉象相兼出现。凡脉象由两种或两种以上的单因素脉同时出现,复合构成的脉象即称之为"相兼脉"或"复合脉"。

相兼脉的主病,往往就是各单一脉象主病的综合,如浮紧脉多主外感风寒表实证或风寒湿痹;浮缓脉主外感风寒表虚证;浮数脉主表热证;浮滑脉多见于表证夹痰;沉迟脉多主里寒证;沉涩脉多主阳虚寒凝血瘀;沉缓脉主脾肾阳虚,水湿停滞;沉细数脉多主阴虚内热;弦紧脉常见于寒滞肝脉或肝郁气滞证;弦数脉多主肝郁化火或肝胆湿热;弦细脉多主肝肾阴虚、血虚肝郁或肝郁脾虚;滑数脉多主痰热、湿热或食积内热;洪数脉主气分热盛等。

总之,每种脉象均通过脉位、脉形、脉势、脉率、脉律体现出来,并因某一方面突出而命名。诊脉时须综合考察其变化,从而确认相兼脉象及主病,以正确认识疾病。(表 6-1)

表 6-1 28 脉分类及主病简表

脉纲	脉名	脉象	主病
浮脉类	浮	轻取即得,重按稍减而不空	表证,虚证
	洪	脉体宽大,若波涛汹涌,来盛去衰	气分热盛,邪盛正衰
	濡	浮而细软	诸虚,湿病
	散	浮散无根,至数不齐	元气离散,脏腑之气将绝
	芤	浮大中空,如按葱管	失血,伤阴
	革	浮而搏指,中空外坚,如按鼓皮	亡血,失精
沉脉类	沉	轻取不应,重按始得	里证
	伏	重手推筋按骨始得,甚则伏而不见	邪闭,厥证,痛极
	牢	脉位沉,其形实大弦长,坚牢不移	阴寒内实,疝气癥瘕
	弱	极软而沉细	气血不足
迟脉类	迟	脉来迟缓,一息不足四至	寒证
	缓	一息四至、来去缓怠	湿病,脾虚
	结	脉来缓而时一止,止无定数	阴盛气结,寒痰血瘀,癥瘕积聚,气血虚衰
	涩	脉细而缓,往来艰涩,如轻刀刮竹	伤精,血少,气滞血瘀

续表

脉纲	脉名	脉象	主病
数脉类	数	脉率增快，一息五至以上	热证
	疾	脉来急疾，一息七八至	阳极阴竭、元气将脱
	促	脉来数而时一止，止无定数	阳盛实热，气血痰饮宿食停滞
	动	脉形如豆，厥厥动摇，滑数有力	痛证，惊证
虚脉类	虚	三部脉举之无力，按之空虚	虚证
	细	脉细如线，应指明显	气血两虚，诸虚劳损，湿病
	微	极细极软，按之欲绝，若有若无	气血虚证，阳气衰微
	代	脉来缓而时一止，止有定数，良久方来	脏气衰微，七情惊恐，跌打损伤
	短	首尾俱短，不及本位	气病
实脉类	实	三部脉举按均有力	实证
	弦	端直以长，如按琴弦	肝胆病，诸痛，痰饮，疟疾
	滑	往来流利，如盘走珠，应指圆滑	痰饮，食滞，实热
	紧	脉来绷急，如牵绳转索	寒证、痛证、宿食
	长	脉形长，首尾端直，超过本位	肝阳有余，热证

二、按 诊

按诊是医生用手对病人体表某些部位进行触、摸、按、压，以了解身体局部异常变化，从而推断病变部位、性质和病情轻重。

按诊时应根据不同疾病要求选择适当体位和方法。医生举止稳重大方，态度严肃认真，手法轻巧柔和，积极争取病人主动配合。要边检查边注意观察病人的反应。保证检查结果的准确性。

临床上以按肌肤、手足、胸腹、经络腧穴等较常用。

（一）按肌肤

按触全身皮肤的寒热、润燥、肿胀和疮疡。

1. 诊寒热 按肌肤寒热可判断病证的表里虚实，了解人体的阴阳盛衰。身热邪气盛，身寒阳气虚；初按热甚久按热反轻是表证；若久按热更甚是里证；若肌肤冷而大汗淋漓，脉微欲绝者，为亡阳；若汗出如油，四肢肌肤尚温而脉躁疾无力者，为亡阴。

2. 诊润燥滑涩 按触皮肤润燥滑涩，可以了解气血津液盈亏情况。肌肤干燥干瘪为津液不足；肌肤甲错为阴液亏损或瘀血积聚。

3. 诊疼痛 了解肌肤疼痛程度，可以辨别疾病虚实。肌肤柔软而喜按为虚证；肌肤硬痛而拒按为实证。

4. 诊疮疡 按触疮疡局部，肿起而硬不热属寒证；肿起压痛灼热属热证；根盘平塌漫肿属虚证；根盘收束而高起属实证。

（二）按手足

按手足的寒热变化，可判断病证寒热虚实。手足俱冷属寒证，多为阳虚或阴盛；手足俱热属热证，多为阳盛或阴虚。手足的背部较热为外感发热；手足心较热为内伤发热。

（三）按胸腹

按胸腹指对胸前区、胁肋区和腹部进行触摸、按压和叩击，以了解局部或相应脏腑病变的情况。按虚里可以了解宗气的强弱变化；按胸胁可诊察心、肺、肝三脏病变；按腹部主要通过了解腹部皮肤凉热、腹壁肌肉软硬度、腹部胀满、压痛、肿块等情况，来推断相应脏腑病变。

（四）按经络腧穴

通过手在经络循行路线和特定腧穴部位上进行按压，以了解穴位出现的异常变化（如压痛、麻木、结节、条索状物、隆起、凹陷等）及对按压的反应，从而推断脏腑的某些病变。

压痛、麻木是病人受触摸、按压后的自我感受，多发生在腧穴局部，也可循经络路线放散。结节和条索状物，须经医生识别。根据病变情况，结节和条索状物有大小、多少和质地不同之别。用手循经触摸，高于正常皮肤的为隆起，多属实证、热证；低于正常皮肤的为凹陷，多属虚证、寒证。

在临床中压痛为常见症状。压痛的显著程度能反映病情的轻重。酸、胀、麻木常见于虚证时，如脾虚可在脾俞穴出现。结节和条索状物常见于脏腑气血严重失调时，多为气滞血瘀所致。

（王 丹）

 本章小结

四诊即望、闻、问、切四种诊察疾病的方法，是收集临床资料的主要方法。人体是一个有机的整体，局部病变可以影响全身，全身的病变也可以在局部反映。通过疾病在各方面的症状、体征的反映，可以帮助了解疾病的病因、性质、部位，为判断疾病及辨证论治提供依据。

望、闻、问、切在临床诊察收集疾病相关资料时，各有其独特作用，只有认真细致全面地运用四诊的方法客观收集，才能全面地了解病情；四诊之间又是互相联系的，必须把望、闻、问、切有机地结合起来——即"四诊合参"才能全面、系统地了解病情，作出正确判断。如果只强调一种诊法的重要而忽视其他，则收集的材料不够全面，会影响对疾病的正确诊断。

练 习 题

一、选择题

A1 型题

1. 脾虚湿蕴病人的面色是
   - A. 面色萎黄
   - B. 面黄虚浮
   - C. 面目俱黄
   - D. 面色苍黄
   - E. 面色青黄

2. 舌痿软而淡白无华，多属
   - A. 气血虚衰
   - B. 中风先兆
   - C. 肾阴枯涸
   - D. 风痰阻络
   - E. 心气已绝

3. 呕吐物秽浊酸臭者，多属
   - A. 伤食
   - B. 寒呕
   - C. 热呕
   - D. 痰饮
   - E. 肝胃不和

4. 痰少而黏，难于咯出者，多属
   - A. 寒痰
   - B. 湿痰
   - C. 热痰
   - D. 燥痰
   - E. 肺痈

5. 病人咳声如犬吠者，多属
   - A. 白喉
   - B. 百日咳
   - C. 肺痨
   - D. 燥咳
   - E. 肺痈

6. 疾病初期恶寒与发热同时并见，其证属于
   - A. 风寒表证
   - B. 风热表证
   - C. 外感表证
   - D. 半表半里证
   - E. 表热里寒证

7. 久病畏寒，多见于
   - A. 气虚
   - B. 阳虚
   - C. 表寒
   - D. 实寒
   - E. 以上均非

8. 病人身热不扬,午后热甚,头身困重,舌红苔黄腻,脉濡数。此证属于
    A. 阴虚潮热   B. 湿温潮热   C. 阳明潮热
    D. 气虚发热   E. 以上均非

9. 寒热往来见于
    A. 表寒   B. 表热   C. 里寒   D. 里热   E. 半表半里

10. 自汗、盗汗并见,其病机是
    A. 阴阳两虚   B. 阳气不足   C. 津液亏虚
    D. 精血亏虚   E. 以上均非

11. 心胸区憋闷刺痛,痛处固定不移的心脉痹阻证,其病因是
    A. 气滞   B. 寒凝   C. 瘀阻   D. 痰浊   E. 气虚

12. 阳明经头痛的特征是
    A. 前额连及眉棱骨痛   B. 头两侧太阳穴处痛   C. 后头连项痛
    D. 巅顶痛   E. 头痛连齿

13. 不会出现口渴多饮的是
    A. 热盛津伤   B. 大量汗出   C. 剧烈呕吐
    D. 泻下过度   E. 湿热内阻

14. 渴喜热饮而量不多的是
    A. 热盛津伤   B. 痰饮内停   C. 剧烈呕吐
    D. 泻下过度   E. 大量汗出

15. 病人口淡乏味,常见于
    A. 痰热内盛   B. 湿热蕴脾   C. 肝胃蕴热
    D. 脾胃虚弱   E. 食滞胃脘

二、思考题

1. 简述面部五种病色及其主病。
2. 病理性舌色、苔色有哪几种? 各自主病如何?
3. 试将常见的28种脉象从脉位、脉数、脉形、脉势上进行鉴别。

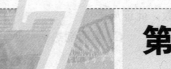

第七章

辨　　证

学习目标

1. 掌握：八纲辨证、脏腑辨证、气血津液辨证常见证型的临床表现和辨证要点。
2. 熟悉：八纲辨证、脏腑辨证、气血津液辨证、卫气营血辨证的概念。
3. 了解：卫气营血辨证各证型的临床表现和辨证要点。

　　辨证，就是分析、辨别疾病的证候。即以中医学理论为指导，运用整体观念，通过四诊所收集的病史、症状和体征等资料，对疾病某个阶段的病因、病位、病变性质以及邪正盛衰等情况进行综合分析，从而概括和判断疾病属何种证候的过程。

　　辨证是中医认识和诊断疾病的方法，是治疗疾病的前提和依据，治疗效果是检验辨证是否正确的标准。辨证论治是中医诊断疾病和治疗疾病的基本原则，也是中医学的基本特点之一。

　　辨证的方法有多种，它是在长期的医疗实践中，不断地深入、发展，逐渐形成的。如八纲辨证、脏腑辨证、气血津液辨证、卫气营血辨证、六经辨证、三焦辨证等。这些辨证方法，虽有各自的特点，对不同疾病的诊断各有侧重，但又相互联系和互相补充。其中八纲辨证是辨证的总纲，是从各种辨证方法中概括出来的共性；脏腑辨证是各种辨证的基础，主要应用于内伤杂病；气血津液辨证是与脏腑辨证密切相关、互相补充的一种辨证方法；卫气营血、六经和三焦辨证主要应用于外感热性病。

第一节　八　纲　辨　证

　　八纲，即指阴、阳、表、里、寒、热、虚、实八类证候。根据四诊所收集的病情资料，运用八纲进行综合分析，从而辨别疾病现阶段病变部位、性质、邪正盛衰和病证类别的辨证方法，称为八纲辨证。

　　由于八纲辨证是从各种辨证方法中概括出来的，所以，它带有普遍性，在诊断疾病过程中具有执简驭繁、提纲挈领的作用，它是各种辨证的总纲。尽管疾病的表现错综复杂，但疾病的类别不外乎阴证、阳证两大类；病位的深浅不在表就在里；疾病的性质不是热证便是寒证；邪正的盛衰，邪气盛为实证，正气衰为虚证。因此，八纲辨证可以把各种病证归纳为表与里、寒与热、虚与实、阴与阳这四对纲领性证候，其中阴阳两纲又可以概括其他六纲，即表、实、热证属阳，里、虚、寒证属阴，所以阴阳又是八纲中的总纲。

知识拓展

八纲辨证的临床意义

　　八纲的内容，《内经》早有论及，张仲景在《伤寒杂病论》中，八纲已经具体地运用于疾病的诊疗。张景岳的《景岳全书·传忠录》中有"阴阳篇"、"六变篇"之称，即所谓"二纲六变"，并以二纲统六变。八纲是对疾病过程中机体反应状态最一般的概括，是对辨证诊断提出最基本的原则性要求。通过八纲可找出疾病的关键，掌握其要领，确定其类型，预测其趋势，为治疗指明方向。然而八纲虽然是其余各种辨证方法中不可缺少的要素，但它毕竟不是完整而具体的证，只是"纲"，是对病情的大体分类，是比较笼统、抽象的辨证，在临床上应当结合其他的辨证方法对疾病的证候进行全面而深入地分析判断。

一、表 里 辨 证

表里辨证是辨别疾病病变深浅和病势趋向的一对纲领。通常认为，外邪侵犯人体肌表，病在皮毛肌腠，部位浅者属表证；病在脏腑、血脉、骨髓，部位深者属里证。

临床上的表证和里证出现的先后顺序不是固定不变的，病变初起可能是表证或里证；或先有表证后转化为里证；或表证未罢，里证又起；或病变在里并及于表等，总之病邪由表入里为病进，病邪从里出表为病退，临证时当注意辨析。

（一）表证

表证是指六淫之邪从皮毛、口鼻侵入人体肌表而发生的病证。其具有病位浅、起病急、病程短的特点，多见于外感病的初期阶段。

【临床表现】 以恶（风）寒，发热，舌苔薄白，脉浮为主。常伴有头身疼痛，鼻塞流涕，咽喉痛痒，咳嗽等。

【证候分析】 外感六淫，侵犯肌表，阻遏卫气，邪正相争则发热；卫气受遏，肌表不能得到正常的温煦，故恶风寒；邪气郁于肌表经络，气血不通，不通则痛，故见头身疼痛；肺主皮毛，鼻为肺窍，咽喉为肺气通道，邪犯皮毛，肺窍不利，故见鼻塞流涕，咽喉痛痒；外邪犯肺，肺气失宣，故见咳嗽。邪未深入，病属轻浅，故舌象尚无明显变化而仅呈薄白苔。

【治法】 辛散解表。

（二）里证

里证是指病变部位在内，由脏腑、气血、骨髓受病所反映的证候。它是与表证相对而言的，多见于外感病的中后期阶段或内伤疾病。其成因大致有三种：一是由外邪袭表不解，进而病邪入里；二是外邪直接入里，伤及脏腑；三是七情内伤、劳逸过度、饮食失宜等因素，导致脏腑功能失调，气血逆乱而致。

【临床表现】 由于里证的病因、病位的不同，其表现范围极广，可出现各种不同的证候，具体内容详见寒热、虚实辨证及脏腑辨证等有关章节。现举例如下：

壮热口渴，烦躁昏谵，腹痛，便秘或腹泻，呕吐，小便短赤，舌苔黄或白厚腻，脉沉等。

【证候分析】 热邪内传于里，或寒邪化热入里，里热炽盛，故见壮热；热邪伤津则口渴，小便短赤，大便秘结；热扰心神则烦躁昏谵。若寒邪直中脏腑或寒湿之邪直犯脾胃，脾失健运，则腹痛、腹泻；胃失和降则呕吐。苔黄或白厚腻，脉沉均为疾病在内之征。

【治法】 由于里证范围甚广，治法也多种多样，应根据具体证候进行辨证施治。

（三）表里证的鉴别

辨别表证和里证，主要是审察病证寒热、舌象、脉象等变化。一般地说，新病、病程短者，多属表证；久病、病程长者，多属里证。有发热恶寒者属表证；发热不恶寒，或但寒不热者属里证。表证舌苔常无变化，或仅见舌尖边红赤；里证舌苔多见其他异常变化。表里证的鉴别要点见表7-1。

（四）表证和里证的关系

1. 表里出入 凡病表证，表邪未解，内传入里，即为表证入里。如本有发热恶寒，若恶寒自罢，不恶寒反恶热，并见烦渴多饮，便干尿赤，舌红苔黄等症，即表示病邪向里发展，表证入里转为里热证。

表7-1 表证与里证的鉴别表

	表证	里证
病程	新病、病程短	久病、病程长
寒热	发热恶寒	发热不恶寒，或但寒不热
舌象	舌苔多无变化	舌苔多有变化
脉象	浮	沉

某些里证，病邪从里透达于肌表，则为里证出表。如里证内热烦躁，胸闷咳喘，口渴多饮，经过合理的施治，出现发热汗出，烦躁咳喘减轻，或见斑疹透露，则是病邪由里达表的证候。

2. 表里同病 即指表证和里证在同一时期出现。这种现象多见于病邪同时侵犯表里；或表证未解，又及于里；或本病未愈，又兼标病。如先有内伤，又加外感，或先有外感又有饮食、七情内伤等。临床上可见患者既有发热、恶寒、鼻塞、流涕等表证，又有呕吐、腹胀、腹痛、腹泻等里证。发生表证入里，里证出表的相互转化是有条件的，主要取决于邪正双方斗争的胜负。表证入里，多因机体抗邪能力下降，或邪气过盛，或护理不当，或失治，误治等因素所致。病邪由表入里是病势加重的表现。里证出表，多为机体正气内存，抗邪能力增强，或治疗及时，护理得当，则邪气外出，即由里出表，是病势减轻的表现。

二、寒 热 辨 证

寒热辨证是辨别疾病性质的一对纲领。寒证与热证是阴阳偏盛偏衰的具体表现。一般来说，寒证是机体阳虚阴盛或感受寒邪所表现出来的证候，热证是机体阴虚阳盛或感受热邪所表现出来的证候。所谓"阳虚则外寒，阴虚则内热"（《素问·调经论》），"阳胜则热，阴胜则寒"（《素问·阴阳应象大论》）。

（一）寒证

寒证是指感受寒邪，或阳虚阴盛，机体功能活动衰减所表现的证候。多由外感寒邪，或过食生冷，或内伤久病，阳气亏耗，阴寒内盛所致。

【临床表现】 恶寒喜暖，面色苍白，口淡不渴，肢冷蜷卧，小便清长，大便稀溏，舌淡苔白而润滑，脉迟或紧等。

【证候分析】 阳气不足或外寒所伤，则其温煦功能失常，故见恶寒喜暖，肢冷蜷卧；阴寒内盛，津液未伤，故口淡不渴，小便清长；寒邪伤脾，或脾阳受损，运化无权，则大便稀溏；阳气不足，无力推动血脉运行，则面色苍白，脉迟；因外感寒邪，寒主收引，故亦可见紧脉；阳虚不化，内生寒湿，则舌淡苔白而润滑。

【治法】 温经散寒（温以祛寒）。

（二）热证

热证是指感受热邪，或阳盛阴虚，机体功能活动亢进的证候。多由外感热邪，或七情过激，郁而化火，或饮食不节，积蓄为热，或房劳过度，耗伤阴精，阴虚阳亢所致。

【临床表现】 发热喜凉，面红目赤，烦躁不宁，口渴饮冷，小便短赤，大便秘结，舌红苔黄燥，脉数等。

【证候分析】 阳热亢盛，则发热喜凉；火性炎上，则面红目赤；热扰心神，则烦躁不宁；热盛伤津，则渴喜饮冷，小便短赤，大便秘结；舌红苔黄为热象，苔燥少津是阴伤；阳热亢盛，血流加速，故见脉数。

【治法】 清热泻火（或滋阴降火）。

（三）寒热证的鉴别

辨别寒证与热证，要根据疾病的表现进行全面观察，综合分析后才能做出准确的判断。尤其是要观察寒热的喜恶、口渴与否、面色、四肢、二便、舌象、脉象等几方面的变化。即恶寒喜热者为有寒，恶热喜冷者为有热；口淡不渴者为有寒，口渴喜饮者为有热；面白者为寒象，面赤者为热象；手足厥冷者为寒象，手足烦热者为热象；小便清长，大便溏薄者为寒象，小便短赤，大便燥结者为热象；舌淡苔白、脉沉迟紧者为寒象，舌红苔黄、脉数滑者为热象。从以上寒热证的比较则可看出，寒证属阴盛，多与阳虚并见；热证属阳盛，常有阴液亏损的表现。寒热证的鉴别要点见表7-2。

表7-2 寒证与热证的鉴别表

	寒证	热证
寒热的喜恶	恶寒喜暖	恶热喜凉
口渴与否	口淡不渴	口渴喜饮
面色	面白	面赤
四肢	手足厥冷	手足烦热
二便	小便清长，大便溏薄	小便短赤，大便燥结
舌象	舌淡苔白	舌红苔黄
脉象	脉沉迟紧	脉数滑

（四）寒证与热证的关系

寒证与热证虽有阴阳盛衰的本质区别，但又是相互联系的，它们既可在一个患者身上同时存在，表现为寒热错杂的证候，又可在一定条件下相互转化，甚至在疾病的危重阶段出现假象。

1. **寒热错杂** 患者在同一时间出现寒证与热证，称为寒热错杂。常见有上热下寒、表寒里热、表热里寒三种类型。

上热下寒：上部表现热，下部表现寒的证候。如患者见胸中烦热，口干舌燥的上热证，又见腹痛喜温，大便清稀的下寒证。

表寒里热：寒在于表，热在于里的证候。如患者先有五志化火内热证，又有外感风寒之邪。临床上既能见到头胀头晕，急躁易怒，心烦口干，便秘尿赤等里热证，又有外感风寒的恶寒发热，头身疼痛的表寒证。

表热里寒：热在于表，寒在于里的证候。常见素有里寒又外感风热，如患者既有脾肾虚寒的肢冷，不渴，便溏或下利的里寒证，又有外感风热，症见发热恶寒，头痛咽痛等表热证（也是表里同病）。

2. **寒热转化** 先出现寒证，后出现热证，热证出现后，寒证消失，称为寒证转化为热证。如外感风寒，初见恶寒发热，头身疼痛，无汗，苔薄白，脉浮紧的表寒证，因病情进一步发展，寒邪入里化热，恶寒等症见罢，而发热明显，咽痛口渴，舌红苔黄等热证相继出现，即预示其证候由表寒证转化为里热证。

先见热证，后见寒证，寒证出现后，热证消失，称为热证转化为寒证。如患者身热大汗，口渴喜饮，或吐泻过度，津耗阳脱，随即出现四肢厥冷，面色苍白，脉沉迟细等症，即为热证转化为寒证。

寒证与热证的转化，关键是邪正双方的力量对比变化。一般由寒证转化热证，是正气充实、阳气亢盛时，邪才能从阳化热；而当热证时正不胜邪、阳气耗伤，则热证可转化为寒证。

3. **寒热真假** 在疾病发展过程中，尤其是在疾病危重阶段，有可能会出现真热假寒或真寒假热与疾病本质不相符的假象，要注意明辨。

真热假寒，即内有真热而外见假寒的证候。如临床表现四肢厥冷，脉沉，似如寒证，但见肢冷而身热，不恶寒反恶热，脉沉数而有力，烦渴喜冷饮，咽干口臭，小便短赤，大便燥结，舌色红绛、苔黄干燥等症。此时，四肢厥冷，脉沉是假寒之象，而内热才是疾病的本质。真热假寒证，

131

是因内热过盛，阳气闭郁于内，格阴于外，故又称为"阳盛格阴"证，也称"阳厥"或"热厥"。

真寒假热，即内有真寒外见假热的证候。如临床表现身热，面红，口渴，脉大，似如热证，但身热反欲盖衣被，面红如妆，口渴不欲饮或喜热饮，脉大而无力，其为假热之象，且还可见到四肢厥冷，尿清，便溏，舌淡，苔白等一派真寒之象。这种证候是因阴寒内盛，格阳于外，阴阳寒热格拒而成，又称为"阴盛格阳"证。

寒热真假，是疾病现象与本质的不一致，其中的"真"是疾病的本质，而"假"是疾病发展到一定阶段的一种假象。

三、虚 实 辨 证

虚实辨证是辨别邪正盛衰的一对纲领。虚是指正气不足，实是指邪气过盛。正如《素问·通评虚实论》所说"邪气盛则实，精气夺则虚"。

（一）虚证

虚证是指正气虚弱，脏腑功能衰退所表现的证候。其形成有先天不足和后天失养两个方面，但常以后天失养为主。如饮食失调，气血生化不足；七情劳倦，内伤脏腑气血；房室过度，损耗肾之阴阳；久病、失治、误治，损伤正气等，均可导致虚证。临床上因气血阴阳亏虚的程度不同，又有气虚、血虚、阴虚、阳虚等证候之分。

【临床表现】

气虚证：神疲乏力，少气懒言，畏风自汗，活动后诸症加重，舌淡苔白，脉虚弱。

血虚证：面色淡白或萎黄，口唇指甲淡白，眩晕肢麻，舌淡苔白，脉沉细。

阴虚证：两颧红赤，潮热盗汗，五心烦热，虚烦不寐，咽干口燥，便干尿赤，舌红少苔或无苔，脉细数。

阳虚证：面色苍白，形寒肢冷，口淡不渴，小便清长，大便稀溏，舌淡胖嫩有齿印，脉沉迟无力。

【证候分析】

气虚不足，机体功能减退，故神疲乏力，少气懒言；卫外不固则畏风自汗；动则耗气，则活动后诸症加重。舌淡苔白，脉虚弱均为气虚不足之象。

血虚不足，肌肤失养，故见面色淡白或萎黄，口唇指甲淡白；脑失血养则眩晕；经脉失养则肢麻。舌淡苔白脉沉细是血虚不足之征。

阴虚火旺，故见两颧红赤，潮热盗汗，五心烦热；虚火扰神，故见虚烦不寐；阴亏津少故咽干口燥，尿赤便干。舌红少苔或无苔，脉细数皆为阴虚火旺之象。

阳气亏虚，失于温煦，故见面色苍白，形寒肢冷；阳虚阴盛，水湿不化，故见口淡不渴，小便清长，大便稀溏。阳气虚不能蒸化水津，故见舌淡胖嫩有齿印；阳虚不足，无力鼓动，故脉沉迟无力。

【治法】 补虚。气虚，治宜补气；血虚，治宜补血；阴虚，治宜滋阴；阳虚，治宜温阳。

（二）实证

实证是指邪气过盛，正气未衰，邪正斗争激烈所表现出的证候。多由外邪侵袭人体，或脏腑功能失调，导致气机不畅，代谢障碍，以致痰饮、水湿、瘀血等病理产物停留在体内所致。

【临床表现】 发热烦躁，胸闷气粗，痰涎壅盛，神昏谵语，脘腹胀满，疼痛拒按，小便不利，大便秘结，舌苔厚腻，脉实有力等。

【证候分析】 邪气过盛，正气未衰，正邪相争，故发热烦躁；邪阻于肺，宣降失常，故胸闷气粗；痰盛阻窍，故痰多，甚至神昏谵语；实邪积于肠胃，腑气不通，故脘腹胀满，疼痛拒按，大便秘结；水湿内停，膀胱气化失司，故小便不利；湿浊上蒸，故舌苔厚腻；邪正相争，搏击于脉，故脉实有力。

【治法】 泻实。

（三）虚证与实证的关系

虚证与实证虽然有正气不足和邪气过盛的本质不同，但又是相互联系，相互影响的。在临床上可以见到虚实夹杂，虚实转化，虚实真假等证，必须仔细辨别。

1. 虚实夹杂　患者在同一时期存在正虚与邪实两方面病变，即为虚实夹杂，如表实里虚、上实下虚等，也称虚实错杂。虚实夹杂，有以实证为主的实中夹虚证；有以虚证为主的虚中夹实证；还有虚实并重证。如病见喘咳胸满，痰涎壅盛的实证，同时又有神疲乏力，心悸气短，形寒肢冷，小便失禁等虚证，临床上必须辨别邪正虚实的轻重缓急，从而才能确定施治方案。

2. 虚实转化　实证转虚，因失治、误治等原因，导致邪去正伤，病程迁延，病邪久留，损伤正气，病程迁延，日久不愈，渐成虚证。如病见身热，汗出，口渴，脉弦数有力之实热证，因治疗不当，日久未愈，导致津伤气耗，而见面色无华，气短懒言，纳少乏力，少苔或无苔，脉细无力等虚证，此时病证已由实转虚，治法当以补虚为主。

因虚致实，虚证因正气不足，脏腑功能衰退，而产生实邪，出现实证，即为因虚致实，亦叫虚中夹实。如病见神疲乏力，喘咳气短，大便溏泄之肺脾亏虚之象，因疾病迁延日久，以致又出现咳吐痰涎，尿少浮肿等痰饮、水湿内停等实邪，治法当以健脾益肺为主，使肺能宣降，脾能运化，则痰饮、水湿自消。在此过程中，正虚是一直存在的，并非所有的虚证都转化为实证，仍表现为虚实夹杂的证候。

3. 虚实真假　虚证和实证，有真假之分，要认真辨别，去伪存真，才不致犯"虚虚实实"之戒。

真实假虚：病本实证，如热结肠胃，痰食壅滞，致使经络阻滞，气血不畅，因而出现精神默默，身寒肢冷，脉象沉迟等虚证之象。但仔细观察其语声高亢、气粗，脉虽沉迟而按之有力，说明其内在的痰食热结是病变的真正本质，而其虚象却是假象，此乃真实假虚证。

真虚假实：病本虚证，如内脏气血不足，运化无力，出现腹满、腹胀、腹痛、脉弦等类似实证的现象。但其腹虽胀满，却时有缓解而不是持续不止；腹虽痛，却不拒按，反而按则痛减；脉虽弦，却重按无力。因此气血不足，运化无力是病变的本质，腹满胀痛等是假象，此乃真虚假实证。

真实假虚，即前人所谓"大实有羸状"。真虚假实，即前人所谓"至虚有盛候"。总之，辨别虚实真假的要点在于脉象的有力无力，有神无神；舌质的老与嫩；言语发声的高亢与低怯；病人体质的强弱，发病的原因，病的新久，以及治疗经过如何等，均需详细分辨，才能从各种现象中找到病变的本质。

四、阴阳辨证

阴阳辨证是概括疾病证候类别的一对纲领。《素问·阴阳应象大论》说："善诊者，察色按脉，先别阴阳。"阴阳是八纲的总纲，用以统括其余六个方面，即表、热、实证属阳证，里、寒、虚证属阴证。临床上，尽管疾病的表现错综复杂，但归纳起来不外乎阴证和阳证两大类。通常所指的阴证，主要是指虚寒证，阳证主要是指实热证。此外，还有一些病证，根据它们的不同特点，也可归属于阴阳两类证候之中。如：气病、腑病属阳证，血病、脏病属阴证。

（一）阴证

阴证是阳气衰弱，阴寒内盛，机体功能呈衰退的表现。如里证、虚证、寒证属阴证的范围。

【临床表现】 精神萎靡，面色苍白，气短懒言，口淡不渴，形寒肢冷，小便清长，大便稀溏，舌淡苔白，脉沉迟或沉细无力。

【证候分析】 机体阳气衰弱，阴寒内盛，脏腑功能衰退，故精神萎靡，气短懒言；阳气虚衰，则气血运行无力，不能上荣于面，故面色苍白；阳虚不足，不能温养形体，故形寒肢冷；阴寒内盛，水湿不运，故口淡不渴，小便清长，大便稀溏。舌淡苔白，脉沉迟细无力均为阳虚阴盛之征。

【治法】 温补散寒。

（二）阳证

阳证是阳气亢盛，邪热炽盛，机体功能呈亢盛的表现。如表证、实证、热证属阳证的范围。

【临床表现】 精神烦躁，面红目赤，声高气粗，渴喜冷饮，肌肤灼热，小便短赤，大便秘结，舌红绛，苔黄干，脉滑数有力。

【证候分析】 阳气亢盛，邪热炽盛，热扰心神，故精神烦躁；阳亢热盛则气血上涌，故面红目赤，声高气粗；邪热蒸达于外，故肌肤灼热。热盛伤津，故口渴喜冷饮，小便短赤，大便秘结。舌红绛，苔黄干，脉滑数有力均为阳热亢盛之征。

【治法】 清泻实热。

（三）亡阴证

亡阴证是指体内的阴液大量消耗，而表现出阴液衰竭的一种危重证候。

【临床表现】 汗热而黏，面红气促，身热烦躁，渴喜冷饮，舌红而干，脉细数无力。

【证候分析】 热邪炽盛，耗伤津液，故汗热而黏，面红气促，渴喜冷饮；邪热熏蒸，内扰心神，故身热烦躁。舌红而干，脉细数无力为津伤阴竭之象。

【治法】 滋阴生津。

（四）亡阳证

亡阳证是指体内阳气严重耗损，而表现出阳气虚脱的一种危重证候。

【临床表现】 冷汗淋漓，面色苍白，精神淡漠，气息微弱，形寒肢冷，口渴喜热饮，舌淡，脉细微欲绝。

【证候分析】 阳气虚脱，无以温煦、固摄，故冷汗淋漓，面色苍白，精神淡漠，气息微弱，形寒肢冷；由于阴阳互根，亡阳则阴无以化生，故口渴喜热饮。舌淡，脉细微欲绝为阳气耗损虚脱之象。

【治法】 回阳救逆。

亡阴、亡阳是疾病的危险证候，一般在高热大汗，或发汗太过，或剧烈吐泻，失血过多等阴液或阳气迅速亡失的情况下出现。其临床表现除了有原发病的各种危重症状外，均有不同程度的出汗。由于阴阳是互根的，亡阴则阴液耗竭，阳气无所依附而散越；亡阳则阴无以化生而告竭，所以亡阴亡阳难以截然分开，但有先后主次的不同，在治法上也有别。

总之，八纲辨证是分析疾病共性的辨证方法，是各种辨证的总纲。八纲虽有各自不同的证候特点，但它们之间是互相联系，不可分割的。临床上疾病的变化是错综复杂的，经常会出现表里、寒热、虚实夹杂的情况，如表里同病，寒热错杂，虚实夹杂。它们在一定条件下还可互相转化，如表邪入里，里邪出表，寒证化热，热证转寒，实证转虚，因虚致实等。在疾病发病到一定阶段时，还可出现与疾病性质相反的假象，如真寒假热、真热假寒、真实假虚、真虚假实等。到疾病危重期，还有可能出现亡阴亡阳等证候。因此，进行八纲辨证，要熟练掌握各类证候的特点，认真分辨其相互关系，从而才能全面而正确地作出诊断。

 病例分析

汤某，男，33岁。十月三日来诊，剧咳三天，痰少而黏。五天前外出归来，即感身热恶风，微咳无痰，未经治疗，两天后咳嗽加重，咳时胸部疼痛，偶而咳出豆粒大黏痰，略带血丝，口鼻咽干燥，大便较干，舌尖红，苔薄白而干，脉浮数。

请思考：

1. 该病人属于八纲辨证的哪些纲？

2. 治疗方法是什么？

第二节　脏腑辨证

脏腑辨证，是根据脏腑的生理功能，病理表现，对疾病证候进行分析归纳，以推究病机，判断病变的部位、性质、邪正盛衰的一种辨证方法。它是临床各科的诊断基础，是辨证体系中的重要组成部分。

病证是内脏功能失调的反映。由于各个脏腑具有不同的生理功能，所以它反映出的病证也就不同。根据不同脏腑的生理功能及其病理变化来辨别病证，是脏腑辨证的理论依据。因此要熟练掌握各脏腑的生理功能、病理变化，以及它们之间的相互联系、相互影响，在辨证时，还要注意从整体观念出发，不能只局限于某一脏腑的病理变化，这样才能全面地把握病情，作出正确的诊断。

脏腑辨证，包括脏病辨证，腑病辨证，脏腑兼病辨证三个部分。其中脏病辨证是脏腑辨证的主要内容。由于在临床上单纯的腑病极少见，其多与相关的脏病有关，所以将腑病的部分病变归纳到脏病中。

知识拓展

脏腑辨证的地位

脏腑辨证始于战国时期的《内经》，至今已经历了漫长的历史岁月。东汉张仲景所著《金匮要略》将病机理论运用于临床，奠定了脏腑辨证的基础。中医学的辨证方法虽然多种多样，各有特点，但中医理论是以脏腑为核心，临床上如果要进一步分析疾病的具体病证，就必须落实到脏腑上来，根据脏腑不同的生理功能及病理变化来分辨，以明确脏腑病位及脏腑阴、阳、气、血、寒、热、虚、实等变化，为治疗提供依据。所以脏腑辨证是辨证体系中的重要组成部分，是临床各科辨证的基础，其在诸种辨证方法中居核心地位。

一、心与小肠病辨证

心主血脉，藏神，开窍于舌，其华在面，其经脉下络小肠，与小肠相表里。小肠主分清泌浊。故心的病证主要表现为血脉与神志上的异常，常见症状如：心悸、心痛、心烦、失眠、多梦、神昏、发狂等。小肠的病症主要表现为大小便的异常，常见症状如：如尿频、尿赤、腹泻等。

心的病证有虚实，虚证为心气心阳受损，心血心阴亏耗；实证多由火热、痰阻、气郁、血瘀等病邪所致。

（一）心气虚、心阳虚、心阳暴脱

心气虚证是指心气不足，鼓动无力所表现的证候；心阳虚证是指心阳虚衰，鼓动温煦无力，虚寒内生所表现的证候；心阳暴脱证是指心脏阳气骤然亡失所表现的证候。多由久病体虚，暴病伤阳耗气，年高脏气虚衰，或禀赋不足等因素所致。

【临床表现】　心气虚证、心阳虚证共有的症状为：心悸怔忡，胸闷气短，自汗，活动时加重，脉细弱或结代。若兼见面色淡白，神疲倦怠，舌淡苔白等症为心气虚证。若兼见形寒肢冷，面色苍白，心胸憋闷或疼痛，舌淡胖嫩或紫黯为心阳虚证。若突然冷汗淋漓，四肢厥冷，呼吸微弱，口唇青紫，神志模糊或昏迷，脉微欲绝，则是心阳暴脱证的危象症候。

【证候分析】　心气虚衰，心中空虚惕惕而动，轻则心悸，重则怔忡；心气不足，鼓动无力，则胸闷气短，神疲倦怠；气虚卫外不固则自汗；劳则耗气，故活动时，心气亏耗益甚，症状随之加重。心气不足，气血无以上荣，则面色淡白，舌淡苔白；血行失其鼓动，脉气不相顺接则脉细弱或结代。若病情进展，气虚及阳，心阳受损，不能温煦肢体，则见形寒肢冷；阳虚则寒盛，寒凝经脉，心阳不振，心脉痹阻，故心胸憋闷疼痛，面色苍白；舌淡胖嫩或紫黯，为阳虚寒凝之征。心阳衰败而暴脱，阳气衰亡不能卫外，则冷汗淋漓，四肢厥冷；心阳虚衰，宗气大泄不能助肺以行呼吸，故见呼吸微弱，口唇青紫；心神失养，不主神志，故神志模糊甚则昏迷。脉微欲绝则是阳气衰亡之象。

以上三证的辨证要点为：心气虚证，以心的常见症状与气虚证共见；心阳虚证，是在心气虚证的基础上出现虚寒的症状；心阳暴脱证，是在心阳虚证的基础上出现虚脱亡阳的症状。

【治法】 心气虚证，治宜补益心气；心阳虚证，治宜温补心阳；心阳暴脱证，治宜回阳救逆。

（二）心血虚、心阴虚

心血虚证是指心血不足，心失濡养所表现的证候；心阴虚证是指心阴不足，虚热内扰所表现的证候。多由阴血生化不足，或久病耗伤阴血，或失血过多，或热病伤阴，或七情内伤，暗耗阴血等因素所致。

【临床表现】 心血虚证、心阴虚证共有的症状为心悸、失眠、健忘、多梦。若兼见眩晕，面色淡白或萎黄，唇舌淡白，脉细弱，为心血虚证。若兼见五心烦热，潮热盗汗，两颧发红，舌红少津，脉细数，为心阴虚证。

【证候分析】 心血心阴不足，心失所养，故心悸；血不养心，神不守舍，则失眠多梦；血虚不能濡养脑髓，则眩晕健忘；血虚不能上荣，则面色淡白或萎黄，唇舌淡白；血虚不能充盈血脉，则脉象细弱。阴虚则阳亢，心阴不足，虚火内扰，逼津外出，则五心烦热，潮热盗汗；虚火上炎则两颧发红。舌红少津，脉细数均为阴虚内热之征。

心血虚证以心的常见症状与血虚证共见为辨证要点；心阴虚证以心的常见症状与阴虚证共见为辨证要点。

【治法】 心血虚证，治宜补血养心；心阴虚证，治宜滋养心阴。

（三）心火亢盛

心火亢盛证是指心火内炽，扰乱心神所表现的证候。多由七情郁结，气郁化火，或热邪内侵，或过食辛辣、肥腻、烟酒、温补之品，久而化热生火所致。

【临床表现】 心烦，失眠，面赤口渴，口舌生疮，小便短赤涩痛，大便干结，舌尖红绛，苔黄，脉数有力。甚则可见吐血、衄血，狂躁谵语。

【证候分析】 心火内炽，热扰心神，则心烦，失眠，甚则狂躁谵语；心火上炎，故面赤，口舌生疮，舌尖红绛；热盛津伤则口渴，大便干结；心火移热小肠则尿短赤涩痛；火热迫血妄行，则吐血、衄血。苔黄，脉数有力为里热之象。

心火亢盛证以心及舌、脉等有关组织出现实火内炽的症状为辨证要点。

【治法】 清心泻火。

（四）心脉痹阻

心脉痹阻证是指心脏脉络在各种致病因素作用下导致气血运行不畅，不能濡养心脉，甚至心脉阻滞不通所表现的证候。常继发于心气或心阳亏虚之后，因年老体弱，或久病正虚，瘀血、痰浊、寒邪、气滞等因素所致。

【临床表现】 心悸怔忡，心胸憋闷疼痛，痛引肩背内臂，时发时止。若胸痛如针刺，舌紫黯或有瘀点、瘀斑，脉细或结代，为瘀阻心脉证；若胸痛满闷，体胖痰多，身体困重，舌苔白腻，脉沉滑为痰阻心脉证；若胸痛暴作，遇寒加重，得温痛减，形寒肢冷，舌淡苔白，脉沉迟或沉紧，为寒凝心脉证；若胸痛而胀，每于情绪波动则发作，舌淡红，脉弦，为心脉气滞证之征。

【证候分析】 心气不足，阳气亏虚，心失温养则见心悸怔忡。由于阳气不足，血行无力，容易发生瘀阻、痰聚、寒凝、气滞等病理变化导致心脉痹阻不通，故发生胸痛。手少阴心经之脉直行上肺出腋下循内臂，故疼痛反映于经脉循行之处。瘀阻心脉，则胸痛如针刺，伴见舌色紫黯、有瘀点、瘀斑、脉细涩或结代等瘀血内阻之征。痰阻心脉，则胸痛满闷，伴见体胖痰多，身体困重，苔白腻，脉沉滑等痰浊内盛之征。寒凝心脉，则胸痛剧烈，突然暴发，遇寒加重，得温痛减，伴见形寒肢冷，舌淡苔白，脉象沉迟或沉紧等阴寒内盛之征。气滞心脉，则胸为胀痛，常随情绪波动而发，弦脉主疼痛，气滞未影响舌质，故舌淡红。

心脉痹阻证以心胸憋闷疼痛，痛引肩背内臂，时发时止为临床特征。瘀阻心脉证的疼痛以刺痛为特点，伴见瘀血内阻的症状；痰阻心脉证的疼痛以闷痛为特点，伴见痰浊内盛的症状；寒凝心脉证的疼痛以痛势剧烈，突然发作，得温痛减为特点，伴见阴寒内盛的症状；气滞心脉证的疼痛以胀痛为特点，其发作常与精神因素有关。

【治法】　通阳散寒，化瘀祛浊。

（五）痰迷心窍，痰火扰心

痰迷心窍证是指痰浊蒙闭心窍所表现的证候；痰火扰心证是指痰火扰乱心神所表现的证候。痰迷心窍证多由情志不遂，气郁生痰，痰浊上蒙心窍所致。痰火扰心证多因精神刺激，忧思郁怒，气郁化火，炼液成痰，痰火扰心神；或外感热病，邪热挟痰，内扰心神所致。

【临床表现】　痰迷心窍证，常见面色晦暗，意识模糊，语言不清，或神志痴呆，表情淡漠，精神抑郁，喃喃自语，举止失常，或突然昏仆，不省人事，两目上翻，手足抽搐，口吐痰涎，喉中痰鸣，如作猪羊叫声，舌苔白腻，脉滑。痰火扰心证，常见面赤气粗，发热，口渴心烦，少寐多梦，痰黄黏稠，喉间痰鸣，或狂躁妄动，语言错乱，哭笑无常，打人毁物，舌红苔黄腻，脉弦滑有力。

【证候分析】　气郁痰阻，清阳不升，浊气上泛，故见面色晦暗；痰浊上蒙心窍，心神受蔽，自主失常，则意识模糊，语言不清，神志痴呆，喃喃自语，举止失常；情志不遂，肝失疏泄，气机阻滞则精神抑郁，表情淡漠；若肝风内动，挟痰上蒙心窍，则突然昏仆，不省人事，两目上翻，手足抽搐，口吐痰涎，喉中痰鸣；肝气上逆，痰气搏击，故甚至发出猪羊叫声。苔白腻，脉滑为痰浊内盛之象。

邪热亢盛，火热上炎，则面赤气粗；里热蒸腾，充斥肌肤，故见发热；热邪伤津则口渴；热灼津为痰则痰黄黏稠，喉间痰鸣；痰火互结，扰乱心神，神志不安，轻则心烦，失眠，多梦，重则狂躁妄动，哭笑无常，语言错乱，打人毁物。舌红苔黄腻，脉弦滑有力为痰火内盛之象。

痰迷心窍证以神志不清，喉有痰声，舌苔白腻为辨证要点。痰火扰心证，其中外感热病以高热，痰盛，神志不清为辨证要点；内伤杂病中，轻者以失眠心烦，重者以神志狂乱，与痰火内盛症状共见为辨证要点。

【治法】　痰迷心窍证，治宜涤痰开窍；痰火扰心证，治宜清心豁痰。

（六）小肠实热

小肠实热证是指小肠里热炽盛，分清泌浊功能失常所表现的证候。多由心火下移小肠，导致小肠里热炽盛。

【临床表现】　心烦口渴，口舌生疮，小便赤涩，尿道灼痛，甚则尿血，舌红苔黄，脉数。

【证候分析】　心火旺盛，火热扰神则心烦；热盛伤津则口渴；舌为心之苗，心火上炎则口舌生疮；心与小肠相表里，心火下移小肠则小便赤涩，尿道灼痛；热伤血络，迫血妄行则见尿血。舌红苔黄，脉数均为里热之象。

小肠实热证以心火炽热的症状及小便赤涩灼痛为辨证要点。

【治法】　清心利尿。

二、肺与大肠病辨证

肺主气，司呼吸，主宣发肃降，通调水道，外合皮毛，开窍于鼻，其经脉下络大肠，与大肠相表里。大肠主传导，排泄糟粕。故肺的病证主要表现为呼吸功能、卫外功能、水液代谢等方面的异常,常见症状如:咳嗽、气喘、咳痰、咯血、胸痛、鼻塞、流涕等。大肠的病证主要表现为传导功能失常,常见症状如:如便秘、泄泻、下痢及便血等。

肺的病证有虚实之分,虚证多见气虚证和阴虚证;实证多由风、寒、燥、热等邪气侵袭或痰湿阻肺所致。大肠病证有湿热证和津亏证等。

(一) 肺气虚

肺气虚证是指肺气不足,功能减退所表现的证候。多由咳喘日久,迁延不愈,耗伤肺气,或气的生化不足,肺失充养所致。

【临床表现】 咳喘无力,少气懒言,声音低怯,神疲倦怠,动则益甚,咳痰清稀,或自汗、畏风、易于感冒,舌淡苔白,脉虚。

【证候分析】 肺气亏虚,宣降无力,故咳喘无力,少气懒言,声音低怯,神疲倦怠;动则耗气,故动则咳喘等症益甚;肺气不足,水津不布,停聚上逆,故咳痰清稀;肺气虚,不能宣发卫气于肌表,腠理不固,故自汗、畏风、易于感冒。舌淡苔白,脉虚,均为气虚之象。

肺气虚证以咳喘无力,少气不足以息和全身功能活动减弱为辨证要点。

【治法】 补益肺气。

(二) 肺阴虚

肺阴虚证是指肺阴不足,虚热内生所表现的证候。多由咳喘日久,或热病后期,或发汗太过等因素耗损肺阴所致。

【临床表现】 干咳无痰或痰少而黏,或咳痰带血,口干咽燥,声音嘶哑,形体消瘦,潮热盗汗,两颧潮红,舌红少津,脉细数。

【证候分析】 肺阴不足,失其清润肃降的功能,故干咳无痰;阴虚内热,炼液为痰,故痰少质黏;热灼肺络,络伤血逸,故痰中带血;肺阴亏虚,上不能滋润咽喉,故咽干口燥,声音嘶哑;外不能濡养肌肉,故形体消瘦;阴虚阳亢,虚火内扰,故潮热盗汗,两颧潮红。舌红少津,脉细数均为阴虚内热之象。

肺阴虚证以肺病的常见症状和阴虚内热证共见为辨证要点。

【治法】 滋阴润肺。

(三) 风寒犯肺

风寒犯肺证是指感受风寒,肺气被束,宣降不利所表现的证候。

【临床表现】 咳嗽,痰稀色白,胸闷气喘,鼻塞流清涕,或见恶寒,发热较轻,无汗,头身疼痛,舌苔薄白,脉浮紧。

【证候分析】 风寒犯肺,肺失宣降,津液不化,凝聚成痰饮,故咳嗽,痰稀色白,胸闷气喘;风寒束肺,肺气不宣,鼻窍不利,故鼻塞流涕;风寒束表,邪客肺卫,卫气郁遏故恶寒;正气抗邪则发热;腠理闭塞故无汗;经络不通故头身疼痛。苔薄白,脉浮紧,均为外感风寒之表寒实证的征象。

风寒犯肺证以咳嗽与风寒表证共见为辨证要点。

【治法】 疏风散寒,宣肺止咳。

(四) 风热犯肺

风热犯肺证是指外感风热,肺失宣降,卫气失调所表现的证候。

【临床表现】 咳嗽痰黄黏稠,鼻塞流黄浊涕,发热,微恶风寒,口干咽痛,舌尖边红,苔薄黄,脉浮数。

【证候分析】 风热袭肺,肺失清肃,故咳嗽;风热为阳邪,灼液为痰,故痰黄黏稠;肺失宣发,鼻窍不利,风热熏蒸津液,故鼻塞流黄浊涕;肺卫受邪,邪正相争,故发热;卫气受遏故恶风寒;风热上犯,耗伤津液,故口干咽痛。舌尖边红,苔薄黄,脉浮数,均为外感风热犯肺之表热实证的征象。

风热犯肺证以咳嗽与风热表证共见为辨证要点。

【治法】　疏风散热，宣肺止咳。

（五）肺热壅盛

肺热壅盛证是指热邪壅肺，肺失清肃所表现的证候。多因外感温热之邪，或风寒犯肺，郁而化热，热邪内壅于肺所致。

【临床表现】　咳嗽痰黄黏稠，气喘息粗，甚则鼻翼扇动，或痰中带血，胸痛，咳吐脓血腥臭味，或壮热口渴，烦躁不安，小便短赤，大便干结，舌红苔黄，脉滑数。

【证候分析】　热邪犯肺，肺失清肃，故咳喘息粗；炼液为痰，故痰黄黏稠；痰热阻肺，气道不利，可见鼻翼扇动；热伤肺络，络损血逸，故痰中带血；痰热阻肺，气滞血壅，络脉不通，故胸痛；血壅化脓，故咳吐脓血腥臭痰；里热炽盛，蒸达于外，故壮热，烦躁不安；热盛津伤，故口渴，大便干结，小便短赤。舌红苔黄，脉滑数均为痰热内盛之象。

肺热壅盛证以肺病的常见症状和里热证共见为辨证要点。

【治法】　清肺泻热，止咳平喘。

（六）痰湿阻肺

痰湿阻肺证是指痰湿阻滞于肺，肺失宣降所表现的证候。多由感受寒湿之邪，或咳喘日久，或由脾气亏虚等因素所致。

【临床表现】　咳嗽痰多，痰性黏稠，或清稀白痰，易于咯出，胸闷，或气喘痰鸣，舌淡苔白腻，脉滑。

【证候分析】　痰湿阻肺，肺失宣降，故咳嗽痰多，痰性黏稠，或清稀白痰，易于咯出；痰湿阻滞肺络，气道不利，故胸闷，甚则气喘痰鸣。舌淡苔白腻，脉滑均为痰湿内阻之象。

痰湿阻肺证以咳嗽、痰多、质黏、色白、易咯、苔白腻、脉滑为辨证要点。

【治法】　燥湿化痰，止咳平喘。

（七）燥邪犯肺

燥邪犯肺证是指感受燥邪，侵犯肺卫，肺津耗伤所表现的证候。多由秋令感受燥邪，或风温之邪伤津化燥所致。

【临床表现】　干咳无痰，或痰少黏稠，不易咳出，或痰中带血，胸痛，口、唇、鼻、咽、舌干燥，或身热恶寒，舌红苔薄而少津，脉浮数。

【证候分析】　燥邪犯肺，耗伤津液，肺失清肃，故干咳无痰，或痰少黏稠，不易咳出；燥热之邪，灼伤肺络，故痰中带血，胸痛；燥胜则干，气道失其濡润，故口、唇、鼻、咽、舌干燥；燥邪伤表，肺卫失宣，故见身热恶寒等表证。舌红苔薄少津，脉浮数均为燥邪伤肺之象。

燥邪犯肺证以肺系症状表现干咳，少津与表热证共见为辨证要点。

【治法】　清肺润燥。

（八）大肠湿热

大肠湿热证是指湿热蕴结大肠，传导不利所表现的证候。多由暑湿侵犯肠胃，或饮食不节，过食生冷与不洁之物等因素所致。

【临床表现】　腹痛，下痢赤白脓血，里急后重，或暴注下泄，色黄而臭，肛门灼热，小便短赤，或恶寒发热，或但热不寒，口渴，舌红苔黄腻，脉滑数。

【证候分析】　湿热侵袭大肠，壅阻气机，故腹痛；熏灼肠道，损伤气血，热腐成脓，故见下痢赤白脓血，里急后重；热迫而下注，故暴注下泄，色黄而臭，肛门灼热；水液从大便外泄，故小便短赤；若表邪未解，则可见恶寒发热；热邪在里，则但热不寒；热盛伤津则口渴。舌红苔黄腻，脉滑数为湿热之象。

大肠湿热证以腹痛，腹泻，或下痢黏冻与湿热内阻的症状共见为辨证要点。

【治法】　清热化湿。

(九) 大肠津亏

大肠津亏证是指津液不足,不能濡润大肠所表现的证候。多由素体阴虚,或久病伤阴,或燥热伤津,或热病后期,或老年人、妇女产后出血过多等因素所致。

【临床表现】 大便干燥秘结,难于排出,常数日一行,口干咽燥,或伴见口臭头晕,舌红少津,苔黄燥,脉细涩。

【证候分析】 津液不足,肠失濡润,传导不利,故大便干燥秘结,难于排出;燥热伤津,口咽失润,故口干咽燥;大便日久不解,腑气不通,浊气上逆,故口臭头晕。阴亏津少,故见舌红少津,苔黄燥,脉细涩。

大肠津亏证以大便干结与津液不足症状共见为辨证要点。

【治法】 润肠通便。

三、脾与胃病辨证

脾主运化,主升清,主统血,主肌肉四肢,开窍于口,其华在唇。脾胃共处中焦,其经脉互为络属,具有表里关系。胃主受纳腐熟水谷,脾升胃降,燥湿相济,共同完成饮食之物的消化吸收与输布,为气血生化之源,后天之本。故脾的病证主要表现在运化失职,清阳不升,不能统血等方面,常见症状如:倦怠乏力,纳呆腹胀,腹痛泄泻,浮肿,出血等。胃的病证主要表现在受纳异常,胃失和降等方面,常见症状如:胃脘疼痛,纳少呕吐,嗳气呃逆等。

脾胃病证有虚实之分,脾胃之虚,常为阳气与阴津的亏损;脾胃之实,则多为寒、湿、燥、热、食积等困扰所致。

(一) 脾气虚、中气下陷

脾气虚证是指脾气不足,运化失职所表现的证候;中气下陷证是指脾气亏虚,升举失职所表现的证候。脾气虚证多由饮食失调,或劳倦过度,年老体衰,以及其他急慢性疾病损伤脾气所致。中气下陷证多由脾气虚进一步发展而来,或久泄久痢,或妇女多产,失于调护等因素所致。

【临床表现】 食少纳呆,脘腹胀满,大便溏薄,少气懒言,四肢倦怠,形体消瘦,面色萎黄,甚则脘腹坠胀,便意频繁,肛门重坠或久泄不止,或脱肛、阴挺,舌淡苔白,脉细弱。

【证候分析】 脾气不足,运化失健,脾虚则胃弱,故食少纳呆;脾虚不运,水湿不化,故脘腹胀满,大便溏薄;中气不足则少气懒言,四肢倦怠;气血生化乏源,肌肤失养,则见形体消瘦,面色萎黄。若脾虚气陷,升举无力,故脘腹坠胀,便意频繁,肛门重坠,久泄不止,脱肛,阴挺。舌淡苔白,脉细弱均为脾气虚弱之象。

脾气虚证以运化功能减退和气虚证共见为辨证要点;中气下陷证以脾气虚证与内脏下垂的症状共见为辨证要点。

【治法】 脾气虚证,治宜益气健脾;中气下陷证,治宜补中益气。

(二) 脾阳虚

脾阳虚证是指脾阳虚衰,温运无力,阴寒内盛所表现的证候。多由脾气虚进一步发展而来,或饮食失调,过食生冷,过用寒凉药物,损伤脾阳,或肾阳虚,火不生土所致。

【临床表现】 腹胀纳少,腹痛隐隐,喜温喜按,口淡不渴,大便稀溏,四肢不温,或肢体浮肿,小便不利,或白带清稀色白量多,舌淡胖或有齿印,苔白滑,脉沉迟无力。

【证候分析】 脾阳虚衰则运化无权,故腹胀纳少;阳虚阴盛,寒凝气滞,故腹痛隐隐;得温则阳气畅达,故喜温喜按;中焦虚寒,水湿不运,故口淡不渴,大便稀溏,小便不利,肢体浮肿;脾阳虚不能温煦四肢,故四肢不温;妇女带脉不固,水湿下渗,故带下清稀量多。舌淡胖或有齿印,苔白,脉沉迟无力均为阳虚阴盛,水湿内停之象。

脾阳虚证,因虚寒明显,脾胃相表里,胃阳也虚,故又称"脾胃虚寒证"。

脾阳虚证以脾失健运和阴寒内盛的症状共见为辨证要点。

【治法】 温中散寒。

（三）脾不统血

脾不统血证是指脾气亏虚，血失统摄所表现的证候。多由久病脾气亏虚，或劳倦伤脾等因素所致。

【临床表现】 便血，尿血，肌衄，或妇女月经过多，崩漏，以及其他出血等。常伴见神疲乏力，少气懒言，面色无华，食少便溏，舌淡苔白脉细弱。

【证候分析】 脾气亏虚，统血无权，逸于胃肠，则见便血；逸于膀胱，则见尿血；逸于肌肤，则见肌衄；脾气虚则冲任不固，故妇女月经过多，甚则崩漏；脾气亏虚，气血生化不足，故神疲乏力，少气懒言，面色无华；脾失健运，则食少便溏。舌淡苔白，脉细弱均为虚证之象。

脾不统血证以脾气虚证和出血的症状共见为辨证要点。

【治法】 益气摄血。

（四）寒湿困脾

寒湿困脾证是指寒湿内盛，困阻脾阳所表现的证候。多由饮食不节，过食生冷，或冒雨涉水，居住潮湿，或内湿素盛等因素所致。

【临床表现】 脘腹胀闷，不思饮食，泛恶欲呕，口淡不渴，头身困重，面色晦黄，或肢体浮肿，小便不利，腹痛便溏，舌淡胖苔白腻，脉濡缓。

【证候分析】 寒湿内侵，中阳被困，运化失司，故脘腹胀闷，不思饮食；胃失和降，故泛恶欲呕；脾主肌肉，湿性重浊，寒湿停滞于经脉，阻塞气机，故头身困重；脾为湿困，气血运行不畅，不能外荣肌肤，故面色晦黄；寒湿困阻，中阳不振，水湿不化，故口淡不渴，肢体浮肿，小便不利，腹痛便溏。舌淡胖苔白腻，脉濡缓，均为寒湿内盛之象。

寒湿困脾证以脾失健运和寒湿中阻的表现为辨证要点。

【治法】 温中燥湿。

（五）脾胃湿热

脾胃湿热证是指湿热蕴结脾胃，纳运失职所表现的证候。多由感受湿热外邪，或饮食不节，过食肥甘酒酪等，酿湿生热所致。

【临床表现】 脘腹痞闷，呕恶纳呆，肢体困重，大便溏泄不爽，小便短赤，或面目肌肤发黄，皮肤发痒，或身热起伏，汗出热不解，舌红苔黄腻，脉濡数。

【证候分析】 湿热之邪蕴结脾胃，纳运失职，升降失常，故脘腹痞闷，纳呆呕恶；脾主肌肉，湿性重浊，湿热困脾，故肢体困重；湿热内蕴脾胃，熏蒸肝胆，胆汁外逸肌肤，故面目肌肤发黄，皮肤发痒；湿性黏滞，湿遏热伏，郁蒸肌肤，故身热起伏，汗出热不解；湿热交阻下迫，故大便溏泄不爽，小便短赤。舌红苔黄腻，脉濡数均为湿热内盛之象。

脾胃湿热证以脾失健运和湿热内阻的症状共见为辨证要点。

【治法】 清热化湿。

（六）胃寒证

胃寒证是指寒邪犯胃，胃失和降所表现的证候。多由饮食不节，过食生冷，或脘腹受凉，或劳倦伤中，复感寒邪等因素所致。

【临床表现】 胃脘冷痛，甚则拘急剧痛，遇寒加剧，得温则减，口淡不渴，泛吐清水，或胃脘水声辘辘，面色苍白，形寒肢冷，舌淡苔白滑，脉弦或迟。

【证候分析】 寒邪伤胃，经脉拘急收引，气机阻滞，故胃脘冷痛，甚则拘急剧痛；寒为阴邪，温则寒气散，寒则凝滞益甚，故其痛得温则减，遇寒加剧；寒邪内盛，津液不伤，故口淡不渴；寒邪犯胃，不能温化水谷，水液内停为水饮，饮邪上逆，故泛吐清水；饮停于胃，故胃脘可闻及辘辘水声；阴寒凝滞，血行不畅，故面色苍白；阳气被遏或不足，不能温煦机体，故形寒肢冷。舌淡苔

141

白滑,脉弦或迟,均为阴寒内盛,饮邪内停之象。

胃寒证以胃脘疼痛和寒象共见为辨证要点。

【治法】　温中散寒。

（七）胃火（热）证

胃火（热）证是指胃火炽盛,壅滞于胃所表现的证候。多由过食辛辣肥甘厚味之品,化热生火,或情志不遂,气郁化火,或邪热犯胃等因素所致。

【临床表现】　胃脘灼痛,吞酸嘈杂,渴喜冷饮,消谷善饥,或食入即吐,或牙龈肿痛,齿衄,口臭,大便秘结,小便短赤,舌红苔黄,脉滑数。

【证候分析】　热郁胃中,火邪炽盛,故胃脘灼痛;肝郁化火,横逆犯胃,胃气上逆,故吞酸嘈杂,甚至食入即吐;火能消谷,机能亢进,故见消谷善饥;胃络于龈,火邪循经上炎,故牙龈肿痛;火热伤络,迫血妄行,故见齿衄;浊气上逆,故口臭;热盛伤津,故渴喜冷饮,大便秘结,小便短赤。舌红苔黄,脉滑数均为里热亢盛之象。

胃火（热）证以胃病常见症状和热象共见为辨证要点。

【治法】　清胃泻火。

（八）食滞胃脘

食滞胃脘证是指饮食停滞胃脘,不能腐熟所表现的证候。多由饮食不节,暴饮暴食,或脾胃素弱,纳运失常等因素所致。

【临床表现】　脘腹胀满,甚至疼痛,嗳腐吞酸或呕吐酸腐食物,吐后胀痛得减,矢气频频,或泻下酸腐臭秽,舌苔厚腻,脉滑。

【证候分析】　饮食停滞胃脘,脘腹气滞,故胃脘胀满,甚至疼痛;食积化腐,胃失和降,胃气上逆,腐食浊气随之上泛,故嗳腐吞酸,或呕吐酸腐食物;吐后食积得消,故胀痛得减;若腐食浊气下移大肠,腑气外泄,则矢气频频,或泻下酸腐臭秽;胃中浊气上蒸,故舌苔厚腻;实邪内盛,正气抗邪,气实血涌故脉来滑而有力。

食滞胃脘证以胃脘胀闷痛,嗳腐吞酸为辨证要点。

【治法】　消食导滞。

（九）胃阴不足

胃阴不足证是指胃阴亏虚,失去濡润,虚热内扰,胃失和降所表现的证候。多由胃病经久不愈,或热病后期阴液未复,或平素嗜食辛辣燥热之物,或情志不遂,肝郁化火等,导致胃阴耗损所致。

【临床表现】　胃脘隐痛,饥不欲食,或干呕呃逆,脘痞不舒,咽干口燥,大便干结,舌红少苔或无苔,脉细数。

【证候分析】　胃阴不足,胃络失养,故见胃脘隐痛;阴虚内热,热郁胃中,胃气不和,故饥不欲食,脘痞不舒;胃气上逆则见干呕呃逆;胃阴亏虚,津不上承,故咽干口燥;肠道失润,故大便干结。舌红少苔或无苔,脉细数属阴虚内热之象。

胃阴虚证以胃病的常见症状和阴虚证共见为辨证要点。

【治法】　滋养胃阴。

四、肝与胆病辨证

肝主疏泄,又主藏血,主筋,开窍于目,其华在爪。肝胆经脉相互络属,故肝与胆相表里。胆贮藏排泄胆汁,以助消化,并与情志活动有关。肝的病证主要表现在疏泄失常,血不归藏,经脉不利及多种目疾等,常见症状如:胸胁少腹胀痛,烦躁易怒,头晕目眩,肢体震颤,手足抽搐,目疾,月经失调等。胆的病证主要表现在消化系统与情志方面的异常,常见症状如:口苦,黄疸,惊悸,失眠等。由于肝胆的疏泄功能有助脾胃消化的作用,故肝胆疏泄失常,常影响到脾胃,而表现在纳食与消化吸收的异常。

肝的病证有虚实之分,虚证多见肝血、肝阴的不足;实证多见气郁火盛以及被寒邪、湿热等侵犯。

(一)肝气郁结

肝气郁结证是指肝失疏泄,气机郁滞所表现的证候。多由精神抑郁,或受精神刺激及其他原因引起的肝失疏泄所致。

【临床表现】 情志抑郁,急躁易怒,胸胁或少腹胀满窜痛,喜太息,或咽部梅核气,或颈部瘿瘤,或腹部癥瘕,妇女可见乳房胀痛,月经不调,痛经。

【证候分析】 肝气郁结,肝失条达疏泄,故见情志抑郁;郁久不解,失其柔顺,故急躁易怒;气机不畅,经脉不利,故胸胁乳房或少腹胀满窜痛,喜太息;气郁生痰,痰气搏结于咽则见梅核气;积聚于颈项则为瘿瘤;气病及血,气滞血瘀,冲任失调,故月经不调,痛经;若气聚血结可形成癥瘕。

肝气郁结证以情志抑郁,肝经所过部位发生胀闷疼痛,以及妇女月经不调为辨证要点。

【治法】 疏肝解郁。梅核气,治宜理气消痰;瘿瘤,治宜理气化痰,散结消瘿;癥瘕,治宜理气活血,软坚散结。

(二)肝火上炎

肝火上炎证是指肝火亢盛,火气上逆所表现的证候。多因情志不遂,肝郁化火或火热之邪内犯伤肝所致。

【临床表现】 头晕胀痛,面红目赤,口干口苦,急躁易怒,不寐或噩梦纷纭,胁肋灼痛,耳鸣如潮,或耳内肿痛流脓,或吐血,衄血,大便秘结,小便短赤,舌红苔黄,脉弦数。

【证候分析】 火性炎上,肝火循经上攻头目,故头晕胀痛,面红目赤;肝胆相表里,肝火循经传胆,胆气上溢则口苦;肝失条达柔顺,故急躁易怒;火热内扰,神魂不安,故不寐或噩梦纷纭;火郁肝经,故见胁肋灼痛;胆热循经上冲,则耳鸣如潮;热伤胆络,气血壅滞,故可见耳内胀痛流脓;热灼血络,迫血妄行,故见吐血,衄血;热盛耗津,故口干,大便秘结,小便短赤。舌红苔黄,脉弦数皆为肝经火热炽盛之征。

肝火上炎证以肝经循行部位的头、目、耳、胁表现的火热炽盛症状为辨证要点。

【治法】 清肝泻火。

(三)肝血虚

肝血虚证是指肝血不足,濡养失职所表现的证候。多由脾肾亏虚,生化之源不足,或久病耗伤肝血,或失血过多等因素所致。

【临床表现】 面色无华,头晕目眩,耳鸣如蝉,夜寐多梦,两目干涩,视物模糊或成夜盲,肢体麻木或筋脉拘急,肌肉眴动,爪甲不荣,妇女月经量少、色淡,甚则闭经,舌淡苔白,脉弦细。

【证候分析】 肝血不足,不能上荣头面,故面色无华,头晕目眩,耳鸣如蝉;血虚不足,无以安神定志,故夜寐多梦;目失血养,故见两目干涩,视物模糊或成夜盲;肝主筋,爪为筋之余,肝血亏虚,筋脉失养,故肢体麻木或筋脉拘急,肌肉眴动,爪甲不荣;血海空虚,冲任不足,故妇女月经量少,色淡,甚则闭经。舌淡苔白脉弦细为肝血不足之象。

肝血虚证以两目、筋脉、爪甲、肌肤等失血濡养,以及血虚证的表现为辨证要点。

【治法】 滋补肝血。

(四)肝阴虚

肝阴虚证是指肝脏阴液亏损,虚热内生所表现的证候。多由肝病、温热病后期,或肝郁化火等耗伤肝阴所致。

【临床表现】 头晕耳鸣,两目干涩,胁肋灼痛,五心烦热,潮热盗汗,口干咽燥,或手足蠕

143

动，舌红少苔或无苔，脉弦细数。

【证候分析】　肝阴不足，不能滋养头目，故头晕耳鸣，两目干涩；阴虚火旺，虚火灼伤肝络，故胁肋灼痛；虚热内蒸，故五心烦热，潮热盗汗；阴亏津少，不能上承滋润口舌，故口干咽燥；肝阴亏损，筋脉失养，故见手足蠕动。舌红少苔或无苔，脉弦细数均为肝阴不足，阴虚火旺之象。

肝阴虚证以肝病的症状和阴虚证共见为辨证要点。

【治法】　滋阴降火。

（五）肝阳上亢

肝阳上亢证是指肝肾阴虚，肝阳亢逆于上所表现的证候。多由肝肾阴虚，肝阳不潜，亢逆于上，或恼怒焦虑，气郁化火，内耗阴血，阴不制阳所致。

【临床表现】　眩晕耳鸣，头痛头胀，面红目赤，急躁易怒，失眠多梦，腰膝酸软，舌红，脉弦有力或弦细数。

【证候分析】　肝肾阴虚，肝阳亢逆，气血上冲，故眩晕耳鸣，头痛头胀，面红目赤；肝失条达柔顺，故急躁易怒；阴虚火旺，虚火扰神，故失眠多梦；肝肾阴虚，筋骨、腰府失养，故腰膝酸软。舌红，脉弦有力或弦细数，为阴虚火旺，肝阳上亢之象。

肝阳上亢证以肝阳亢于上，肾阴亏于下的症状表现为辨证要点。

【治法】　滋阴降火，平肝潜阳。

（六）肝风内动

在病变过程中出现眩晕欲仆、震颤、抽搐等具有"动摇"特点的症状为主的一类证候，即为肝风内动。临床常见有肝阳化风，热极生风，血虚生风，阴虚动风四种。

1. **肝阳化风**　肝阳化风证是指肝阳亢逆无制而表现动风的证候。多由肝肾之阴过度亏损，肝阳失潜，亢而生风所致。

【临床表现】　眩晕欲扑，头痛项强，肢麻震颤，语言不利，步履不稳或猝然昏倒，不省人事，口眼㖞斜，舌强不语，半身不遂，舌红苔腻，脉弦有力。

【证候分析】　肝肾阴虚，肝阳失潜，阳亢化风，上扰头目，则眩晕欲扑，头痛；肝肾阴虚，筋脉失养，故项强，肢麻震颤；足厥阴肝脉络舌本，若风阳扰络，则语言不利；风动于上，阴亏于下，上盛下虚，则步履不稳；肝阳暴涨，气血逆乱，肝风挟痰上扰，蒙蔽清窍，故猝然昏倒，不省人事；风痰阻络，患侧气血运行不畅，弛缓不用，故见半身不遂，口眼㖞斜，舌强不语。舌红为阴虚内热，腻苔为痰浊之象，脉弦有力，为肝风阳亢之征。

肝阳化风证以肝阳上亢证与突然出现肝风内动的症状为辨证要点。

【治法】　养阴潜阳，平肝息风。

2. **热极生风**　热极生风证是指邪热亢盛，引动肝风所表现的证候。多由热邪亢盛，燔灼肝经，热陷心包所致。

【临床表现】　高热烦躁，神昏谵语，颈项强直，手足抽搐，甚至角弓反张，两目上视，牙关紧闭，舌红或绛，脉弦数。

【证候分析】　热邪亢盛，蒸腾于肌肤，则高热；热入心包，扰乱心神，则烦躁不安；闭塞心窍，则神昏谵语；热灼肝经，筋脉失养，引动肝风，则见颈项强直，手足抽搐，角弓反张，两目上视，牙关紧闭等筋脉挛急之象。热入营血则舌红绛，肝火旺盛则脉象弦数。

热极生风证以高热与肝风内动的症状共见为辨证要点。

【治法】　清热息风。

3. **血虚生风**　血虚生风证是指肝血亏虚，筋脉失养所表现虚风内动的证候。多由急慢性出血过多，或久病血虚等因素引起。其脉证与治法参见肝血虚证。

4. **阴虚动风**　阴虚动风证是指阴液亏虚引动肝风所表现的证候。多因外感热病后期阴液耗损，或内伤久病，阴液亏虚所致。

【临床表现】 持续低热，暮热朝凉，五心烦热，口干咽燥，形体消瘦，手足蠕动，舌红少津，脉细数。

【证候分析】 邪热久羁血分，劫灼肝肾之阴，阴虚阳热内扰，故低热，暮热朝凉，五心烦热；阴津耗竭，不能上荣清窍，故口干咽燥，舌红少津；肢体失于濡养，故形体消瘦；阴血亏虚，不能养筋，虚风内动，故手足蠕动，脉细数为阴虚内热之征。

阴虚动风证以阴虚内热与肝风内动的症状共见为辨证要点。

【治法】 滋阴息风。

（七）寒滞肝脉

寒滞肝脉证是指寒邪凝滞肝脉所表现的证候。多由感受寒邪，肝经气血凝滞所致。

【临床表现】 少腹牵引睾丸坠胀疼痛，或阴囊收缩引痛，受寒则甚，得热则减，舌苔白滑，脉沉弦或迟。

【证候分析】 足厥阴肝经绕阴器抵少腹，寒邪侵袭肝脉，气血凝滞，故少腹牵引睾丸坠胀疼痛，或阴囊收缩引痛；寒则气血凝滞，热则气血通利，故疼痛遇寒则甚，得热则减。苔白滑，脉沉弦或迟为阴寒内盛，肝脉凝滞之象。

寒滞肝脉证以少腹及牵引睾丸坠胀冷痛为辨证要点。

【治法】 暖肝散寒。

（八）肝胆湿热

肝胆湿热证是指湿热蕴结肝胆，疏泄失职所表现的证候。多由感受湿热之邪，或嗜食肥甘厚腻之物，酿湿生热，或脾胃失健，湿邪内生，郁而化热，湿热蕴结肝胆所致。

【临床表现】 胁肋胀痛，口苦呕恶，纳呆腹胀，大便不调，小便短赤，舌红苔黄腻，脉弦数。或寒热往来，身目发黄，或阴囊湿疹，睾丸肿胀热痛，或带下黄臭，外阴瘙痒等。

【证候分析】 湿热蕴结肝胆，疏泄失常，气机阻滞，故胁肋胀痛；胆气上溢则口苦；木旺侮土，脾失健运，则纳呆腹胀；胃失和降，胃气上逆，则泛恶欲呕；湿热内蕴，湿重于热，则大便稀溏，热重于湿，则大便秘结，湿热并重则大便不爽；湿热下注，膀胱气化失司，故小便短赤。舌红苔黄腻，脉弦数，是湿热内蕴肝胆之象。若邪犯少阳，枢机不利，正邪相争，则可见寒热往来；湿热熏蒸，胆汁外溢，则见身目发黄；肝经绕阴器，湿热循经下注，则阴囊湿疹；络脉气血壅滞，则睾丸肿胀热痛；妇女湿热下注，则带下黄臭，外阴瘙痒。

肝胆湿热证以胁肋胀痛，口苦纳呆，尿黄，舌红苔黄腻为辨证要点。

【治法】 清泄湿热，疏肝利胆。

（九）胆郁痰扰

胆郁痰扰证是指胆失疏泄，痰热内扰所表现的证候。多因情志郁结，胆失疏泄，生痰化火所致。

【临床表现】 惊悸不寐，烦躁不宁，头晕目眩，耳鸣，口苦呕恶，舌苔黄腻，脉弦滑。

【证候分析】 胆失疏泄，气机郁滞，生痰化火，痰热内扰，胆气不宁，故惊悸不寐，烦躁不安；胆脉络头目入耳，痰热循经上扰，故头晕目眩，耳鸣；邪热熏蒸，胆气上溢，则口苦；胆热犯胃，胃失和降，故泛恶欲呕。舌苔黄腻，脉弦滑，为痰热内蕴之征。

胆郁痰扰证以惊悸不寐，晕眩耳鸣，舌苔黄腻为辨证要点。

【治法】 清热化痰，安神定志。

五、肾与膀胱病辨证

肾藏精，主生殖，为先天之本，主骨生髓充脑，又主水，主纳气，开窍于耳与二阴，其华在发。其经脉与膀胱相互属络，故与膀胱相表里。膀胱具有贮尿排尿的功能。肾的病证主要表现在生长发育，生殖机能，水液代谢，气的摄纳及脑、髓、骨等方面异常，常见症状如：腰膝酸软，耳鸣耳聋，须发早白，齿摇发脱，阳痿遗精，男子精少不育，女子经少闭经，以及水肿，二便异常等。膀胱的病证主要表现为排尿异常，常见症状如：尿频，尿急，尿痛，尿闭以及遗尿，小便失禁等。

肾藏元阴元阳，为人体生长发育之根，脏腑功能活动之本，若有耗伤，则诸病由之而生，故肾病多虚证，其以肾的阴、阳、精、气亏虚为常见。膀胱多见湿热证。

（一）肾阳虚

肾阳虚证是指肾脏阳气虚衰，肌体失于温煦所表现的证候。多由素体阳虚，年老肾亏，或久病伤肾，房劳过度等损耗肾阳所致。

【临床表现】 腰膝酸软，形寒肢冷，面色苍白或黧黑，眩晕耳鸣，精神萎靡，或男子阳痿，女子宫寒不孕；或大便久泄不止，完谷不化，五更泄泻；或小便清长，夜尿频多；或少尿，浮肿，腰以下肿甚，按之没指，甚则腹部胀满或全身肿胀，心悸咳喘，舌淡胖苔白，脉沉弱。

【证候分析】 肾阳虚衰，不能温养腰府及骨骼，故腰膝酸软，形寒肢冷；气血运行无力，不能上荣于面，故面色苍白；黑色主肾虚，阳虚阴盛，血行不畅，故可见面色黧黑；肾气不充，清阳不升，故眩晕耳鸣；阳气不足，无力振奋精神，故精神萎靡；肾主生殖，命门火衰，生殖功能减退，故男子阳痿，女子宫寒不孕；肾阳虚衰，不能温暖脾土，脾运失健，故大便久泄不止，甚则完谷不化或五更泄泻；肾主水，与膀胱相表里，肾阳虚衰，膀胱气化失司，故小便清长，夜尿频多或少尿；水液内停，溢于肌肤则浮肿；水湿下趋，则腰以下肿甚，按之没指；阳虚水泛，阻滞气机，则腹部胀满，或全身肿胀；上逆凌心射肺，则心悸咳喘。舌淡胖苔白，脉沉弱，均为肾阳虚衰之征。

肾阳虚证以全身功能低下伴见虚寒现象为辨证要点。

【治法】 温补肾阳；或温阳行水。

（二）肾阴虚

肾阴虚证是指肾脏阴液不足，虚热内生所表现的证候。多由久病伤肾，或禀赋不足，或房事过度，或情志内伤，或过服温燥劫阴之品等因素所致。

【临床表现】 头晕目眩，耳鸣耳聋，失眠健忘，腰膝酸软，形体消瘦，齿枯发落，男子遗精，女子经少或闭经，或崩漏，潮热盗汗，五心烦热，咽干颧红，舌红少苔或无苔，脉细数。

【证候分析】 肾阴不足，脑髓空虚，耳窍失聪，骨骼失养，故头晕目眩，耳鸣耳聋，失眠健忘，腰膝酸软，形体消瘦；齿为骨之余，发为血之余，肾阴亏虚，精血不足，无以上荣，故齿枯发落；相火妄动，火扰精室，故男子遗精；精血亏少，胞宫失养，故女子月经量少甚则闭经；若虚火内扰，迫血妄行，可致崩漏；肾阴不足，虚火内生，故见潮热盗汗，五心烦热，两颧潮红；阴虚津少，故见咽干。舌红少苔或无苔，脉细数，均为阴虚内热之象。

肾阴虚证以肾病的主要症状和阴虚内热证共见为辨证要点。

【治法】 滋补肾阴；或滋阴降火。

（三）肾气不固

肾气不固证是指肾气亏虚，固摄无权所表现的证候。多由年高肾气亏虚，或年幼先天不足，肾气不充，或房劳过度，或久病伤肾等因素所致。

【临床表现】 腰膝酸软，小便频数而清长，或尿后余沥不尽，或遗尿失禁，夜尿频多。男子遗精早泄，女子带下清稀，或胎动易滑。舌淡苔白，脉沉弱。

【证候分析】 肾气亏虚，腰府、骨骼失其温养，故腰膝酸软；肾虚不固，膀胱失约，故见小便频数而清长，尿后余沥不尽，甚则遗尿失禁，夜尿频多。肾气亏虚，精关不固，精易外泄，故男子遗精早泄；带脉不固，故见女子带下清稀；若冲任不固，胎元失养，故胎动易滑。舌淡苔白，脉沉弱，为肾气亏虚之征。

肾气不固证以肾与膀胱不能固摄的表现为辨证要点。

【治法】 补肾固摄。

（四）肾不纳气

肾不纳气证是指肾气虚衰,气不归元所表现的证候。多由久病咳喘,肺虚及肾,或劳伤肾气等因素所致。

【临床表现】 久病咳喘,呼多吸少,气不得续,动则喘息益甚;神疲自汗,声低懒言,腰膝酸软,舌淡苔白,脉沉弱。

【证候分析】 肾气亏虚,摄纳无权,气不归元,故见咳喘,呼多吸少,气不得续,动则喘息益甚;骨骼腰府失养,故腰膝酸软;肺肾气虚,机能活动降低,故神疲,声低懒言;卫外不固则自汗。舌淡苔白,脉沉弱均为气虚之征。

肾不纳气证以久病咳喘,呼多吸少,气不得续,动则益甚和肺肾气虚表现为辨证要点。

【治法】 补肾纳气。

（五）膀胱湿热

膀胱湿热证是指湿热蕴结膀胱,气化不利所表现的证候。多由外感湿热之邪,蕴结膀胱,或饮食不节,湿热内生,下注膀胱所致。

【临床表现】 尿频,尿急,尿涩灼痛,尿黄赤短少,小腹胀闷,或尿血,或尿有砂石,或伴有发热,腰痛,舌红苔黄腻,脉数。

【证候分析】 湿热侵袭膀胱,下迫尿道,故尿频,尿急,尿涩灼痛,尿黄赤短少,小腹胀闷;热伤血络,故见尿血;热灼湿聚,日久不解,煎熬尿中杂质成砂石,故尿中可见砂石;湿热郁蒸,发于肌肤,故见发热;膀胱与肾相表里,腑病及脏,湿热阻滞肾府,故见腰痛。舌红苔黄腻,脉数,皆为湿热内蕴之象。

膀胱湿热证以尿频,尿急,尿痛,尿黄为辨证要点。

【治法】 清热化湿,利尿通淋。

六、脏腑兼病辨证

人体是一个有机整体,各脏腑之间,在生理上相互联系,病变时也常相互影响。凡是两个以上脏腑同时或相继发病所表现的证候,即为脏腑兼病。

脏腑兼病,证候极为复杂,但一般来说,只要是具有表里、生克、乘侮关系的脏器,就容易发生兼病。所以掌握脏腑病证的一般传变规律,对于临床分析判断病情的发展变化,具有重要意义。

脏腑兼病的表里病证,是在各脏腑辨证中论述,现将其他脏与脏,腑与腑的常见兼病辨证分述如下。

（一）心肾不交

心肾不交证是指心肾水火既济失调所表现的证候。多由久病、劳倦、房事不节,损伤心肾之阴;或思虑太过,情志郁而化火,或外感热病,心火亢盛等因素所致。

【临床表现】 心烦不寐,心悸健忘,头晕耳鸣,腰膝酸软,梦遗,潮热盗汗,五心烦热,口干咽燥,或伴腰部下肢酸困发冷,舌红,脉细数。

【证候分析】 肾水亏于下,心火亢于上,水火不济,心神不宁,故心烦不寐,心悸不安;阴精亏虚,骨髓不充,脑髓失养,则头晕耳鸣,健忘;腰府骨骼失养,则腰膝酸软;阴虚火旺,虚火扰动精室,故梦遗;潮热盗汗,五心烦热,口干咽燥,舌红,脉细数为水亏火亢之征。心火亢于上,火不归元,肾水失于温煦而下凝,故见腰部下肢酸困发冷。

心肾不交证以失眠为主证,伴见心火亢盛,肾水亏虚的症状为辨证要点。

【治法】 滋阴降火,交通心肾。

（二）心脾两虚

心脾两虚证是指心血不足,脾气虚弱所表现的证候。多因久病失调,或思虑劳倦过度,或饮食不节，或慢性出血等因素所致。

【临床表现】　心悸健忘，失眠多梦，面色萎黄，纳少乏力，腹胀便溏，或皮下出血，妇女月经量少色淡质稀，或崩漏，舌淡苔白，脉细弱。

【证候分析】　心血亏虚，心神失养，故心悸健忘，失眠多梦；脾虚失健，纳运失常，故纳少乏力，腹胀便溏；脾虚气血生化不足，血虚不荣，又不能统摄血液，故见面色萎黄，皮下出血，妇女经量少色淡质稀，甚至崩漏。舌淡苔白脉细弱，为气血不足之象。

心脾两虚证以心悸失眠，面色萎黄，神疲纳少，腹胀便溏及慢性出血为辨证要点。

【治法】　补益心脾。

（三）心肺气虚

心肺气虚证是指心肺两脏气虚所表现的证候。多因年高体弱，或久病咳喘，或劳倦过度等耗伤心肺之气所致。

【临床表现】　心悸气短，胸闷咳喘，自汗乏力，动则尤甚，痰稀色白，面色淡白，或口唇青紫，舌黯淡，苔白，脉细弱或结代。

【证候分析】　心气不足，不能养心，故见心悸；肺气虚弱，不足以息，故见气短乏力；肺失清肃，气逆于上，故见胸闷咳喘；气虚卫外不固则自汗；动则耗气，则诸症加重；肺不能输布津液，停聚为痰，故见稀白痰；气虚则血少，气血不荣，故见面色淡白；气虚血行不畅，可见口唇青紫，舌质黯淡；气虚无力鼓动血脉，故脉来细弱；若心脉之气不能接续，或脉气阻滞，则可见结代脉。

心肺气虚证以心悸、咳喘与气虚证共见为辨证要点。

【治法】　补益心肺。

（四）脾肺气虚

脾肺气虚证是指脾肺两脏气虚不足所表现的证候。多由久病咳喘，肺虚及脾，或饮食不节，劳倦过度等损伤脾气，脾气亏虚，不能输精于肺所致。

【临床表现】　久咳气喘，痰多稀白，面色淡白，气短乏力，纳少腹胀，大便稀溏，甚则面浮肢肿，舌淡苔白，脉细弱。

【证候分析】　肺气亏虚，清肃无权，气逆于上，故久咳气喘；气虚不荣，肌肤失养，故面色淡白；气虚不足以息，故气短乏力；水津不布，聚湿生痰，故痰多稀白。脾气不足，运化失常，故纳少腹胀，大便稀溏；水湿泛滥，故见面浮肢肿。舌淡苔白，脉细弱，皆为气虚不足之征。

脾肺气虚证以咳喘，纳少，腹胀，便溏与气虚证共见为辨证要点。

【治法】　健脾益肺，温化痰湿。

（五）肝脾不调

肝脾不调证是指肝失疏泄，脾失健运所表现的证候。多由情志不遂，郁怒伤肝，或饮食不节，劳倦伤脾等因素所致。

【临床表现】　胸胁胀满疼痛，喜太息，精神抑郁或急躁易怒，纳呆腹胀，肠鸣矢气，便溏不爽，或腹痛欲泻，泻后痛减，舌苔白或腻，脉弦。

【证候分析】　肝失疏泄，经气郁滞，故胸胁胀满疼痛；太息则气郁暂时得到疏通，故喜太息；肝气郁结，则精神抑郁；肝失条达柔顺，则急躁易怒；脾失健运，气机阻滞，故纳呆腹胀，便溏不爽；肝郁气滞，脾气不和，故肠鸣矢气，腹痛欲泻，泻后气滞得畅，故泻后痛减。本证热象不显，故苔白，若湿邪内盛，可见腻苔，弦脉为肝病之象。

肝脾不调证以胸胁胀满疼痛，抑郁或易怒，纳呆，腹胀，便溏为辨证要点。

【治法】　疏肝健脾。

（六）肝胃不和

肝胃不和证是指肝失疏泄，胃失和降所表现的证候。多由情志不遂，肝郁化火，肝气横逆犯胃，或寒邪内犯肝胃等因素所致。

【临床表现】 脘胁胀满疼痛，嗳气呃逆，吞酸嘈杂，郁闷或烦躁易怒，舌红苔薄黄，脉弦。或巅顶疼痛，遇寒则甚，得温则减，呕吐涎沫，畏寒肢冷，舌淡苔白滑，脉沉弦紧。

【证候分析】 肝郁化火，横逆犯胃，肝胃气滞，经气不利，故脘胁胀满疼痛；胃失和降，气机上逆，故嗳气呃逆，吞酸嘈杂；肝失条达，气郁不舒，则郁闷或烦躁易怒。舌红苔薄黄，脉弦，为肝郁化火之征。

寒邪内犯，阴寒之气循肝脉上达巅顶，经气凝滞，故巅顶疼痛；阴寒之性，得阳始运，遇寒则凝，故头痛遇寒则甚，得温则减；寒邪犯胃，损伤中阳，水津不化，浊阴上逆，故呕吐涎沫；阴寒之邪，易损伤阳气，阳气受损，不能温煦肌肤，故畏寒肢冷。舌淡苔白滑，脉沉弦紧，为阴寒内盛之象。

肝胃不和证有两种表现：属肝郁化火，横逆犯胃的以脘胁胀痛，吞酸嘈杂，舌红苔黄为辨证要点；属寒邪内犯肝胃的以巅顶疼痛，呕吐涎沫，舌淡苔白滑为辨证要点。

【治法】 肝火犯胃证，治宜清肝和胃；寒客肝胃证，治宜暖肝和胃。

（七）肝火犯肺

肝火犯肺证是指肝经火盛，上逆犯肺所表现的证候。多由情志不遂，肝郁化火，或肝经热邪，上犯于肺所致。

【临床表现】 胸胁灼痛，急躁易怒，烦热口苦，头晕目赤，咳嗽阵作，痰少黏稠色黄，甚则咳血，舌红，苔薄黄，脉弦数。

【证候分析】 肝经火郁，热灼经脉，故胸胁灼痛；肝失条达柔和之性，故急躁易怒；肝火内郁，则烦热；胆气上溢则口苦；肝火上炎则头晕目赤；气火循经犯肺，肺失清肃则咳嗽；火热伤津，炼液为痰，故痰少黏稠色黄；火热灼伤肺络，迫血妄行，故咳血。舌红苔薄黄，脉弦数，均为肝火内炽之象。

肝火犯肺证以胸胁灼痛，急躁易怒，目赤口苦，咳嗽为辨证要点。

【治法】 泻肝清肺。

（八）肝肾阴虚

肝肾阴虚证是指肝肾两脏阴液不足，虚热内生所表现的证候。多由久病失调，七情内伤，房室不节，劳伤精血等使肝肾之阴耗损所致。

【临床表现】 头晕目眩，耳鸣如蝉，健忘失眠，夜寐多梦，咽干口燥，腰膝酸软，两胁隐痛，五心烦热，颧红盗汗，男子遗精，女子经少，舌红少苔，脉细数。

【证候分析】 肝肾阴虚，肝阳上亢，故头晕目眩，耳鸣如蝉；肾阴亏虚，脑髓不足则健忘；阴虚火旺，虚火扰神，故失眠多梦；阴虚津少，不能上承口咽，则咽干口燥；肝肾阴虚，腰府、骨骼失养，故腰膝酸软；肝阴不足，肝脉失养，故两胁隐痛；虚热内蒸，故五心烦热；虚火上炎则两颧发红；虚火内迫营阴，则夜间盗汗；火扰精室，则男子遗精；肝肾不足，冲任亏虚，则女子经少。舌红少苔，脉细数，是阴虚内热之征。

肝肾阴虚证以晕眩耳鸣，腰膝酸软，胁肋隐痛与阴虚内热证共见为辨证要点。

【治法】 滋补肝肾。

（九）脾肾阳虚

脾肾阳虚证是指脾肾阳气亏虚，温运、气化无力所表现的证候。多由脾肾久病耗伤阳气，或水邪久踞，或久泄迁延不愈等因素所致。

【临床表现】 面色苍白，形寒肢冷，腰膝或下腹冷痛，下利清谷，或五更泄泻，或面浮肢肿，小便不利，甚至腹胀如鼓，舌淡胖，苔白滑，脉沉细无力。

【证候分析】 脾肾阳气虚衰，不能温养形体，气机凝滞，故面色苍白，形寒肢冷，腰膝冷痛，下腹冷痛；水谷不能腐熟温化，故下利清谷，五更泄泻；阳气虚衰，水湿不运，溢于肌肤，故面浮肢肿；水湿内聚，膀胱气化失司，故小便不利；土不制水，水邪泛滥，故腹胀如鼓。舌淡胖，苔白滑，脉沉细无力，均为阳虚阴盛之象。

脾肾阳虚证以腰膝、下腹冷痛，久泻不止，浮肿等与虚寒证并见为辨证要点。

【治法】 温补脾肾。

病例分析

王某，女，56 岁。该患者平素食少纳呆，餐后腹胀，大便稀软。近半年来时觉脘腹冷痛，痛势绵绵，喜温喜按，食少腹胀，大便稀溏，带下色白质稀，畏寒肢冷，口淡不渴，下肢浮肿，小便短少，舌淡胖有齿痕，苔白滑，脉沉迟无力。

请思考：

1. 用脏腑辨证方法如何对该病人进行证候诊断？

2. 有何辨证依据？

3. 治疗方法是什么？

（陈军平）

第三节 气、血、津液辨证

气、血、津液是维持人体生命活动不可缺少的物质。它既是脏腑功能活动的物质基础，也是脏腑功能活动的产物。气、血、津液是通过经脉运行、输布的，同时经脉亦有赖其滋养。故气、血、津液和脏腑、经脉之间，存在着相互依存，相互影响的密切关系。

一、气 病 辨 证

气的病证可分为气虚、气滞、气逆和气陷。

（一）气虚

气虚证是由于正气不足所引起的全身或某一脏腑功能减退的病变。

【临床表现】 头晕目眩、神疲乏力，自汗，舌淡苔少等。肺气虚证可见咳喘气短，声音低怯，自汗畏风，易感外邪，气短乏力，面白神疲，舌淡苔白，脉弱等；脾气虚证可见面色萎黄，四肢无力，纳呆、腹胀、大便稀溏，舌淡苔薄，脉弱等；肾气虚证可见神疲乏力，眩晕健忘，腰膝酸软乏力，小便频数而清，白带清稀，舌质淡，脉弱，肾不纳气，则呼吸浅促，呼多吸少；心气虚证可见心悸，气短，多汗，劳则加重，神疲体倦，舌淡，脉虚无力。

【证候分析】 元气不足，机体功能减退，故少气懒言，全身乏力，精神倦怠；气虚清阳不升、头目失养，则头晕目眩；气虚毛窍疏松、卫外不固，故容易自汗；劳则耗气，故活动后各症加重；气为血之帅，气虚血行无力，故脉虚无力，血不能上荣于舌，而见舌淡苔少。

【治法】 补气。

（二）气滞

气滞证又称气郁证，是指体内气机运行不畅，停留于某一部位所产生的病变。

【临床表现】 以胸、胁、腹部胀痛为主，时轻时重，走窜不定；肝气郁结可见情志不舒，胸胁或乳房胀痛，月经不调，脉弦等；脾胃气滞可见胃脘胀闷疼痛，嗳腐吞酸，甚则厌食，大便腐臭，苔厚、脉弦等。

【证候分析】 肝性喜条达而恶抑郁，肝失疏泄，气机郁滞，经气不利，故胸胁或少腹胀满窜痛,情志不舒;肝郁气滞,血行不畅,气血失和,冲任失调,故见乳房作胀或痛,痛经,月经不调;脾胃气滞,运化受纳功能失常,故见胃脘胀闷疼痛,嗳腐吞酸,厌食;苔白,脉弦,为肝郁气滞之象。

【治法】 理气、行气。

(三)气逆

气逆证为气机升降失调,是指气应下降而反上逆所产生的病变。

【临床表现】 肺气上逆可见咳嗽、气喘、咳痰;胃气上逆可见恶心、呕吐、嗳气、呃逆等;肝气上逆则可见头目胀痛,眩晕耳鸣,面红目赤,吐血衄血,甚至晕厥。

【证候分析】 肺失肃降,上逆则为喘咳;胃失和降,气反逆上则致恶心、呕吐、嗳气、呃逆;肝主疏泄条肝气升发太过,则出现头痛,眩晕,甚至晕厥。

【治法】 理气、降气。

(四)气陷

气陷证是指气虚无力升举而反下陷所表现的证候。常由气虚证进一步发展而来。临床以内脏下垂与气虚证共见为特征。

【临床表现】 头晕眼花,少气倦怠,久泄久痢,腹部有坠胀感,脱肛或子宫脱垂等。舌淡苔白,脉弱。

【证候分析】 本证以气虚为病理基础,所以有头晕眩,少气乏力等气虚特点;由于气虚无力升举,反陷于下,故有久泻久痢,腹部坠胀,或脱肛,子宫脱垂等气陷的特征;舌淡苔白,脉弱为气虚之象。

【治法】 补中益气,升阳举陷。

二、血 病 辨 证

血的病证一般分为血虚、血瘀和出血。

(一)血虚

血虚证是指体内血液亏虚,脏腑组织失于濡养所引起的证候。

【临床表现】 面白苍白或萎黄,唇色淡白,爪甲苍白,头晕眼花,心悸失眠,手足发麻,妇女经血量少色淡,经期错后或闭经,舌淡苔白,脉细无力。

【证候分析】 人体脏腑组织,有赖血液濡养,血液充盛则肌肤红润;体壮身强,血液亏虚则肌肤失养,面唇爪甲舌体皆呈淡白色。血虚脑髓失养,故见头晕眼花;心主血脉而藏神,血虚心失所养则心悸,神明失养而见失眠;经络失养致手足发麻,血脉失充则脉细无力;女子以血为用,血液充盈,月经按期而至,血液不足,经血乏源,故经量减少,经色变淡,经期迁延,甚则闭经。

【治法】 补血,常与补益脾气或补益肾精法同用。

(二)血瘀

血瘀证是指体内血流不畅,停滞瘀积所引起的证候。

【临床表现】 局部刺痛,痛处不移,痛而拒按,夜间加剧,肌肤粗糙如鳞甲,面色晦暗,口唇色紫,舌质紫黯,或有瘀点、瘀斑,脉沉涩等。

【证候分析】 瘀血停滞,脉络不通,不通则痛,故疼痛剧烈,如针刺刀割,部位固定不移;因按压使气机阻滞更甚,疼痛加剧而拒按;瘀血内阻,气血运行不畅,肌肤失养,因此面色黧黑,皮肤粗糙如鳞甲,甚至口唇爪甲紫黯;舌质紫黯,或有瘀点、瘀斑,脉沉涩皆为瘀血之象。

【治法】 活血化瘀。

（三）出血

出血证是由多种病因所致的血不循经、逸于脉外的证候。

【临床表现】

血热出血证：血色鲜红、面赤、烦热、口渴、舌红、苔黄，脉弦滑数。

气虚出血证：血色淡而难止，神疲乏力，心悸、气短、舌淡、脉细软。

阴虚出血证：出血量不多，血色鲜红或淡红，颧红、心烦、口干咽燥、舌红少苔，脉细数。

瘀血出血证：临床表现除了出血病证外还伴有刺痛、或疼痛固定不移。

【证候分析】 火热迫血妄行可见血色鲜红、面赤、烦热、口渴、舌红、苔黄，脉弦滑数；气虚失于统摄可见血色淡而难止，神疲乏力，心慌、气短、舌淡、脉细软；阴虚津液不足，火旺伤络可见出血量不多，血色鲜红或淡红，颧红、心烦、口干咽燥、舌红少苔，脉细数；瘀血内生阻结于脉中，新血不得归经而溢于脉外，临床表现除了出血病证外还伴有刺痛、或疼痛固定不移等瘀血证候。

【治法】 止血，根据病因不同可采用凉血止血、益气止血、滋阴之血、化瘀止血等治法。

三、津液病辨证

津液病证一般分为津液不足与水液内停。

（一）津液不足

津液不足证是指津液耗损，全身或某些脏腑组织器官失其濡润滋养作用所出现的以燥化为特征的证候。

【临床表现】 口渴咽干，唇焦而裂，皮肤干枯无泽，大便干燥，舌红少津，脉象细数。

【证候分析】 津液有滋养、濡润的作用，津液不足则使皮肤口唇失去濡润滋养，故呈干燥表现；津液亏少则不能濡润大肠，而致大便干燥；舌红少津，脉象细数为津亏内热之象。

【治法】 养阴、生津。

（二）水液内停

水液内停证是指由肺、脾、肾和三焦功能失司，致水液代谢失常，造成体内水湿潴留所引起的病证。

1. 水肿

【临床表现】 面目、四肢、胸腹甚至全身浮肿；发病急，来势猛，先见眼睑头面，上半身肿甚者为阳水；发病较缓，足部先肿，腰以下肿甚，按之凹陷不起为阴水。

【证候分析】 体内津液输布失常，停积潴留，泛溢肌肤，故见身体头面浮肿。

【治法】 化湿利水。

2. 痰证

【临床表现】 咳嗽咯痰，痰质黏稠，胸脘满闷，纳呆呕恶，头晕目眩，或神昏癫狂，喉中痰鸣，或肢体麻木，见瘰疬、瘿瘤、乳癖、痰核等，舌苔白腻，脉滑。

【证候分析】 肺不布津，聚而为痰，可见咳嗽咯痰；脾失健运，生湿成痰，胸脘满闷，纳呆呕恶；湿浊邪气，阻塞气机，以致气结而痰凝，阻闭心窍，可见神昏癫狂，喉中痰鸣；痰浊流窜皮下骨节经络，而致气血郁滞，络脉痹阻，可见肢体麻木，见瘰疬、瘿瘤、乳癖、痰核等；舌苔白腻，脉滑为痰湿之象。

【治法】 宣肺化痰、健脾除湿。

3. 饮证

【临床表现】 咳嗽气喘，痰多而稀，胸闷心悸，甚或倚息不能半卧，或脘腹痞胀，泛吐清水，或头晕目眩，小便不利，肢体浮肿，沉重酸困，苔白滑，脉弦。

【证候分析】 水饮侵犯胸肺，肺气上逆可见咳嗽气喘，痰多而稀，胸闷心悸，甚或倚息不能半卧；水饮流注于胁间，络道被阻，气机升降不利脾阳虚弱，水饮停留于胃肠脘腹痞胀，泛吐清水；肺脾之气输布失职，水饮流溢于四肢肌肉，可见小便不利，肢体浮肿，沉重酸困。

【治法】 温阳利水、健脾除湿。

病例分析

罗某，男，12岁。一年来无明显诱因反复流鼻血，血色淡而难止，兼见神疲乏力，心慌、气短、舌淡、脉细软。

请思考：

1. 怎样用气、血、津液辨证对该病人进行证候诊断？
2. 有何辨证依据？
3. 治疗方法有哪些？

第四节 卫、气、营、血辨证

卫、气、营、血辨证是温病辨证的主要方法。温病是外感温热病邪等引起的急性热病的统称。卫、气、营、血辨证，是对温病四类不同证候的概括，又代表着温病发展过程中由浅入深、由轻到重的四个阶段。所以卫、气、血、营辨证对温病的诊治有重要的临床意义。

一、卫 分 证

(一) 风温表证

【临床表现】 头痛，发热重而恶寒轻，鼻塞，流涕，咳嗽，口微渴，舌边尖红，脉浮数。

【证候分析】 由风温外邪侵犯肺卫而发病，故可见头痛，鼻塞，流涕，咳嗽；温邪属热，故发热重，舌边尖红，脉数；热邪伤津，故口渴。

【治法】 辛凉解表。

(二) 湿温表证

【临床表现】 发热微恶风寒，头胀重，肢体沉重，关节酸痛，舌苔白腻，脉濡缓。

【证候分析】 由湿热之邪侵犯卫表而致，湿性重着，故见头胀重，肢体沉重，关节酸痛，舌苔白腻，脉濡缓。

【治法】 解表化湿。

(三) 秋燥表证

【临床表现】 头痛身热，微恶风寒，无汗或少汗，干咳无痰或痰黏少不易咳出，鼻燥咽干，唇裂，舌苔薄白而干，脉浮细。

【证候分析】 秋燥之气客于表，故见头痛身热，微恶风寒，无汗或少汗；肺系津干，故口鼻、咽喉均少津液而有干燥之象。

【治法】 轻宣温燥，凉润止咳。

二、气 分 证

(一) 气分热盛

【临床表现】 大热，大渴，大汗，脉洪大，舌苔黄干，面赤，心烦，谵语，抽搐。

【证候分析】 本证为气分热盛，故见大热，大渴，大汗，脉洪大，舌苔黄干，面赤等大热之象；热扰心神则心烦谵语。热极生风则抽搐。

【治法】 清热生津。

（二）肺胃蕴热

【临床表现】 咽部灼热，疼痛剧烈，吞咽痛甚，咳嗽，发热，口干，喜饮，大便秘结，小便黄赤，舌红苔黄，脉洪数。

【证候分析】 肺胃之热上蒸咽喉，故见咽部灼热，疼痛剧烈，吞咽痛甚；肺气失宣则见咳嗽、发热；热盛损伤阴津，故见口干，喜饮，大便秘结，小便黄赤；舌红苔黄，脉洪数皆为实热之象。

【治法】 宣肺清热。

（三）邪热壅肺

【临床表现】 咳喘气粗，痰稠黄，热象为壮热口渴，烦躁不安，大便秘结，小便短赤，舌红苔黄，脉滑数。

【证候分析】 风热入里化热，热邪伤肺，炼液为痰。痰热交阻，肺失清肃，宣降失常，故有咳喘气粗，痰稠黄；里热蒸腾，津亏不足，心神不宁，故有壮热口渴，烦躁不安；大便秘结，小便短赤，舌红苔黄、脉滑数等里实热象。

【治法】 清泻肺热。

（四）胸膈郁热

【临床表现】 胸中闷胀，阵阵烦热，面热唇红，口渴，便秘。

【证候分析】 阳明经气分燥热不解，邪热内聚于胸膈，故见胸中闷胀，阵阵烦热，；燥热化火上炎而见面热唇红，热耗津液而口渴、便秘。

【治法】 清宣郁热。

（五）胃肠实热

【临床表现】 面赤身热，汗出连绵，大便秘结，或纯利稀，腹满疼痛拒按，谵语，甚则神志不清，舌苔深黄，厚而干燥，甚或老黄焦裂起芒刺，脉沉有力，或滑实。

【证候分析】 热邪入里，胃肠腑气不通，故面赤身热，汗出连绵，大便秘结，或纯利稀，腹满疼痛拒按；热扰神明则烦躁，甚则神志不清，热扰心包则谵语；热伤津液，故舌红苔黄燥。

【治法】 通腑泻热。

三、营 分 证

（一）热入营分

【临床表现】 身热夜甚，心烦躁扰，甚或时有谵语，斑疹隐隐，咽燥口干而反不甚渴，舌质红绛，苔薄或无苔，脉细数。

【证候分析】 邪热入营、营阴受损，故见身热夜重、咽燥口干而反不甚渴，舌绛无苔、脉细数；热扰心神，则心烦躁扰，甚或时有谵语；热伤脉络，故见斑疹隐隐。

【治法】 清营泻热。

（二）热入心包

【临床表现】 身体灼热，四肢厥冷，神昏谵语或昏聩不语，痰壅气短，舌謇难言，舌体短缩，舌色红绛，脉细数，甚者可兼见汗多，气短，脉细无力，或兼见汗出淋漓，脉微欲绝。

【证候分析】 热在营分故见身体灼热，痰热阻闭包络故见神昏谵语或昏聩不语，痰壅气短；舌为心之苗，心之别络系舌本，痰热阻闭，气不达故见舌謇难言，舌体短缩，四肢厥冷；舌红绛为心营有热，夹痰之象，脉细数为营热阴伤之征。

【治法】 清营泄热，清心开窍。

（三）热动肝风

【临床表现】 壮热口渴，头晕胀痛，目赤心烦，手足躁扰，甚则瘛疭，狂乱痉厥，抽搐，舌颤，或角弓反张,舌红绛而干,脉弦数。

【证候分析】 邪热炽盛,故见壮热口渴,目赤心烦;引动肝风,故壮热瘈疭,抽搐,痉厥,角弓反张;上扰清窍而头晕胀痛;邪热耗津伤阴而见目赤心烦,口渴。

【治法】 清肝息风。

四、血 分 证

(一)血热妄行

【临床表现】 烦热躁扰,昏狂,谵妄,斑疹透露,色紫或黑,吐衄,便血,尿血,舌质深绛或紫,脉细数。

【证候分析】 血分热极,迫血妄行,故见出血诸症;由于热炽甚极故昏谵、斑疹紫黑。血中热盛,故舌质深绛或紫;实热伤阴耗血,故脉见细数。

【治法】 凉血止血。

(二)血热伤阴

【临床表现】 持续低热、暮热朝凉、五心烦热、口干咽燥、神倦耳聋、心烦不寐、舌上少津、脉虚细数。

【证候分析】 邪热久羁血分,劫灼阴液,阴虚则内热,故低热,或暮热朝凉,五心烦热;阴精耗竭,不能上荣清窍,故口干、咽燥、舌上少津,耳聋失聪,阴精亏损;神失所养,故神倦;脉虚细数为精血不足,阴虚内热之象。

【治法】 滋阴养血。

(王 刚)

 本章小结

　　本章主要介绍了临床上常用的几种辨证方法,各种辨证都是根据中医理论为依据,从整体观念出发,把四诊所收集来的临床资料,在八纲辨证的基础上,进一步运用脏腑辨证、气血津液辨证、卫气营血辨证等方法进行综合、分析,以识别疾病,探求病因,审察病机,确定病位和疾病发展的趋势,从而为治疗提供更精确的诊断。

　　各种辨证方法,是在不同时代,不同条件下,中医对疾病认识不断地深入而逐渐形成的,并相互联系与补充。八纲是分析疾病共性的辨证方法,是各种辨证的总纲,概括性强,而脏腑、气血津液、卫气营血辨证是辨证方法在内伤杂病与外感时病中的具体应用。

　　因此要熟练掌握各种辨证方法,在疾病的诊断过程中,应取长补短,融会贯通,灵活应用,不能将之截然分开。要注意理论联系实际,才能正确而全面地认识疾病、诊断疾病。

练 习 题

一、选择题

A1 型题

1. 辨别表证与里证的关键是

　　A. 有无发热　　　　　　B. 有无口渴　　　　　　C. 有无恶寒

　　D. 有无头痛　　　　　　E. 有无乏力

2. 阴虚的兼并证,下列哪证最少见
    A. 阴虚阳亢证　　　　　　　　B. 阴虚内燥证　　　　　　　　C. 阴津亏虚证
    D. 阴虚里寒证　　　　　　　　E. 阴虚内热证

3. 下列哪项一般不能归属于阳证
    A. 面红目赤　　　　　　　　　B. 疼痛喜按　　　　　　　　　C. 心烦不宁
    D. 脉数有力　　　　　　　　　E. 发热口苦

4. 胸痛以闷痛为特点者,属下列何项
    A. 寒凝心脉　　　　　　　　　B. 热郁心脉　　　　　　　　　C. 瘀阻心脉
    D. 痰阻心脉　　　　　　　　　E. 气滞心脉

5. 下列哪项不是肝血虚证的证候
    A. 月经停闭　　　　　　　　　B. 视物模糊　　　　　　　　　C. 舌淡脉细
    D. 头晕目眩　　　　　　　　　E. 胁肋灼痛

6. 下列哪项不是气陷证的辨证要点
    A. 少气倦怠　　　　　　　　　B. 脘腹胀满　　　　　　　　　C. 脱肛
    D. 久泄久痢　　　　　　　　　E. 子宫脱垂

7. 以下哪项不是血瘀证的表现
    A. 出血　　B. 疼痛　　C. 肿块　　D. 脉浮　　E. 癥瘕

8. 下列哪一项属于血虚证的表现
    A. 咳喘气短　　　　　　　　　B. 纳呆、腹胀　　　　　　　　C. 腰膝酸软
    D. 唇色淡白　　　　　　　　　E. 口唇色紫

9. 手足蠕动,舌淡苔白者属
    A. 肝阳化风证　　　　　　　　B. 阴虚生风证　　　　　　　　C. 肝阴虚证
    D. 血虚生风证　　　　　　　　E. 热极生风证

10. 下列哪一项是寒湿困脾证与湿热蕴脾证的共同症状
    A. 口淡不渴　　　　　　　　　B. 身热起伏,汗出热不解　　　C. 恶心纳呆
    D. 苔黄腻,脉濡数　　　　　　E. 小便黄

A2 型题

11. 张某,干咳少痰,痰黏难咯,鼻燥咽干,胸痛发热,微恶风寒,头痛,便干,苔薄黄而干,
    脉细,可诊为
    A. 肺阴虚　　　　　　　　　　B. 肺气虚　　　　　　　　　　C. 燥邪犯肺
    D. 肝火犯肺　　　　　　　　　E. 风热犯肺

12. 病人心烦口渴,口舌生疮,小便赤涩,舌尖红赤,苔黄,脉数。应考虑为
    A. 膀胱湿热证　　　　　　　　B. 心火亢盛证　　　　　　　　C. 肝胆湿热证
    D. 小肠实热证　　　　　　　　E. 肾阴虚证

13. 病人神倦面黄,心悸失眠,头晕健忘,腹胀便溏,舌淡嫩,脉细,此属
    A. 心肝血虚证　　　　　　　　B. 心脾两虚证　　　　　　　　C. 心肾不交证
    D. 心肾阳虚证　　　　　　　　E. 肝胃不和证

14. 病人胃脘隐痛,饥不欲食,咽干口燥,大便干结,舌红少苔或无苔,脉细数,应考虑为
    A. 胃热证　　　　　　　　　　B. 胃阴不足证　　　　　　　　C. 肝胃不和证
    D. 肝脾不调证　　　　　　　　E. 胃寒证

15. 头晕目眩,少气懒言,乏力自汗,面色淡白,心悸失眠,爪甲淡白,舌淡嫩,脉细弱,证属
    A. 血虚证　　　　　　　　　　B. 气虚证　　　　　　　　　　C. 气血两虚证
    D. 气不摄血证　　　　　　　　E. 气滞血瘀证

16. 临床表现为口燥咽干,唇燥而裂,皮肤干枯无泽,小便短少,大便干结,舌红少津,脉细数,辨证是

    A. 血虚证   B. 温燥证   C. 阴虚证

    D. 津液不足   E. 阳虚证

17. 病人咳喘无力,少气懒言,声音低怯,神疲倦怠,动则益甚,咳痰清稀,舌淡苔白,脉虚,辨证是

    A. 肺气虚   B. 痰湿阻肺   C. 肾不纳气

    D. 心肺气虚   E. 风寒犯肺

18. 病人腰膝酸软,形寒肢冷,下腹冷痛,面浮肢肿,大便稀溏,小便短少,舌淡胖苔白,脉沉迟无力。应辨证为

    A. 脾阳虚   B. 肾阳虚   C. 脾肺气虚

    D. 肾气虚   E. 脾肾阳虚

A3 型题

(19~21 题共用题干)

朱某,女,32 岁。昨日受寒后开始出现腹痛泄泻,大便呈水样,日 5~6 次,泻前肠鸣辘辘,伴见形寒肢冷,口淡不渴,脘腹痞闷,纳呆,四肢酸困重,舌体胖,苔白腻,脉沉缓。

19. 用脏腑辨证分析,该病人属于哪种证型

    A. 寒湿困脾   B. 脾胃湿热   C. 脾阳虚

    D. 脾胃气虚   E. 食滞胃脘

20. 用八纲辨证分析,以下诊断哪项是正确的

    A. 表寒实证   B. 里寒实证   C. 里虚寒证

    D. 表虚寒证   E. 里实热证

21. 该病人的治疗方法应为

    A. 健脾和胃   B. 温中燥湿   C. 清热化湿

    D. 消食导滞   E. 温阳散寒

(22~24 题共用题干)

章某,男,42 岁。患者烦躁易怒,脘胁胀满,嗳气,嘈杂吞酸,饮食减少,苔薄黄,脉弦。

22. 病人属于何种证候

    A. 胃热证   B. 胃阴不足证   C. 肝胃不和证

    D. 肝脾不调证   E. 肝气郁结证

23. 最能体现出肝郁化火证的症状是

    A. 脘胁胀满   B. 嗳气呃逆   C. 饮食减少

    D. 烦躁易怒   E. 嘈杂吞酸

24. 该病人的治疗方法是

    A. 疏肝和胃   B. 疏肝健脾   C. 清肝泻火

    D. 补血养肝   E. 滋补肝肾

(25~26 题共用题干)

李某,男,53 岁。跌仆伤后出现胸胁部刺痛,痛处不移,痛而拒按,夜间加剧,舌质紫黯,脉沉涩。

25. 病人属于何种证候

    A. 气滞   B. 血瘀   C. 血虚   D. 出血   E. 气虚

26. 该病人的治疗方法是

    A. 益气养血   B. 凉血止血   C. 活血化瘀

    D. 补血养肝   E. 活血止血

二、思考题
1. 试述寒证和热证的鉴别要点。
2. 何谓心脉痹阻证？哪些原因可导致心脉痹阻？临床表现有何异同？
3. 肺气虚、脾气虚的临床表现是什么？二者有什么区别？
4. 痰证、饮证的临床表现是什么？二者有什么区别？

第八章

养生与防治原则

 学习目标

    1. 掌握：养生的概念；治未病的内容；治病求本、扶正祛邪、调整阴阳、三因制宜等治则的概念和基本内容；标本缓急、正治法与反治法的应用规律。

    2. 熟悉：养生的基本原则及常用方法；体质的概念及特点；体质九分法的基本内容。

    3. 了解：体质差异形成的原因；基本治法之"八法"。

    养生是指根据生命发展的规律，采取各种方法以保养身体、增强体质、预防疾病、延缓衰老从而提高生命质量。养生的基本原则包括顺应自然、形神共养、动静结合、调养脾肾等。常用的养生方法有情志养生、四时养生、药食养生、运动养生、针灸养生、推拿养生、体质养生等。

    预防是指采取各种防护措施，避免疾病的发生与发展。治则，即治疗疾病的法则，它对临床治疗的立法、处方、用药都具有普遍的指导意义。防病与治病，是医学理论体系的两个不可分割的重要组成部分，"预防为主，防治结合"，是我国卫生工作四大方针之一。

    中医学在长期的医疗实践中，形成了一套比较完整的养生、预防、治疗基本原则及治疗方法理论，其在养生保健及疾病的防治中具有重要的指导意义。

第一节 养 生

    "养生"一词最早见于《庄子·内篇》，其"养生主"篇专论养生。养生，古时又称摄生、道生、养性、保生、寿世等。所谓"养"，即保养、调养、补养之意；所谓"生"，即生命、生存、生长之意。养生就是采取各种方法以保养身体，增强体质，预防疾病，延缓衰老，提高生命质量。

    养生是中医学的重要组成部分，中医养生是以中医基本理论为指导，以固护正气为本，运用正确、科学的养生知识和方法来颐养身心，从而达到增强体质、预防疾病、延缓衰老的目的。

一、养生基本原则

（一）顺应自然

    人生活在自然环境中，与自然界息息相通，受到自然界变化规律的影响，自然界中的各种运动变化，都会直接或间接地影响人体，产生相应的生理或病理反应。《素问·宝命全形论》云："人以天地之气生，四时之法成"。唐代医家王冰提出："不顺四时之和，数犯八风之害，与道相失，则天真之气，未期久远而致灭亡，故养生者必谨奉天时也"，即人们必须要顺应自然，了解自然界的变化，所以要通过人体内部的调节使之与外界自然环境的变化相适应，这样才能保持正常的生理功能。一年四季有春温、夏热、秋凉、冬寒的变化，万物随之有春生、夏长、秋收、冬藏的变化，人体气血运行、情志变化、脏腑功能、疾病传变亦会产生相应的影响。明代医家张景岳提出："春应肝而养生，夏应心而养长，长夏应脾而养化，秋应肺而养收，冬应肾而养藏"，即人体五脏的生理活动，必须适应四时阴阳的变化，才能与外界环境保持协调平衡，如春季养生应以养肝为主，在情志方面宜保持情绪乐观开朗以使肝气顺达。

（二）形神共养

形，指人的形体、脏腑；神，指人的情志、意识、思维等精神活动。形和神是一个统一的不可分割的整体，二者相辅相成，形神合一，构成了人的生命活动。中医养生历来重视形体和精神的整体调摄，提倡形神共养。

养形，指调摄人体的形体、脏腑、官窍及气血津液等，包括调饮食、节劳逸、慎起居、避外邪、动形体等方法。养形重在保养精血。《素问·阴阳应象大论》云："形不足者，温之以气，精不足者，补之以味。"《景岳全书》指出："精血即形也，形即精血"。在阳气不足时要温补阳气，在阴气虚损时要滋养精血，可用药物或饮食进行调养。

调神，指调摄人的精神、意识、思维等精神活动。神是生命活动的主宰，中医养生历来重视神的调养。《素问·移精变气论》云："得神者昌，失神者亡"，"神明则形安"。养神的方法很多，主要以清静为主，如《素问·痹论》云："静则神藏，躁则消亡"；《素问·上古天真论》云："志闲而少欲"；老子提出"少私寡欲"；清代养生家曹庭栋《老老恒言·燕居》提出"静神"、"静时固戒动，动而不妄动，亦静也。"

（三）动静结合

动与静，是自然界物质运动变化的两种形式。中医养生所主张的人体的动静统一观，一方面强调动以养形，提倡"养身莫善于动"；另一方面，又重视静以养神，强调"养静为摄生之首务"。

动，包括劳动和运动。运动和劳动可以增强体质，促进气血的调畅，经络的通利，可以提高抗御病邪的能力。《吕氏春秋·尽数》指出："流水不腐，户枢不蠹，动也。形气亦然。"《后汉书·华佗传》指出："人体欲得劳动……动摇则谷气得消，血脉流通，病不得生。"动以养形的具体方法包括有导引、按跷、散步、舞蹈、游泳等，应根据年龄、体质、季节、环境等因素进行选择，避免过度的疲劳，如《千金要方·养性》提出："养性之道，常欲小劳，但莫大疲及强所不能堪耳"。

静，包括保持精神的清静和形体活动的安静状态。神有易动难静的特点，故养静多指清静养神。《素问·上古天真论》云："恬淡虚无，真气从之，精神内守，病安从来"，老子主张"致虚极，守静笃"，均强调了清静养神的意义。《素问·病机气宜保命集》云："神太用则劳，其藏在心，静以养之"，提出了神宜"静以养之"，具体方法包括有调摄情志、少私寡欲、养性怡情、习练静功等。

（四）调养脾肾

肾为"先天之本"，藏精，主生长、发育与生殖。肾中精气的盛衰，与人的生长、发育以及衰老有着密切的联系。明章潢《图书编·肾脏说》提出："人之有肾，如树木有根"，明虞抟《医学正传·医学或问》亦提出："肾元盛则寿延，肾元衰则寿夭"，明确的指出了肾对人体健康长寿的重要性。

脾胃为"后天之本"、"气血生化之源"。气血是生命活动的最基本的物质，饮食中的精微物质必须依靠脾的运化，才能化生为气血，进而营养全身，以维持脏腑经络的功能活动。脾胃功能的强弱是决定人之寿夭的重要因素。金元四大家之李东垣倡"脾胃论"、"人以脾胃中元气为本"，明张景岳《景岳全书·杂证谟》提出"养生家当以脾胃为先"，明章潢《图书编·脏气脏德》提出："养脾者，养气也，养气者，养生之要也。"综上可见，脾胃的健旺是养生的重要基础。

人体生命活动的根基在于肾，生命活动的重要保障在于脾。养生保健，调摄脏腑，应以脾肾为先。

二、养生方法

（一）情志养生

情志养生，是中医养生的关键所在。南北朝陶弘景《养性延命录》首倡养生"十二少"；金元四大家之张子和在其所著《儒门事亲》中就极为重视心理治疗,倡"以情胜情"疗法;明胡文焕《摄生集览》提出"养神为首"。

在形神共养、静以养神的原则指导下,中医学形成了许多行之有效的情志养生方法。具体的方法有恬淡虚无,精神内守;静中寓动,神用有节;动形怡神,形与神俱;顺应自然,四气调神;修身养德,陶冶性情;调节情志,合理疏导等。

(二)四时养生

四时养生,即按照一年四季时令节气的阴阳变化,运用相应的养生手段调节机体,以促进健康的方法。《灵枢·本神》云:"故智者之养生也,必顺四时而适寒暑……如是则僻邪不至,长生久视。"这种"天人相应,顺时养生"的养生方法,就是中医养生的特色。

四时养生应遵循"春夏养阳,秋冬养阴"的原则,掌握"春生、夏长、秋收、冬藏"的特点。如在起居方面,《素问·四气调神大论》云:"春三月,此为发陈,天地俱生,万物以荣,……夏三月,此为蕃秀,天地气交,万物华实,……秋三月,此谓容平,天气以急,地气以明,……冬三月,此为闭藏,水冰地坼,勿扰乎阳,……",指出在起居调养方面,春季宜早睡早起,夏季宜晚睡早起,秋季宜早睡早起,冬季宜早睡晚起。

《素问·上古天真论》云:"虚邪贼风,避之有时",提出慎避虚邪。清汪绮石《理虚元鉴》就明确提出了顺应四时之七防:"一年之内,春防风,夏防暑,更防因暑取凉而致感寒;长夏防湿,秋防燥,冬防寒,更防非节之暖而致冬温。"

在衣着服饰方面,宜"春捂秋冻",春季不宜减衣过早过少,秋季不宜骤然添衣过多。《寿亲养老新书》指出:"春季天气渐暖,衣服宜渐减,不可顿减,使人受寒"。

(三)药食养生

药食养生,即指利用药物或食物来调整机体状态、促进健康、延缓衰老的养生方法。中医学自古以来就有"药食同源"的理论。《素问·五常政大论》云:"大毒治病,十去其六;常毒治病,十去其七;小毒治病,十去其八;无毒治病,十去其九;谷肉果菜,食养尽之,无使过之,伤其正也",此可谓最早的食疗原则。《神农本草经》载365种药物,其中有不少食物,如枣、藕、山药、芡实、蜂蜜、薏苡仁等,都被列为具有强身保健、延年益寿的上品药。至隋,杨上善《黄帝内经太素》明确提出:"空腹食之为食物,患者食之为药物",反映出"药食同源"的思想。

食物与药物一样,也具有四气、五味、归经、升降浮沉等属性。如寒凉性食物多有清热、泻火、凉血、解毒、滋阴等作用;温热性食物有温经、散寒、助阳、活血、通络等作用。如核桃、芝麻性温能补肾健脑入肾经,梨性寒能止咳润肺入肺经等。

药食养生应遵循五味调和、合理搭配;三因制宜、顾护脾胃;饮食有节的具体原则。常用的养生药食可以分为补益类,如山药、薏苡仁、茯苓、大枣、莲子、龙眼肉、黄精、玉竹、蜂蜜、芡实、白果、阿胶等;健胃消食类,如山楂、鸡内金、麦芽、莱菔子、荷叶等;调肝类,如菊花、决明子、佛手、香橼等;理肺类,如杏仁、罗汉果、橄榄等;清热类,如金银花、鱼腥草、芦根、马齿苋、栀子、白茅根、蒲公英等;通便类,如火麻仁、郁李仁等;化痰化瘀类,如昆布、海藻、胖大海、桃仁、薤白等。

(四)运动养生

运动养生,即指运用传统的养生功法进行锻炼。古人非常重视运动养生,"动则不衰"是中医养生的传统观点。《庄子·刻意篇》云:"吹呴呼吸,吐故纳新,熊经鸟申,为寿而已矣。此导引之士,养形之人,彭祖寿考者之所好也。"《素问·上古天真论》提倡"形劳而不倦",反对"久坐"、"久卧"。在三国时期,华佗模仿虎、鹿、熊、猿、鸟五种动物的动作创编"五禽戏",可谓时最早的医疗体操。南北朝梁陶弘景《养性延命录》提出:"人欲小劳,但莫至疲及强所不能堪胜耳。人食毕,当行步踟蹰,有所修为快也。"宋蒲虔贯著《保生要录》,专列"调肢体"一门,主张用导引动形体。清颜元《言行录》云:"养生莫善于习动",曹庭栋《老老恒言》创"卧功、坐功、立功"三项,作为简便易行的导引法供老年人锻炼之用。

运动养生应遵循动静结合、持之以恒、循序渐进、运动适度、因人而异的具体原则。常用的功法有五禽戏、八段锦、易筋经、六字诀、太极拳等。

（五）针灸养生

针灸不仅是中医外治法的重要手段，也是中医养生的重要方法。《灵枢·逆顺》云："上工刺其未生者也。"，说明在中国古代已经采用针灸的方法预防疾病、增强体质。在唐代，针灸养生已占有重要的地位，如《千金要方》中就载有许多针灸养生保健的论述。宋代王执中《针灸资生经》中记载了用针灸的方法预防多种疾病，如刺泻风门背不发痈疽等。明高武《针灸聚英》提出："无病而先针灸曰逆，逆，未至而迎之也。"逆，即防病之义。清潘伟如《卫生要求》中阐发了针灸养生保健的作用机理，"人之脏腑经络血气肌肉，日有不慎，外邪干之则病。古之人以针灸为本……所以利关节和气血，使速去邪，邪去而正自复，正复而病自愈。"

常用的针灸养生方法包括毫针刺法、灸法、拔罐、穴位敷贴、刮痧等。常用的针灸养生穴位包括关元、命门、足三里、中脘、神阙、膏肓、大椎、涌泉、气海、三阴交、太溪、太冲、曲池、合谷等。针刺养生多采用平补平泻手法。

灸法养生具有温通经络、行气活血；培补元气，预防疾病；强壮脾胃的作用。它不仅可用于强身保健，而且也可用于久病体虚之人的康复，应用较广。《扁鹊心书》提出："人于无病时，常灸关元、气海、命门……虽未得长生，亦可得百余岁矣。"《针灸资生经》提出："凡饮食不思、心腹膨胀、面色萎黄，世谓之脾胃病者，宜灸中脘。"《针灸问对》载："若要安，膏肓、三里不要干"，即指足三里、膏肓穴的瘢痕灸法。常灸足三里，不但能促进消化功能，而且可以提高人体免疫力，收到防病治病、抗衰防老的效果。灸法养生多以局部感到温和的热力，以感觉温热舒适，并能耐受为度。

（六）推拿养生

应用推拿的方法来防病、治病、健身益寿，在中国有悠久的历史。《素问·调经论》云："按摩勿释，着针勿斥，移气于不足，神气及得复"，说明在秦汉时期推拿就已经成为了医疗和养生的重要方法。在隋唐时期，自我按摩就十分盛行。巢元方《诸病源候论》每卷之末都附有导引按摩之法。孙思邈《备急千金要方·养性》中提出："按摩日三遍，一月后百病并除，行及奔马，此是养身之法。"

推拿养生的作用包括疏通经络、调和气血、提高机体免疫力等。常用的推拿养生保健手法包括按法、摩法、推法、拿法、揉法、擦法、点法、击法、搓法、捻法、掐法、抖法等。

采用推拿养生的方法时，应注意身心放松、取穴准确、用力恰当、循序渐进、持之以恒。每次推拿养生保健的时间以 20 分钟为宜，最好早、晚各一次。为了加强疗效，防止皮肤破损，在实施推拿术时可选用一定的药物作润滑剂，如滑石粉、精油、按摩乳膏等。

　知识拓展

陶弘景——"养生十二少"

陶弘景，男，456—536 年，南朝梁时丹阳秣陵（今江苏南京）人，著名医药家、炼丹家、文学家，素有"山中宰相"之誉，在其所著的《养性延命录》中分别指出了伤生之因和养生之根。伤生之因："多思则神怠，多念则志散，多欲则损智，多事则形疲，多语则气争，多笑则伤脏，多愁则心慑，多乐则意溢，多喜则忘错昏乱，多怒则百脉不定，多好则专迷不治，多恶则焦煎无欢——此十二多不除，丧生之本也。"以上十二个方面，既不可"多"，也不可"无"，居于这"多"与"无"之间的"最佳量"自然是"少"。因此，"十二少"可谓养生之根："少思、少念、少欲、少事、少语、少笑、少愁、少乐、少喜、少怒、少好、少恶——行此十二少，养生之都契也"。

第二节　体　质

体质是人类生命活动的一种重要表现形式,与健康和疾病有着密切的关系。中医体质学说是以中医理论为基础,以人体体质为研究对象,以指导疾病的预防和养生康复为研究目的的学术理论,是中医学的重要组成部分。

一、体质的概念

体质是指个体在生命过程中,在先天禀赋和后天获得的基础上表现出的形态结构、生理功能和心理活动各个方面综合的相对稳定的特性,是个体在生长发育过程中所形成的与自然、社会环境相适应的个性特征,表现为人体形态、生理功能和心理活动等多方面的个体差异性。

人的形态结构、生理功能和心理状态是构成体质的基本要素。人体形态结构包括外部形态结构(体表形态)和内部形态结构(脏腑、经络、气血津液等),二者是有机的整体。外部形态结构是体质的外在表现,内部形态结构是体质的内在基础。形态结构主要是通过外部形态结构表现出来的,故体质特征首先表现为体表形态的差异,包括体格、体形、体重、性征、姿势、毛发、舌象、脉象等。人体的生理功能是内部形态结构生理性、协调性的反映,是脏腑经络功能的体现。人体生理功能的差异,能反映脏腑功能的盛衰,会表现为机体的防病抗病能力、新陈代谢情况、自我调节能力等差异。人体的心理特征与形态结构、功能活动有关,而且与不同个体的生活经历以及所处的社会文化环境有着密切的联系。某种特定的形态结构常表现为机体特定的心理倾向;不同的内脏的功能活动,总是表现为某种特定的情感、情绪反应及认知活动。《素问•阴阳应象大论》云:"人有五脏化五气,以生喜怒悲忧恐。"

二、体质的特点

(一)体质是人体身心特性的概括

体质反映个体在形态结构、生理功能和心理活动中的基本特征,体现了脏腑气血阴阳之偏颇和功能活动之差异,是对个体身体素质和心理素质的概括。

(二)体质具有普遍性、全面性和复杂性

体质普遍存在于每一个个体之中,体现为人体形态、生理功能和心理活动等方面的差异性,这种差异性在不同个体之间的表现是复杂多样的。

(三)体质具有相对稳定性和动态可变性

体质禀受于先天,得养于后天。先天的禀赋决定了个体体质的相对稳定性和特异性;而后天的因素,如环境因素、营养状况、饮食习惯、精神状态、年龄变化、疾病损害、各种治疗等,决定了个体体质的动态可变性。

(四)体质具有连续性和可预测性

体质的特征伴随着生命的全过程,其存在具有连续性,或表现为生理状态下的生理反应,或表现为病理状态下的发病倾向性,具有一定的规律,并可以预测,从而为养生保健、疾病预防提供了可能。

三、体质的生理学基础

体质是个体身心特性的概括,是人体生理活动综合状况的反映,表现在脏腑与经络的形态和功能、精气血津液之盛衰差异。脏腑经络、精气血津液是构成体质的内部形态结构,脏腑、经络的功能与联系、精气血津液之盈亏,是体质形成的重要生理学基础。

（一）脏腑、经络的形态和功能

脏腑是构成和维持正常生命活动的中心，脏腑的形态和功能特点是构成并决定体质差异的最根本因素。如《灵枢·本脏》云："五脏者，固有小大、高下、坚脆、端正、偏倾者，六腑亦有小大、长短、厚薄、结直、缓急。……脾坚则脏安难伤，脾脆则善病消瘅易伤，脾端正则和利难伤，脾偏倾则善满善胀也。……肾坚则不病腰背痛，肾脆则善病消瘅，肾端正则和利难伤；肾偏倾则苦腰尻痛也。"脏腑的形态与功能的生理差异是产生不同体质的重要基础。

经络内属脏腑，外络肢节，是人体气血运行的通路。体质不仅取决于内脏功能活动的强弱，还有赖于脏腑功能的协调，而经络正是实现这种联系沟通的结构基础。经络将内脏之气、血、精、津输布于形体，其气血之盛衰可表现在人体外部形态特征，从而表现出不同的体质类型。如《灵枢·寿夭刚柔》提出："血气经络胜形则寿，不胜形则夭。"

（二）精气血津液的盈亏

精、气、血、津、液是决定体质特征的重要物质基础，其盛衰亦决定着体质的强弱，影响体质的类型。如《灵枢·阴阳二十五人》提出："其肥而泽者，血气有余，肥而不泽者，气有余，血不足，瘦而无泽者，气血俱不足。"

四、体质差异形成的原因

体质影响着个人对自然、社会环境的适应能力和对疾病的抵抗能力，以及发病过程中对某些致病因素的易感性和病理过程中疾病发展的倾向性等，进而还影响着某些疾病的证候类型和个体对治疗措施的反应性，从而使人体的生、老、病、死等生命过程，带有明显的个体特异性。体质的形成是极其复杂的，是机体内、外环境多种复杂因素综合作用产生的结果。

（一）先天因素

先天因素，即"禀赋"，包括种族、家族遗传、婚育史以及养胎、护胎、胎教等因素，是体质形成的基础和体质强弱的前提条件。父母生殖之精的质量，父母血缘关系所赋予的遗传性，父母生育的年龄、身体状态，子代在母体内发育过程中的营养状态，母体在此期间所给予的种种影响等多因素影响着人对自然、社会环境的适应能力和对疾病的抵抗能力，以及发病过程中对某些致病因素的易感性和病理过程中疾病发展的倾向性等，进而还影响着某些疾病的证候类型和个体对治疗措施的反应性，从而使人体的生、老、病、死等生命过程，带有明显的个体特异性。

体质形成的过程中，先天因素起着决定性的作用。但是，先天因素、遗传性状只是对体质的发展提供了可能性，而体质强弱的现实性，则会有赖于后天环境、营养状态和身体锻炼等。

（二）年龄因素

人体有生、长、壮、老、已的变化规律，在这一过程中，脏腑气血由盛而衰，影响着人体生理的功能，决定着人体的体质变化。《素问·上古天真论》、《灵枢·天年》均提出人体脏腑气血盛衰与年龄有着密切的关系。

小儿生机旺盛，蓬勃生长，故称之为"纯阳之体"，但其脏腑娇嫩、形气未充、筋骨未坚，《灵枢·逆顺肥瘦》云："婴儿者，其肉脆血少气弱。"清吴鞠通提出小儿为"稚阴稚阳"之体，《温病条辨·解儿难》云："小儿稚阳未充，稚阴未长者也。"青壮年气血津液充盛，脏腑功能强健，如《灵枢·营卫生会》指出："壮者之气血盛，其肌肉滑，气道通，营卫之行不失其常。"老年人气血衰弱，脏腑功能减退，《灵枢·营卫生会》亦云："老者之气血衰，其肌肉枯，气道涩。"

（三）性别因素

男女在遗传性征、身体形态、脏腑结构及生理功能、心理特征等多方面的差异决定了体质的性别差异。女子由于有经、带、胎、产等生理活动，所以体质与男子不同。《灵枢·五音五味》云："妇人之生，有余于气，不足于血"，对女子体质特点作了概括说明。《医门法律》云："男子多用气，故气常不足；女子多用血，故血常不足。所以男子病多在气分，女子病多在血分。"《妇科玉尺》亦提出："男子之病，多由伤精；女子之病，多由伤血。"

（四）饮食营养因素

人以水谷为生存之本，所以饮食营养是决定体质强弱的重要因素。合理的膳食结构，科学的饮食习惯，保持适当的营养水平，对维护和增强体质有很大的影响。长期营养不良或低下，或营养不当，以及偏食、偏嗜等都会使体内某些成分发生变化，从而影响体质，乃至于引起疾病发生。《素问》中多处提到饮食偏嗜对机体的危害，如"肥者令人内热，甘者令人中满"、"膏粱之变，足生大丁"，还提到五味偏嗜会引起人体脏气的偏盛偏衰从而产生病变等。

（五）情志因素

情志，泛指人的情绪、情感活动。情志活动的产生，有赖于脏腑的功能活动，情志的变化可通过影响脏腑气血功能的变化而影响体质。若情志调和，气血调畅，脏腑功能协调，则体质强壮，如《灵枢·本脏》指出："志意和则精神专直，魂魄不散，悔怒不起，五脏不受邪矣。"若情志刺激过于强烈、持久，超出人体的生理调节能力，就会损伤人的形体结构，影响体质，如《素问·疏五过论》提出："暴乐暴苦，始乐后苦，皆伤精气。"

（六）地理环境因素

地理环境的差异，包括区域性气候、人文习俗、生活习惯等不同，会在一定程度上影响着人体的生理功能和心理活动。人生活在不同地理环境中，长期到受特定环境的影响，就会逐渐形成与生存环境相协调的某些适应性的变化，从而产生不同的体质特征。《素问·异法方宜论》中就已有论及东、西、南、北、中五方人的体质差异及其特征。一般而言，我国西北地区之人，形体多壮实，腠理偏致密；东南地区之人，体形多瘦弱，腠理偏疏松。

此外，体质形成的差异，还与社会因素、疾病因素、治疗因素等有关。

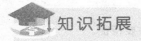知识拓展

西医与中医体质研究的不同点

西方学者对个体差异现象的认识与中医学者的认识思路和方法有很大不同。

西方学者对个体差异性的认识是从生命活动的某一方面，从某一角度去认识和把握个体间的差异性和差异规律，多从个体的行为表现、心理活动特征方面入手，局限于心理学的范畴，其对人体体质的各种分类学说，都无法直接指导临床治疗与养生康复。而中医学根据人的形态、功能、心理等特征，综合的、动态的、整体的来认识人体的差异现象，并从中寻找个体体质间的差异规律，可对人体体质进行有效的临床指导和养生康复的实践。

五、体质的分类

（一）五行分类法

《灵枢·阴阳二十五人》根据皮肤颜色、形态特征、生理功能、行为习惯、心理特征、对环境的适应调节能力、对某些疾病的易罹性和倾向性等特征，进行归纳总结出木、火、土、金、水五种基本类型。

（二）五色分类法

《灵枢·五音五味》以肤色差异，区别人体气血或寒热的差别，"黄赤者多热气，青白者少热气，黑色者多血少气。"《灵枢·论勇》依据外部形态颜色的不同，分为青色者、赤色者、黄色者、白色者、黑色者五类，论述说明体质对疾病的易感性，"黄色薄皮弱肉者，不胜春之虚风"，这对养生和预防疾病，有一定的指导意义。

（三）阴阳分类法

《灵枢·行针》根据人体阴气与阳气的多少与盛衰的不同作为分类依据，分为重阳、重阳有阴、阴多阳少和阴阳和调四种体质类型。《灵枢·通天》根据人体的阴阳多少，并结合体态、性格特征，认为人体阴阳有盛阴、多阴少阳、多阳少阴、盛阳、阴阳和平之分，从而将人体分为太阴之人、少阴之人、太阳之人、少阳之人、阴阳和平之人五类。

（四）体形分类法

《灵枢·逆顺肥瘦》以体形特征为主，结合气血状态将人体分为肥人、瘦人、常人、壮士和婴儿等不同类型。《灵枢·卫气失常》又进一步将肥胖之人又分为膏型、脂型、肉型。

（五）勇怯分类法

《灵枢·论勇》根据人之不同禀性，结合体态、生理特征，从心理方面分为勇士、怯士两种体质类型，并论述了勇士和怯士两种类型的人在心理特征、外部特征以及脏腑组织的形态结构等方面的差异。

（六）形志苦乐分类法

形，指形体；志，是指精神。若劳逸失调，喜乐失宜，形体和神志遭受苦乐等致病因素的损伤，破坏了二者之间的协调，就会产生疾病。《素问·血气形志》根据形、志关系，提出"五形志"，分为形乐志苦、形乐志乐、形苦志乐、形苦志苦、形数惊恐五型，并指出不同体质类型的病因和致病特点。

（七）现代体质分类

在古代体质分类的方法基础上，现代医家结合临床实践，应用文献学研究、流行病学调查及聚类分析等方法，对体质类型进行了划分，先后提出了四分法、五分法、六分法、七分法、九分法和十二分法等多种分类方法。本教材主要介绍王琦教授所创立的体质九分法。

1. 平和质（A型）

【总体特征】 阴阳气血调和，以体态适中、面色红润、精力充沛等为主要特征。

【形体特征】 体形匀称健壮。

【心理特征】 性格随和开朗。

【常见表现】 面色、肤色润泽，头发稠密有光泽，目光有神，鼻色明润，嗅觉通利，唇色红润，不易疲劳，精力充沛，耐受寒热，睡眠良好，胃纳佳，二便正常，舌色淡红，苔薄白，脉和缓有力。

【发病倾向】 平素患病较少。

【对外界环境适应能力】 对自然环境和社会环境适应能力较强。

2. 气虚质（B型）

【总体特征】 元气不足，以疲乏、气短、自汗等气虚表现为主要特征。

【形体特征】 肌肉松软不实。

【心理特征】 性格内向，不喜冒险。

【常见表现】 平素语音低弱，气短懒言，容易疲乏，精神不振，易出汗，舌淡红，舌边有齿痕，脉弱。

【发病倾向】 易患感冒、内脏下垂等病；病后康复缓慢。

【对外界环境适应能力】 不耐受风、寒、暑、湿邪。

3. 阳虚质（C型）

【总体特征】 阳气不足，以畏寒怕冷、手足不温等虚寒表现为主要特征。

【形体特征】 肌肉松软不实。

【心理特征】 性格多沉静、内向。

【常见表现】 平素畏冷，手足不温，喜热饮食，精神不振，舌淡胖嫩，脉沉迟。

【发病倾向】　易患痰饮、肿胀、泄泻等病；感邪易从寒化。

【对外界环境适应能力】　耐夏不耐冬；易感风、寒、湿邪。

4. 阴虚质（D型）

【总体特征】　阴液亏少，以口燥咽干、手足心热等虚热表现为主要特征。

【形体特征】　体形偏瘦。

【心理特征】　性情急躁，外向好动，活泼。

【常见表现】　手足心热，口燥咽干，鼻微干，喜冷饮，大便干燥，舌红少津，脉细数。

【发病倾向】　易患虚劳、失精、不寐等病；感邪易从热化。

【对外界环境适应能力】　耐冬不耐夏；不耐受暑、热、燥邪。

5. 痰湿质（E型）

【总体特征】　痰湿凝聚，以形体肥胖、腹部肥满、口黏苔腻等痰湿表现为主要特征。

【形体特征】　体形肥胖，腹部肥满松软。

【心理特征】　性格偏温和、稳重，多善于忍耐。

【常见表现】　面部皮肤油脂较多，多汗且黏，胸闷，痰多，口黏腻或甜，喜食肥甘甜黏，苔腻，脉滑。

【发病倾向】　易患消渴、中风、胸痹等病。

【对外界环境适应能力】　对梅雨季节及湿重环境适应能力差。

6. 湿热质（F型）

【总体特征】　湿热内蕴，以面垢油光、口苦、苔黄腻等湿热表现为主要特征。

【形体特征】　形体中等或偏瘦。

【心理特征】　容易心烦急躁。

【常见表现】　面垢油光，易生痤疮，口苦口干，身重困倦，大便黏滞不畅或燥结，小便短黄，男性易阴囊潮湿，女性易带下增多，舌质偏红，苔黄腻，脉滑数。

【发病倾向】　易患疮疖、黄疸、热淋等病。

【对外界环境适应能力】　对夏末秋初湿热气候，湿重或气温偏高环境较难适应。

7. 血瘀质（G型）

【总体特征】　血行不畅，以肤色晦暗、舌质紫黯等血瘀表现为主要特征。

【形体特征】　胖瘦均见。

【心理特征】　易烦，健忘。

【常见表现】　肤色晦暗，色素沉着，容易出现瘀斑，口唇黯淡，舌黯或有瘀点，舌下络脉紫黯或增粗，脉涩。

【发病倾向】　易患癥瘕及痛证、血证等。

【对外界环境适应能力】　不耐受寒邪。

8. 气郁质（H型）

【总体特征】　气机郁滞，以神情抑郁、忧虑脆弱等气郁表现为主要特征。

【形体特征】　形体瘦者为多。

【心理特征】　性格内向不稳定、敏感多虑。

【常见表现】　神情抑郁，情感脆弱，烦闷不乐，舌淡红，苔薄白，脉弦。

【发病倾向】　易患脏躁、梅核气、百合病及郁证等。

【对外界环境适应能力】　对精神刺激适应能力较差；不适应阴雨天气。

9. 特禀质（I型）

【总体特征】　先天失常，以生理缺陷、过敏反应等为主要特征。

【形体特征】　过敏体质者一般无特殊；先天禀赋异常者或有畸形，或有生理缺陷。

【心理特征】　随禀质不同情况各异。

【常见表现】　过敏体质者常见哮喘、风团、咽痒、鼻塞、喷嚏等；患遗传性疾病者有垂直遗传、先天性、家族性特征；患胎传性疾病者具有母体影响胎儿个体生长发育及相关疾病特征。

【发病倾向】　过敏体质者易患哮喘、荨麻疹、花粉症及药物过敏等；遗传性疾病如血友病、先天愚型等；胎传性疾病如五迟、五软、解颅、胎惊等。

【对外界环境适应能力】　适应能力差，如过敏体质者对易致过敏季节适应能力差，易引发宿疾。

《景岳全书·杂证谟》曰："人之自生至老，凡先天之有不足者，但得后天培养之力，则补天之功，亦可居其强半。"充分说明了体质养生的重要性。平和体质宜平补阴阳，气虚体质以补气养气为主，阳虚体质以温补阳气为主，阴虚体质以滋养阴液为主，痰湿体质宜化痰除湿，湿热体质宜清热利湿，血瘀体质宜活血化瘀，气郁体质宜理气解郁，特禀体质过敏者以慎避外邪，减少疾病发作等为主。具体方法，可参见情志养生、药食养生、四时养生、运动养生等。

病例分析

　　王先生，40岁，公务员。经常感觉疲乏无力，提不起精神。平时说话声音低弱，会议发言时即使用了麦克风，讲话时间久也会感到上气不接下气。平时不太爱运动，肌肉松软；性格内向，也不太愿意主动和别人交流。平素易发感冒，恢复亦慢。

　　请思考：

　　1. 结合体质九分法，王先生当属何种体质？

　　2. 总结王先生的体质特点，并从饮食调养、生活起居方面提出相应的养生方法。

第三节　预　防

预防，是指预先采取一定的措施，以防止疾病的发生和发展。中医学历来重视对疾病的预防，早在《内经》中就明确提出了"治未病"的预防思想。《素问·四气调神大论》指出："圣人不治已病治未病，不治已乱治未乱，此之谓也。夫病已成而后药之，乱已成而后治之，譬犹渴而穿井，斗而铸锥，不亦晚乎。"强调"防患于未然"、防重于治的预防原则。

治未病，包括未病先防和既病防变两方面的内容。

一、未病先防

未病先防是指在未发生疾病之前，采取各种预防措施，以防止疾病的发生。疾病的发生与机体正气、致病邪气的强弱密切相关。正气不足是疾病发生的内在因素，邪气侵袭是疾病发生的重要条件，外邪是通过内因而起作用的。因此，要预防疾病的发生，必须从这两方面着手，重视正与邪双方的盛衰对比。

（一）调养正气，提高机体抗病能力

《素问·遗篇·刺法论》曰："正气存内，邪不可干"，就是说正气在发病中处于主导地位的。正气充足，气血旺盛，脏腑功能健全，则机体抗病力强；正气不足，气血亏虚，脏腑功能低下，则机体抗病力弱。因此，调养正气，提高机体抗病能力，是预防疾病发生的关键。

1. 调摄精神　情志与脏腑功能、气血运行有着密切的关系。《素问·上古天真论》指出："恬淡虚无，真气从之，精神内守，病安从来"，思想清静，心情舒畅，则人体的气机调畅，气血平和，正气充沛,抗病能力强。而如果有突然、强烈、持久的精神刺激,则可导致人体气机紊乱,气血失调而发生疾病。并且在疾病的过程中,情志的异常变化,也往往会引起病情的变化。因此,注意调摄精神,减少不良的精神刺激和情志变动,对于防止或减少疾病的发生,具有重要的意义。

2. 加强锻炼 "动则不衰"是中医学的传统观点。经常锻炼身体,是增强体质,提高机体抗病能力,防止或减少疾病发生的重要措施。汉代著名医家华佗,模仿虎、鹿、熊、猿、鸟的姿态创立"五禽戏"来锻炼身体,可以促使血脉流通、关节疏利、气机调畅,从而达到强壮身体,预防疾病的目的。后世医家进行发展、演变,逐渐出现了多种健身方法,如八段锦、易筋经、太极拳以及各种气功等。

3. 合理营养 饮食营养物质是人类赖以生存和维持健康的基本条件。注意饮食调节,保持合理营养,对于增强体质、调养正气、预防疾病具有重要意义。《素问·脏气法时论》指出:"五谷为养,五果为助,五畜为益,五菜为充。气味合而服之,以补益精气。"即认为进食食物应该多样化,不能有所偏嗜。此外,饮食还应有一定的节制,不可过饥或过饱,以致脾胃受损,健运失职而营养吸收不良。与此同时,还要注意饮食卫生等。

4. 药物预防与人工免疫 《素问·遗篇·刺法论》指出:"小金丹……服十粒,无疫干也。"这说明我国很早就开展了用药物预防疾病的工作。16世纪以前发明的用人痘接种以预防天花的方法,开创了人工免疫法预防疾病的先河。此外,还有记载有用苍术、雄黄等烟熏以消毒防病的方法。

(二)外避病邪,防止邪气侵犯

邪气是导致疾病发生的重要条件,甚则有时可能起主导作用。因此,防止病邪的侵害,是预防疾病发生的另一重要环节。《素问·上古天真论》曰:"虚邪贼风,避之有时",提出须注意防范外界致病因素的侵袭,顺时避害,才不致得病。清汪绮石《理虚元鉴》明确提出七防:"一年之内,春防风,夏防暑,更防因暑取凉而致感寒;长夏防湿,秋防燥,冬防寒,更防非节之暖而致冬温。"当疫病发生之时,更要"避其毒气",以避免或减少疫病的流行,如使用药物杀灭病邪;讲究卫生,防止环境、水源和食物的污染;避免外邪侵袭;加强劳动保护,防范意外伤害等。

二、既病防变

既病防变指疾病已经发生之时,应争取早期诊治,控制疾病的传变,从而防止病情的进一步发展。

(一)早期诊治

疾病的发展和演变,往往是由表入里,由浅入深,由轻到重,治疗愈加困难的。《素问·阴阳应象大论》云:"故邪风之至,疾如风雨,故善治者治皮毛,其次治肌肤,其次治筋脉,其次治六腑,其次治五脏。治五脏者,半死半生也。"因此,在防治疾病的过程中,一定要根据疾病发生发展的规律,争取早期诊断,早期治疗,从而防止疾病进一步的传变。

(二)控制传变

人体是一个统一的整体,脏腑在生理功能方面协调配合,在病理方面互相影响、互相传变。临床诊治疾病,不仅要注重早期诊治,还必须要了解疾病的传变规律,对可能产生影响的脏腑,及时给予相应的预防性治疗措施。《难经·七十七难》曰:"见肝之病,则知肝当传之于脾,故先实其脾气,无令得受肝之邪。"即在临床上治疗肝病之时,常配合以健脾和胃之法,使脾气旺盛而不受邪。清代医家叶天士提出"务必先安未受邪之地",根据温热病伤及胃阴之后,病势进一步发展,往往耗及肾阴的病变规律,主张在甘寒养胃的方药中加入咸寒滋肾之品,以补其肾阴,预防疾病进一步传变。

(石君杰)

第四节　治　　则

治则，即治疗疾病的法则。它是在中医学的整体观念和辨证论治理论指导下制定的，是用以指导治疗方法的总则。

治则与治法不同，治则是治疗疾病的法则，是对临床治疗的立法、处方、用药方面具有普遍意义的指导思想；而治疗方法是治则的具体化，治法是从属于治则的。例如，疾病的发生、发展，都是由正邪双方力量的消长而决定的，正胜邪却则疾病向愈，邪胜正衰则病势加重。因此，扶正祛邪就是治疗疾病必须遵循的一个重要法则。在这一原则的指导下，根据具体病情，所采取的滋阴、补阳、益气、养血等治法，就是扶正的具体方法；而发汗、清热、攻下等治法，则是祛邪的具体措施。

临床遵循的治疗法则有治病求本，扶正祛邪，调整阴阳，三因制宜等四个方面。

一、治 病 求 本

治病求本，就是在临床治疗疾病时，必须抓住疾病的本质，并针对疾病的本质进行治疗。《素问·阴阳应象大论》说："治病必求于本。"

疾病在发生与发展的过程中，有各种错综复杂的原因，它通过若干症状和体征表现出来。但是这些显露于外的现象，并不是疾病的本质。所以必须从诸多复杂的表象中进行综合分析，透过疾病的表面现象，找出疾病发生的根本原因，然后再针对其本质进行治疗。如头痛，它可由外感、血虚、痰湿、肝阳上亢、瘀血等多种原因引起，所以治疗就不能简单地采取对症治疗，而是应在辨证基础上，找出病因所在，分别采用解表、养血、燥湿化痰、平肝潜阳、活血化瘀等方法进行治疗。这便是"治病求本"的含义。

临床运用治病求本这一法则时，必须注意"治标与治本"，"正治与反治"及"病治异同"三种情况。

（一）治标与治本

"标"，指表象；"本"，指本质。标与本是一个相对的概念，常用来概括说明事物的本质与现象、因果关系及病变过程中矛盾的主次等。因此，只有分清标本，才能抓住疾病的本质，予以正确的治疗。分辨标本的方法，以正邪而言，正为本，邪为标；就病因和症状而言，病因为本，症状为标；从病变部位来分，内脏为本，体表为标；按病程来说，旧病为本，新病为标。一般来说，"本"代表疾病过程中占重要地位和起主要作用的方面；"标"代表疾病过程中居次要地位和起次要作用的方面。但这种标本主次关系并不是不变的，在特殊的情况下"标"也可能转化为主要的方面。因此，在治疗上就应该分清先后缓急，或先治标，或先治本，或标本兼治，灵活地处理疾病过程中的不同矛盾。

1. 急则治其标　指在标病危急，如若不先治其标病，就会危及患者生命或影响对本病的治疗之时，所采取的一种暂时性的急救措施。如面临各种原因引起大出血，将危及患者生命之时，应当首先止血以治其标，而后针对病因以治其本。急则治标的最终目的，就是为了创造治本的条件，能够更好地治本。

2. 缓则治其本　指在病势较缓时，针对疾病本质进行治疗的原则。临床上在治本的同时，标病也随之消失。例如：阴虚发热伴咳嗽患者，发热、咳嗽为标，阴虚为本，采用滋阴治本法，待阴虚平复后，发热、咳嗽自然缓解。此法对慢性病或急性病恢复期的治疗具有较好的指导意义。

3. 标本同治　指在标病本病俱急的情况下，采用标本兼治，以提高疗效，缩短病程的一种方法。如临床表现为身热，腹硬满痛，大便燥结，口干渴，舌燥苔焦黄，此属实热内结为本，阴液受伤为标，应用增液承气汤可标本兼顾治之，泻其实热可以存阴，滋阴润燥有利于通下，达到标本同治的目的。

（二）正治与反治

《素问·至真要大论》提出"逆者正治，从者反治"之法，乃是中医"治病求本"这一法则的具体应用。

1. 正治 正治，是逆其证候性质而治的一种常用治疗法则，又称"逆治"。逆，是指采用方药的性质与疾病证候的性质相反。它适用于病证的现象与本质相一致的情况。如寒证见寒象，热证见热象，虚证见虚象，实证见实象，在治疗时分别采用"寒者热之"、"热者寒之"、"虚者补之"、"实者泻之"的不同治法。

（1）寒者热之：指寒证出现寒象，用温热性质的方药来治疗。

（2）热者寒之：指热证出现热象，用寒凉性质的方药来治疗。

（3）虚者补之：指虚证出现虚象，用补益性质的方药来治疗。

（4）实者泻之：指实证出现实象，用攻邪泻实的方药来治疗。

2. 反治 反治，是顺从疾病假象而治的一种治疗法则，又称"从治"。从，是指所采用方药的性质与病证的表面假象相一致。究其实质，仍是针对病证本质进行的治疗。如寒证表面见热象，热证表面见寒象，虚证表面见实象，实证表面见虚象，在治疗时分别采用"热因热用"、"寒因寒用"、"塞因塞用"、"通因通用"的方法。

（1）寒因寒用：是以寒治寒，用寒性药物治疗假寒症状的病证。适用于"真热假寒"证的治疗。如热厥证，里热极盛，格阴于外，出现四肢厥冷（胸腹部扪之灼热，不欲近衣被），脉沉的假象时，依其在外的假象而用寒性药治疗。这种以寒治寒的方法，亦是针对其热甚的本质而治疗的。

（2）热因热用：是以热治热，用热性药物治疗假热症状的病证。适用于"真寒假热"证的治疗。如《伤寒论》"少阴病下利清谷，里寒外热，手足厥逆，脉微欲绝，身反不恶热，其人面赤……通脉四逆散主之"即是热因热用的范例。这种以热治热的方法，亦是针对其寒甚的本质而治疗的。

（3）塞因塞用：是以补开塞，用补益的药物治疗闭塞不通的病证。适用于因虚而闭阻的"真虚假实"证的治疗。如气血亏虚所致的经闭，用补气养血的方法治疗，气充血足，而后经血自来。这种以补开塞的方法，亦是针对其虚甚的本质而治疗的。

（4）通因通用：是以通治通，用通利的药物治疗有通泄症状之实证。如食积腹泻、瘀血崩漏、湿热痢疾等病证，分别治以消导泻下、活血祛瘀、清利湿热之法。这种以通治通的方法，亦是针对其邪实的本质而治疗的。

总之，正治与反治虽然概念有别，在方法上有逆从之分，但二者都是针对疾病的本质而治的，均属于"治病求本"的范畴。

（三）病治异同

病治异同，包括"同病异治"与"异病同治"两个方面。

同病异治，即所谓"一病多方"；异病同治，即所谓"多病一方"。其治疗的本质，都是着眼于疾病所表现的临床证候，即"证同治亦同"、"证异治亦异"。均为"治病求本"的具体体现。

二、扶 正 祛 邪

疾病发生的过程，就是正气与邪气矛盾双方相互斗争的过程。邪正斗争的胜负，决定着疾病的进退方向。邪胜于正则病进，正胜于邪则病退。因而，治疗疾病的一个基本原则，就是要扶助正气，祛除邪气，改变邪正双方的力量对比，使疾病向痊愈的方向转化。"扶正祛邪"是指导临床治疗的一个重要法则。

扶正，就是以扶助正气，增强体质，提高抗病能力为目的的一种治疗原则，主要适用于以正虚为主要矛盾，而邪气也不盛的虚性病证，即"虚者补之"。临床上可根据病人的具体情况，分别运用益气、养血、滋阴、壮阳、填精、增液等治法。扶正多使用补益的药物及针灸、气功、体育锻炼等，而且精神的调摄和饮食营养的补充，对扶正也具有重要的作用。

祛邪，即祛除邪气，以削弱或祛除病邪的侵袭和损害为目的的一种治疗原则，主要适用于以邪实为主要矛盾，而正气未衰的实性病证，即"实则泻之"。临床上可根据病人的具体情况，分别运用发汗、攻下、清热、散寒、利湿、消导等治法。祛邪多使用攻泻、驱邪的药物或运用针灸、手术等其他疗法以祛除病邪。

在临床上运用扶正祛邪的原则时，要全面地分析正邪双方消长盛衰的情况，根据正邪在疾病发生、发展及其变化和转归过程中所处的地位，区别主次、先后，加以灵活应用。或单以扶正为主，或单以祛邪为主；或先扶正后祛邪，或先祛邪后扶正；或攻补兼施，二者并重。但应注意其总的原则是"扶正而不留邪，祛邪而不伤正"。

三、调整阴阳

疾病的发生，从根本上说即是阴阳的相对平衡遭到破坏，出现偏盛偏衰的结果。对此，《素问·至真要大论》指出："谨察阴阳所在而调之，以平为期。"即是调整阴阳，损其偏盛，补其偏衰，促使其阴平阳秘，恢复相对的协调平衡，是临床治疗的根本法则之一。

(一) 损其有余

对于阴阳的偏盛，即阴或阳的一方过盛、有余的病证，临证时可采用"损其有余"的方法治疗。阴或阳的一方偏盛，多是因邪实所引起，故损其有余，属于泻法。如阳热亢盛的实热证，用"热者寒之"的方法治疗，以清泻其阳热；阴寒内盛的实寒证，用"寒者热之"的方法治疗，以温散其阴寒。由于阳热亢盛易于耗伤阴液，阴寒偏盛易于损伤阳气，故在调整阴或阳的偏盛时，应注意有没有相应的阳或阴偏衰情况的存在，若已引起相对一方偏衰时，则当兼顾其不足，配合以扶阳或益阴之法。

(二) 补其不足

对于阴阳的偏衰，即阴或阳的一方或双方偏衰不足的病证，临证时可采用"补其不足"的方法治疗。如阴虚不能制阳，常表现为阴虚阳亢的虚热证，此非火热之有余，乃水之不足，治应滋阴以制阳，即"壮水之主，以制阳光"；因阳虚不能制阴，而致阳虚阴盛的虚寒证，此非阴邪之有余，乃火之不足，应补阳以制阴，即"益火之源，以消阴翳"；若属阴阳双虚，则应阴阳双补。由于阴阳是相互依存、互根互用的，因此，在治疗阴阳偏衰病证时，还应注意"阳中求阴"或"阴中求阳"的方法，即在补阴的同时适当配合补阳药，补阳的同时适当配合补阴药，故《景岳全书·新方八略》中说："善补阳者必于阴中求阳，则阳得阴助而生化无穷；善补阴者必于阳中求阴，则阴得阳升而泉源不竭"。

阴阳是辨证的总纲，疾病的各种病理变化均可以用阴阳的变化来说明，凡病理上出现的表里出入，上下升降，寒热进退，邪正虚实，气血不和等，均为阴阳失调的具体表现。因此，从广义来讲，解表攻里，升清降浊，清热散寒，补虚泻实，调理气血，调和营卫等治法，均属于调整阴阳的范畴。

四、因时、因地、因人制宜

疾病在发生发展的过程中，经常受时令气候，地理环境和自身体质等因素的影响。因此，在治疗疾病时，要根据当时的季节、环境、个人的体质、性别、年龄等实际情况，制定出相适宜的治疗方法。

(一) 因时制宜

根据不同的季节气候特点，以及昼夜晨昏变化来指导治疗用药的原则，这就叫做"因时制宜"。四时气候的变化，对人体的生理和病理均产生不同的影响，故在治疗用药时应因时而异。如在春夏季节，气候由温渐热，阳气升发，人体腠理疏松开泄，即使患者外感风寒，也不宜过用辛温发散药物，以免开泄太过，耗伤气阴；在秋冬季节，气候由凉变寒，阴盛阳衰，人体腠理致密，阳气内敛，当慎用寒凉药物，以防伤阳。又如在暑季多雨之时，气候潮湿，暑多挟湿，解暑时应适当加入化湿、渗湿之品；在秋季气候干燥之时，治病应慎用香燥之剂等。

昼夜晨昏变化，对人体的生理、病理、疾病的预后转归等也有影响，故在治疗用药时应因时而异。如肝阳上亢型眩晕的治疗，由于白天阳气升，故治疗时平肝潜阳类药剂量宜大；入夜阳气降，平肝潜阳类药剂量宜小。

（二）因地制宜

根据不同地区的地理环境特点来指导治疗用药的原则，称之为"因地制宜"。在不同的地区，其环境、气候、生活习俗、生活条件等各不相同，因而机体的生理活动和病变特点也不尽相同，治疗用药时应灵活变通。如西北地高气寒少雨，病多燥寒，治宜辛温润燥；东南地低气温多雨，病多温热或湿热，治宜苦寒清化。地区不同，临床用药经验也有差别。如患感冒，西北地区，人多体质壮实，腠理致密，故需用麻黄、桂枝等峻猛发汗解表药物方能奏效；东南地区，人多腠理疏松，宜发散较轻，常用荆芥、防风之类，且药量亦轻。

（三）因人制宜

根据病人年龄、性别、体质、生活习惯等不同特点，来指导治疗用药的原则，称为"因人制宜"。不同年龄则生理状况和气血盈亏不同，治疗用药也应有所区别。如老年人脏气衰弱，脏腑功能活动低下，气血也逐渐衰少，所患病证多见虚证或虚实夹杂证，治疗多应偏于补益，即使有邪实之证，攻之也要慎重，以防损伤正气。小儿生机旺盛，但脏腑娇嫩，形气未充，所患病证易寒易热，易虚易实，病情变化快，因此治疗小儿之病，忌投峻攻之剂，少用补益之品，药量宜轻。男女性别不同，各有生理特点，妇女有经、带、胎、产等情况，治疗用药时应加以考虑。如妊娠期治疗用药应禁用或慎用峻下、破血、走窜及有毒之品，产后应考虑气血亏虚，或恶露情况等。患者体质有强弱与寒热之偏的不同，对药物的反应性也有差异，体质壮实者用药量宜重，体质虚弱者用药量宜轻。阳盛或阴虚之体，慎用温热之剂；阳虚或阴盛之体，慎用寒凉之品等。患者素有某些慢性病或职业病、情志因素、生活习惯等方面，在诊治时也应考虑。

三因制宜的治疗法则，充分地体现了中医治病的整体观念和辨证论治在实际应用上的原则性和灵活性。它要求在诊治疾病时，应全面地看问题，充分考虑季节、环境、人的体质、性别、年龄等对疾病产生的影响，来制订适宜的治法和方药，以提高疗效。

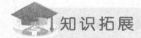 知识拓展

中医康复治疗的原则

中医康复治疗的目的，是使患病伤残者的身体功能和精神状态最大限度地恢复健康。其基本治疗原则是：1）形神共养：康复治疗强调形和神两方面调理。通过调摄精神形体，增强体质，创造良好心境，使形与神俱，方利于身心康复。2）扶正祛邪：中医康复治疗的对象大多以正气亏虚为主，或虚中夹实、正虚邪恋，故治疗上多以扶正固本为主，兼顾祛邪。3）内外兼治：内治指药物、饮食等内服法；外治包括针灸、推拿、传统体育、药物外用等方法。内外合治，则促进病人整体康复。4）药食结合：药食调养结合，能增强疗效、发挥协同作用，也可减少药量、预防药物副作用、缩短康复所需时间。5）自然康复与治疗康复结合：在运用药物、针灸等治疗康复方法的同时，有选择和针对性地结合自然因素疗法（阳光、泉水等），可提高康复效果。

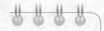

【附】治 法

治法,指治疗疾病的方法,包括治疗大法和具体治法两方面。治疗大法也叫基本治法,它概括了许多具体治法共性的内容,在临床上具有普遍的指导意义,包括汗、吐、下、和、温、清、消、补"八法"。具体治法是针对具体病证而拟定的治法,属于个性的、具备特定应用范围的治疗方法,如辛温解表法、辛凉解表法、疏肝和胃法、温补脾肾法等等。因临床具体证型很多,故具体治法也不胜枚举。以下介绍属于共性的治疗大法,即"八法"。

一、汗 法

汗法,又称解表法,是运用发汗解表的方药开泄腠理,调和营卫,以驱邪外出,解除表证的一种治疗大法。本法适用于一切外感疾病初起,病邪在表,症见恶寒发热,头痛身痛,苔薄,脉浮等表现。此外,水肿病腰以上肿甚,疮疡初起,麻疹透发不畅等兼有上述表证者,均可使用。

汗法的临床应用,根据外感病邪的寒热性质的不同,人体阴阳气血盛衰之差异,又有多种具体治法。如外感风寒之表寒证采用辛温发汗法;外感风热或温燥的表热证用辛凉发汗法;若患者正气素虚,那么应根据其偏于阴虚、阳虚、气虚或血虚之不同,在发汗解表剂中适当配伍滋阴、助阳、益气、养血的药物,以达扶正祛邪的目的。

应用汗法要注意以汗出邪去为度,不可过汗。因发汗太过,大汗淋漓,会耗散津液,损伤正气。对于表邪已解,麻疹已透,疮疡已溃,以及自汗、盗汗、失血、吐泻、热病后期津亏者,均不宜用此法。

二、吐 法

吐法,又称催吐法,是利用药物涌吐的性能引导病邪或有毒的物质从口中吐出的一种治疗方法。本法主要适用于食积停滞胃脘、顽痰留滞胸膈、痰涎阻塞气道而病邪有上涌之势者,或误食毒物尚在胃中等病证。

吐法多用于病情迫急,必须迅速吐出积滞或毒物的实证,是一种急救的方法。用之得当,收效迅速;用之不当,易伤正气,故必须慎重。应用吐法需注意:一般以一吐为快,不易反复使用,且吐后宜进稀粥温养,勿食辛辣厚味生冷;对病势危笃、年老体衰、孕妇、产妇、婴幼儿、喘证、消化道出血者,均不得使用吐法。

三、下 法

下法,又称泻下法,是运用具有泻下作用的方药,通过泻下通便,攻逐体内结滞和积水,并解除实热蕴结的一种治疗大法。本法适用于胃肠积滞、实热内结、胸腹积水、瘀血内停、虫积等里实证。

临床应用中,由于里实证之邪有寒、热、水、血、痰、虫之不同,故下法又有温下、寒下、润下、逐水、通瘀、逐痰、驱虫等区分。寒下法适用于里实热证之大便秘结不通;温下法适用于胃肠冷积之便秘;润下法适用于肠燥便秘;逐水法适用于阳水实证;通瘀法适用于瘀血内结;逐痰法适用于胶结顽痰等等。在临床上由于病情有轻重缓急,以上各法又有峻下、缓下之分。

泻下法既能攻伐邪气,又易耗伤正气,应用时须注意根据病情和患者体质,掌握适当剂量,以邪去为度,不可过量或久用。对于邪不在里,或阳明病腑未成实者不可泻下;高龄津枯便秘,或素体阳气虚衰、新产后营血不足之便难者,不宜用峻下法;妇女月经期、妊娠期及脾胃虚弱者,均应慎用或禁用下法。

四、和　　法

和法，也叫和解法，是运用具有和解或疏泄的方药，以达到祛除病邪，调整机体，扶助正气的一种治疗大法。和法应用范围很广，除适宜用于外感病寒热往来之少阳证之外，对于内伤病中的肝胃不和、肝脾不调、胆胃不和、肠胃不和等证，皆可采用和法。

根据病邪所在及机体脏腑功能失调的不同，和法在具体应用上有和解少阳、疏肝和胃、调和肝脾、调和肠胃等方法。在临床上须注意的是：凡邪在肌表，未入少阳；或邪已入里，阳明热盛者，均不宜使用和法。

五、温　　法

温法，也称祛寒法，是运用性属温热的方药祛除寒邪和补益阳气的一种治疗大法。本法适用于里寒证。包括有寒邪侵及脏腑、阴寒内盛的实寒证及阳气虚弱、寒从内生的虚寒证。对于虚寒证，治疗上常与补法配合同用。

温法在临床应用时，根据寒邪所在部位及正气强弱的不同，分别有温中祛寒、温经散寒、回阳救逆等具体治法。温中散寒，适用于寒邪直中中焦，或阳虚里寒证；温经散寒，适用于寒邪凝滞经络、血脉不畅的痹证，或十二经脉寒证；回阳救逆，适用于亡阳虚脱、阴寒内盛的危候。其他如温肺化饮、温化寒痰，温肾利水、温胃理气等具体治法，都属于温法的范围。

温法所用的药物，性多燥热，易耗伤阴血。故在临床上，凡阴血亏虚、内热火炽、血热妄行之出血证以及孕妇均应慎用或禁用温法。

六、清　　法

清法，也叫清热法，是运用性质寒凉的方药通过泻火、解毒、凉血等作用，以清除热邪为目的的一种治疗大法。本法主要适用于各种里热病证，针对里虚热证治疗时，须与养阴法同用。

清热法的应用，根据热病发展阶段的不同和火热所伤脏腑之差异，而有清热泻火、清热解毒、清营凉血，清泻脏腑等治法。清热泻火，适用于热在气分，属于实热的证候；清热解毒，适用于时疫温病，热毒痈疮等；清热凉血，适用于热入营血的证候；清泻脏腑，用于邪热入于内脏，具体有泻肺清热、清心降火、清肝泻火、清泻胃火等不同治法。以上均属于清法的范围。

临床运用需注意的是：清热法所用方药多具寒凉之性，常易损伤脾胃阳气，一般不宜久用。素体脾胃阳虚者应慎用。

七、消　　法

消法，也叫消导法或消散法，是运用消食导滞、行气活血、化痰利水等方药，使积滞的实邪逐步消导或消散的一种治疗大法。本法主要适用于气、血、食、痰、湿（水）所形成的积聚、癥瘕、痞块等病证。

根据消法的作用不同，有消食导滞、消坚化积，行气散瘀等具体治法。消食导滞，适用于食滞不化；消痞化积，适用于体内痰湿、气血相结，形成痞块、癥瘕等病证；行气散瘀，适用于气结血瘀证。其他如消痰化饮、消水散肿、消痈排脓等，也属于消法的范围。

临床上要注意的是：消法属于攻邪的范围，用于治疗实证。若正虚邪实患者，要注意攻补兼施，以免损伤正气。

八、补　　法

补法，又称补益法，是运用具有补养作用的方药以治疗虚弱证候的一种治疗大法。本法适用于各种原因造成的脏腑气血、阴阳虚弱的病证。

补法一般分为补气、补血、滋阴、助阳四大类。又因为气血同源、津血互生、阴阳互根，有时又需气血、阴阳双补，如补气养血、益气养阴、滋阴助阳等。

临床上在具体运用补法时，常根据虚在何脏，予以直补其脏，如补血养心法、养血柔肝法、滋阴润肺法，补脾益气法、温补肾阳法等。若某些脏腑气、血、阴、阳同虚时，则应相兼治疗，诸如温补脾肾、滋补肝肾、补脾益肺等等。

运用补法时应注意的是：无虚不用补法。"真实假虚"证要仔细辨认，应绝对禁补，以免"误补益疾"；对邪实正虚而以邪气盛为主患者，也当慎用，防止造成"闭门留寇"的不良后果。

上述治疗八法，是针对八纲辨证及方药的主要作用而归纳起来的基本治疗大法。但是，随着医学科学的发展和医疗实践的需要，"八法"除吐法少用外，临床实际运用已超出"八法"的范围，如息风法、固涩法、开窍法、镇潜法等，丰富了中医治法的内容。

（张玲玲）

 本章小结

养生，是研究保养身体的原则和方法的理论，其意义在于增强体质、预防疾病、延缓衰老。养生当遵循顺应自然、形神兼养、动静结合、调补脾肾的原则，常用方法有情志养生、四时养生、药食养生、运动养生、针灸养生、推拿养生等。

体质，是人类生命活动的一种重要表现形式，是人体身心特性的概括，与健康和疾病密切相关。体质的形成，受先、后天多种因素的影响。体质可辨，可调，目前多遵循王琦教授提出的体质九分法进行体质辨识。

中医学的预防思想称为治未病，包括未病先防和既病防变，随着疾病谱的改变、医学模式的转变，"治未病"的重要性进一步凸显。目前国内已广泛开展中医治未病的健康工程。

治则，是指治疗疾病的基本原则，是在辨证基础上实行有效治疗的关键所在，指导着临床病证的立法、处方、用药。旨意透过疾病的现象，抓住疾病的本质进行治疗；要分清标本缓急、邪正消长、阴阳盛衰，针对主要矛盾解决问题；既要有原则性，又要有灵活性，对疾病的具体情况具体分析，遵循因时、因地、因人制宜的方针。

治法，是治疗疾病的基本大法。"八法"在临床上不能孤立看待，由于疾病的表现错综复杂、变化繁多，临床运用常需圆机活法，数法合用，分清主次，方证相合，才能收到佳效。

练 习 题

一、选择题

A1 型题

1. 体质是指人体的

　　A. 身体素质　　　　　　　B. 心理素质　　　　　　　C. 身心特性

　　D. 遗传特质　　　　　　　E. 形态结构

2. 对疾病力求早期诊断、早期治疗的目的

　　A. 提高治愈率　　　　　　B. 尽早确立治疗方法　　　C. 提高诊断的正确率

　　D. 中止其病情的发展变化　　E. 以上均不是

3. 下列不属于既病防变方法的是

　　A. 人工免疫　　　　　　　B. 早期诊断　　　　　　　C. 早期治疗

  D. 先安未受邪之地   E. 阻断疾病传变途径

4. 养生基本原则有
  A. 顺应自然   B. 形神共养   C. 动静结合
  D. 调补脾肾   E. 以上都是

5. 下列何项不属从治法则
  A. 寒因寒用   B. 热因热用   C. 通因通用
  D. 热者寒之   E. 塞因塞用

6. 攻补兼施治则适用于何证
  A. 虚证   B. 真实假虚证   C. 实证
  D. 真虚假实证   E. 虚实夹杂证

7. "塞因塞用"不适用于下列哪种病证
  A. 脾虚腹胀   B. 血枯经闭   C. 肾虚尿闭
  D. 气郁腹胀   E. 阴虚便秘

8. "壮水之主,以制阳光"指
  A. 阴中求阳   B. 阳中求阴   C. 阳病治阴
  D. 阴病治阳   E. 阴阳双补

9. 素体阳虚又感受寒邪的患者,治以助阳解表法,应属于
  A. 先治其标   B. 先治其本   C. 标本兼治
  D. 虚则补之   E. 以上皆不是

10. "老年慎泻,少年慎补"是根据……而确定的用药原则
  A. 因时制宜   B. 因地制宜   C. 因人制宜
  D. 标本同治   E. 治病求本

11. 中医治疗疾病的根本原则是
  A. 调整阴阳   B. 治病求本   C. 标本先后
  D. 调理脏腑   E. 扶正祛邪

12. 心经热盛证当用何法治疗
  A. 消法   B. 清法   C. 温法   D. 吐法   E. 下法

13. 下列各项中不属于消法作用的是
  A. 消食导滞   B. 行气活血   C. 通导大便
  D. 化痰利水   E. 消痞化积

A2 型题

14. 病人体形肥胖,平素性格偏温和。面部皮肤油脂较多,多汗且黏,胸闷,腹部肥满松软,喜食肥甘甜黏,口黏腻,痰多,苔腻,脉滑。按九分法其体质属于
  A. 气郁质   B. 痰湿质   C. 湿热质   D. 阳虚质   E. 阴虚质

15. 病人,体形偏瘦,平素性情急躁,外向好动。足心热,口燥咽干,鼻微干,喜冷饮,大便干燥,舌红少津,脉细数。按九分法其体质属于
  A. 气郁质   B. 痰湿质   C. 湿热质   D. 阳虚质   E. 阴虚质

16. 病人出现大量腹水、呼吸喘促、大小便不利等急重症状,应采用下列哪种治则?
  A. 虚则补之   B. 标本兼治   C. 通因通用
  D. 急则治标   E. 缓则治本

17. 病人出现四肢厥冷、下利清谷、脉微欲绝以及身热不恶寒、口渴面赤、脉大等症,应采用的治法是:
  A. 热者寒之   B. 急则治标   C. 热因热用

D. 通因通用   E. 实则泻之

18. 病人渴喜冷饮、烦躁不安、便干尿黄、舌红苔黄,同时又见四肢厥冷、脉沉等症,应采用的治法是:

A. 虚则补之   B. 急则治标   C. 塞因塞用

D. 寒者热之   E. 寒因寒用

A3 型题

(19～22 题共用题干)

张某,形体偏瘦,性格内向,平素神情抑郁,敏感多虑,烦闷不乐,舌淡红,苔薄白,脉弦。

19. 按九分法其体质属于

A. 气郁质   B. 痰湿质   C. 湿热质   D. 阳虚质   E. 阴虚质

20. 其环境起居调摄宜

A. 起居顺应四时阴阳,劳逸结合。

B. 室内常通风,装修宜明快亮丽。

C. 冬避寒就温,春夏培补阳气。

D. 夏不露宿室外,避免在树荫、凉亭及过堂风大的过道久停。

E. 多日光浴,注重足下、背部及丹田部位的保暖。

21. 其精神调适宜

A. 应保持沉静内敛,消除不良情绪。

B. 清净立志、开朗乐观。

C. "喜胜忧",常看喜剧,勿看悲苦剧。

D. 静以养神,少行社交活动。

E. "悲胜怒",可常看悲苦剧。

22. 其饮食调理宜

A. "春夏养阳",夏日三伏食羊肉附子汤。

B. 食物宜多样化,不可过饥过饱、偏寒偏热。

C. 宜食温阳食品,少吃生冷食物。

D. 少饮酒,多食行气食物。

E. 平时可用当归生姜羊肉汤、韭菜炒胡桃仁。

二、思考题

1. 养生的基本原则有哪些?

2. 治则与治法有何区别与联系?

3. 临床运用扶正祛邪的原则是什么?

4. 调整阴阳的治则有哪些?各适用于什么病证?

5. 为什么临床上要强调三因制宜?

绪论
    1. E   2. D   3. C   4. C   5. B   6. B   7. A   8. E   9. E   10. D

第一章　阴阳五行学说
    1. C   2. D   3. B   4. E   5. A   6. D   7. C   8. B   9. E   10. C
    11. C   12. B   13. C   14. E   15. A   16. B   17. D   18. C   19. D   20. A

第二章　藏象
    1. C   2. C   3. B   4. D   5. B   6. B   7. B   8. D   9. C   10. C
    11. C   12. E   13. A   14. C   15. A   16. C   17. C   18. D   19. A   20. B
    21. B   22. C   23. B   24. D   25. C   26. B   27. B   28. C

第三章　精、气、血、津液
    1. A   2. B   3. D   4. E   5. C   6. B   7. D   8. B   9. A   10. D
    11. D   12. D   13. D   14. D   15. E   16. C   17. B   18. A   19. C   20. A
    21. E   22. E

第四章　经络
    1. C   2. B   3. E   4. D   5. A   6. A   7. D   8. C   9. A   10. C
    11. D   12. A   13. C   14. E   15. D   16. E   17. B   18. A   19. C   20. D

第五章　病因病机
    1. C   2. C   3. B   4. B   5. C   6. D   7. A   8. D   9. C   10. C
    11. D   12. B   13. A   14. B   15. A   16. A   17. C   18. E   19. B   20. C

第六章　四诊
    1. B   2. A   3. C   4. D   5. A   6. C   7. B   8. B   9. E   10. A
    11. C   12. A   13. E   14. B   15. D

第七章　辨证
    1. C   2. D   3. B   4. D   5. E   6. B   7. D   8. D   9. D   10. C
    11. C   12. B   13. B   14. E   15. C   16. D   17. A   18. E   19. A   20. B
    21. B   22. C   23. D   24. A   25. B   26. C

第八章　养生与防治原则
    1. C   2. D   3. A   4. E   5. D   6. E   7. C   8. C   9. C   10. C
    11. B   12. B   13. C   14. B   15. E   16. D   17. C   18. E   19. A   20. B
    21. C   22. D

索 引

《本草纲目》 ……………………………… 3
《黄帝内经》 ……………………………… 1
《难经》 …………………………………… 2
《伤寒杂病论》 …………………………… 2
《神农本草经》 …………………………… 2

B

八纲 …………………………………… 128
膀胱湿热 ……………………………… 147
辨证 ……………………………… 128，153
辨证论治 ………………………………… 6
表证 …………………………………… 129
病机 …………………………………… 87
病因 …………………………………… 75
病因学说 ……………………………… 76

C

藏象 …………………………………… 20

D

大肠津亏 ……………………………… 140
大肠湿热 ……………………………… 139
丹毒 …………………………………… 107
胆郁痰扰 ……………………………… 145
调神 …………………………………… 160

F

反治 …………………………………… 171
房劳过度 ……………………………… 83
肺朝百脉 ……………………………… 23
肺气虚 ………………………………… 138
肺热壅盛 ……………………………… 139
肺阴虚 ………………………………… 138
风寒犯肺 ……………………………… 138
风热犯肺 ……………………………… 138
风邪 …………………………………… 76
扶正 …………………………………… 171
腐苔 …………………………………… 110

G

肝胆湿热 ……………………………… 145
肝风内动 ……………………………… 144
肝火犯肺 ……………………………… 149
肝火上炎 ……………………………… 143

肝脾不调 ……………………………… 148
肝气郁结 ……………………………… 143
肝肾阴虚 ……………………………… 149
肝胃不和 ……………………………… 148
肝血虚 ………………………………… 143
肝阳化风 ……………………………… 144
肝阳上亢 ……………………………… 144
肝阴虚 ………………………………… 143
过劳 …………………………………… 83
过逸 …………………………………… 83

H

寒热往来 ……………………………… 116
寒湿困脾 ……………………………… 141
寒邪 …………………………………… 77
寒证 …………………………………… 130
寒滞肝脉 ……………………………… 145
火邪 …………………………………… 79

J

饥不欲食 ……………………………… 118
既病防变 ……………………………… 169
假神 …………………………………… 101
金元四大家 …………………………… 3
津液 …………………………………… 47
经络 …………………………………… 55
精 ……………………………………… 40
镜面舌 ………………………………… 110

L

劳力过度 ……………………………… 83
劳神过度 ……………………………… 83
里证 …………………………………… 129
疠气 …………………………………… 79
六气 …………………………………… 76
六淫 …………………………………… 76
瘰疬 …………………………………… 106

M

芒刺 …………………………………… 109
泌别清浊 ……………………………… 30

N

内风 …………………………………… 95

内寒·······································96
内火·······································97
内伤病因·································80
内伤七情·································80
内湿·······································96
内燥·······································96
腻苔·····································110

P

脾不统血·······························141
脾肺气虚·······························148
脾气虚·································140
脾肾阳虚·······························149
脾胃湿热·······························141
脾阳虚·································140
脾主统血·································24
脾主运化·································23

Q

奇恒之腑·································32
奇经八脉·································66
气···42
气闭·······································93
气化·······································43
气机·······································44
气机失调·································92
气逆·······································93
气逆证·································151
气脱·······································93
气陷·······································93
气陷证·································151
气虚证·································150
气滞·······································92
气滞证·································150
祛邪·····································172

R

热极生风·······························144
热证·····································130
乳痈·····································106

S

三部九候·······························121
三因学说·································76
善行·······································77
上焦·······································32
肾不纳气·······························147
肾气不固·······························146
肾阳·······································27

肾阳虚·································146
肾阴·······································27
肾阴虚·································146
湿邪·······································78
湿性黏滞·································78
湿性重浊·································78
实证·······························88, 132
食滞胃脘·······························142
暑邪·······································77
数变·······································77
水肿·····································152
四时养生·······························161
四诊·····································100
肃降·······································22

T

痰···83
痰迷心窍·······························137
痰湿阻肺·······························139
痰饮·······································83
痰证·····································152
体质·····································163
天癸·······································26
同病异治·································6

W

外感病因·································76
卫气·······································45
未病先防·······························168
胃寒·····································141
胃火（热）·····························142
胃阴不足·······························142
五迟·····································104
五轮学说·······························105
五软·····································104
五行·······································13
五行相乘·································14
五行相侮·································14
五行学说·································13
五脏一体观·······························5

X

先天因素·································86
相乘·······································14
相克·······································14
相生·······································14
相侮·······································14
消谷善饥·······························118
小肠实热·······························137

邪气·············· 87
邪正盛衰·············· 88
心肺气虚·············· 148
心火亢盛·············· 136
心脉痹阻·············· 136
心脾两虚·············· 147
心气虚·············· 135
心肾不交·············· 147
心血虚·············· 136
心阳暴脱·············· 135
心阳虚·············· 135
心阴虚·············· 136
心主血脉·············· 21
虚证·············· 89, 132
宣发·············· 22
血虚生风·············· 144
血瘀·············· 93
血瘀证·············· 151

Y

阳黄·············· 107
阳虚·············· 90
阳证·············· 134
养生·············· 160
养形·············· 160
药食养生·············· 161
异病同治·············· 6
阴黄·············· 107
阴虚·············· 90
阴虚动风·············· 144
阴阳·············· 9
阴阳对立·············· 10
阴阳格拒·············· 91
阴阳互根·············· 10

阴阳互损·············· 91
阴阳偏盛·············· 90
阴阳偏衰·············· 90
阴阳失调·············· 89
阴阳亡失·············· 92
阴阳消长·············· 10
阴阳转化·············· 11, 91
阴证·············· 133
饮·············· 83
饮食失宜·············· 82
饮证·············· 152
营气·············· 45
瘿瘤·············· 106
瘀血·············· 84
元气·············· 44

Z

脏腑辨证·············· 135
燥邪·············· 78
燥邪犯肺·············· 139
谵语·············· 113
整体观念·············· 4
正气·············· 87
正治·············· 171
郑声·············· 113
治病求本·············· 170
治法·············· 174
治未病·············· 168
治则·············· 170
中焦·············· 32
中气下陷·············· 140
主疏泄·············· 25
宗气·············· 44

1．印会河．中医基础理论．上海：上海科学技术出版社，1989.

2．邓铁涛．中医诊断学．上海：上海科学技术出版社，1988.

3．程化奇．中医学．北京：人民卫生出版社，1994.

4．李家邦．中医学．第7版．北京：人民卫生出版社，2012.

5．张珍玉．中医学基础．第2版．北京：中国中医药出版社，2002.

6．何晓晖．中医基础理论．第2版．北京：人民卫生出版社，2010.

7．王新华．中医基础理论．北京：人民卫生出版社，2001.

8．吴敦序．中医基础理论．第6版．上海：上海科学技术出版社，1995.

9．陈文松．中医学概要．北京：人民卫生出版社，2006.

10．陈友香．中医学．第3版．北京：人民卫生出版社，2004.

11．李德新．中医基础理论．北京：人民卫生出版社，2002.

12．孙广仁．中医基础理论．北京：中国中医药出版社，2007.

13．宋传荣．中医学概要．北京：人民卫生出版社，2005.

14．吴润秋．中医学基础．北京：中国中医药出版社，2006.

15．朱文峰．中医诊断学．上海：上海科学技术出版社，2000.

16．潘年松．中医学．第4版．北京：人民卫生出版社，2010.

17．高鹏翔．中医学．北京：人民卫生出版社，2013.

18．刘慧玲．中医基础学．西安：第四军医大学出版社，2005.

19．郑洪新．中医学基础．北京：科学出版社，2007.

20．王德敬．经络腧穴学．北京：人民卫生出版社，2005.

21．梁和平．康复治疗技术．北京：人民卫生出版社，2002.

22．孙国杰．针灸学．上海：上海科学技术出版社，2004.

23．刘革新．中医护理学．北京：人民卫生出版社，2002.

24．张玫，韩丽沙．中医护理学．北京：北京医科大学出版社，2002.

25．许兆亮．中医药学概论．北京：人民卫生出版社，2009.

26．陈文松．中医护理学．第2版．北京：人民卫生出版社，2011.

实践一　十四经脉的循行

【实践目的】

1. 掌握十二经脉的分布、走向交接规律、流注次序与表里关系。

2. 掌握任脉、督脉的分布与循行。

3. 能在人体表面指出十二经脉和任、督二脉的循行。

【实践器材】

针灸模型人

【实践步骤】

1. 分组：将学生分成4-6人为一组，进行针灸模型的观察。

2. 在针灸模型人上观察十二经脉的分布、流注次序。

3. 每一组找一个男生作为模特，在人体上指出十二经脉和任督二脉的走向与分布。

【实践内容】

1. 观察针灸模型，找出十二经脉的名称、分布规律，填到下列表格中。

附表1-1　十二经脉名称、分布规律表

循行部位		阴经	阳经
上肢	前缘		
	中线		
	后缘		
下肢	前缘		
	中线		
	后缘		

2. 通过观察针灸模型，找出具有表里关系的经脉，并完成下列表格。

附表1-2　十二经脉表里关系表

表	手阳明大肠经	手少阳三焦经	手太阳小肠经	足阳明胃经	足少阳胆经	足太阳膀胱经
里						

3. 观察针灸模型，找出十二经脉的走向交接规律，完成下图。

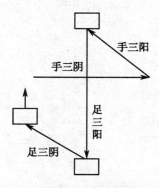

附图1-1　十二经脉走向交接规律示意图

4. 观察针灸模型,找出十二经脉的流注次序,完成下图。

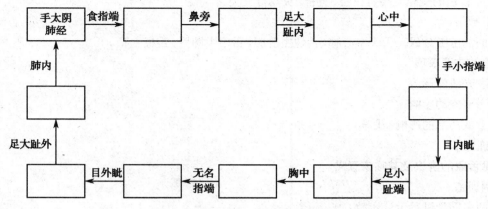

附图 1-2 十二经脉流注次序图

5. 每组找一名同学作为模特,在人体上指出十二经脉的起点、止点及其经脉的循行路线。
6. 在模特上指出任脉、督脉的循行部位和路线。

【实践小结】
1. 课后实验报告上画出并描述十二经脉的分布、走向交接规律、流注次序。
2. 课后在实验报告上画出并描述任脉、督脉的循行。

（张灿云）

实践二 舌 诊

【实验目的】
1. 掌握舌诊的方法和注意事项。
2. 掌握常见舌象的辨识及其临床意义。
3. 熟悉舌象分析要点及舌诊的意义。

【实验内容】
通过观摩图片、模型及同学间相互操作进行以下各种望舌技能操作:
1. **望舌质** 包括舌色、舌形、舌态和舌下脉络。
2. **望舌苔** 包括苔色和苔质。

【实验器材】
压舌板、消毒纱布、模型、图片。

【实验步骤】
1. **舌诊的方法**
（1）望舌的体位和伸舌的姿势
1）望舌的体位:坐位或仰卧位。
2）伸舌的姿势:自然伸舌,不可用力太过。
（2）望舌的顺序　应循舌尖、舌中、舌边、舌根顺序查看,先看舌质,后看舌苔。
（3）望舌的时间　一般不超过 10 秒,若看不清楚,让病人休息 3～5 分钟后,再重复望舌一次。
（4）望舌的内容
1）舌色:包括淡红舌、淡白舌、红舌、绛舌、青紫舌等。
2）舌形:舌形包括老嫩、胖瘦、芒刺、裂纹等。
3）舌态:舌态有舌体痿软、强硬、震颤、歪斜、吐弄等。

4）苔质：厚薄苔、润燥苔、腐腻苔、剥落苔等。

5）苔色：苔色的变化主要有白苔、黄苔、灰黑苔三类。

6）舌下脉络

（5）舌面的脏腑分候　舌尖主心肺、舌边主肝胆、舌中主脾胃、舌根主肾。

2．舌诊的注意事项

（1）注意光线的影响

（2）伸舌姿态的影响

（3）饮食或药品的影响：染苔。

【分组训练】

1．常见舌象的辨识及其临床意义

2．实例训练

（1）选两名同学进行舌诊示教。

（2）安排 4 人一组，同组同学相互观察并记录舌象。

（杨银芳）

实践三　脉　诊

【实验目的】

学习正确的切脉方法、训练切脉技能、体会常见脉象的指感特点。

【实验原理】

1．脉象形成的原理：心主血脉，脉为血府，心与脉相连，心脏有规律的搏动，推动血液在脉管中运行，脉管随之产生有节律的搏动，血液在脉管内运行亦赖宗气推动。血液循行于脉管中，流布全身，环周不息，除心脏的主导作用外，还必须有各脏腑的协调配合，肺朝百脉，即循行全身的血脉，均汇聚于肺，且肺主气，通过肺的敷布，血液才能布散全身；脾胃为气血生化之源，脾主统血；肝藏血，主疏泄，调节血量；肾藏精，精化气，是人体阳气的根本，各脏腑组织功能活动的原动力，且精可以化血，是生成血液的物质基础之一。

2．脉象指脉动应指的形象，包含脉位、脉次、脉形、脉势等四个方面。要正确全面了解脉象的频率、节律、充盈度、通畅情况、动势和缓、波动幅度等，必须应用正确的切脉手法才能更好感知和体会，并且通过反复训练逐步提高手指的灵敏度，才能获取对各种脉象的辨识能力。

3．脉象模拟装置是从已定型的典型脉象图中提取特征参数值，通过仿生模拟制作而成，指感逼真。初学者在模拟装置上反复体会典型脉象的指感特征，便于辨别病人脉象，弥补临床见习不足。

【实验材料】

桌、椅、脉枕（根据实验人数而定），脉象模拟装置。

【实验步骤】

1．由学生互相练习正确的切脉方法，包括定位、布指、单按、总按及举、按、寻等。

（1）体位：被检查者取坐位，手臂自然伸出，屈肘 100°，直腕仰掌，腕关节下垫脉枕，使腕部与心脏处于同一水平面，以利于气血运行。若被检查者取仰卧位，则手臂自然伸直，外展 30°，余同坐位。

（2）定位与布指：检查者用左手切被检查者右手脉搏，用右手切被检查者左手脉搏。检查者右（或左）手中指按在被检查者腕部桡骨茎突内侧桡动脉搏动处定"关"部，再以食指按"关"前（远心端）"寸"部，无名指按"关"后（近心端）"尺"部。

切脉时手指呈弓形微曲，三指平齐如（附图 1-3）。以指目（指腹与指尖的交界处）按脉体如图 6-3。医生运用指力的轻重、挪移及布指变化来体察脉象。布指疏密应根据被检查者身高臂长而定，个高臂长者宜疏，个矮臂短者宜密。

（3）总按与单按：脉诊部位取准后，三指可用同样力量按切寸关尺三部，以了解总体脉象变化，这种方法称为总按。也可用一指单按某一部脉，重点体察该部脉象变化，这种方法称为单按。单按诊寸脉则微提起中指与无名指，诊尺脉则微提起食指与中指。

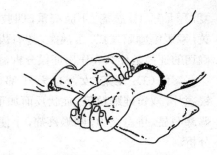

附图1-3 正确切脉姿势

（4）举、按、寻：举法，用较轻指力按触在寸口脉皮肤上；按法，用重力按到筋骨；寻法，用不轻不重的适中指力，上下左右推移，以取得最清晰的脉搏感受；或用指端沿血管轴向上下循摸。体会不同指法下脉象的特征。

（5）运用上述指法取得最佳指感时，体会和辨别脉象的频率、节律、充盈度、通畅情况、动势和缓、波动幅度等形态特征，判断所切脉象的名称。

（6）总按和单按时，比较三部脉象的差异（包括三部脉象的部位、形态特征）。

2. 通过脉象模拟装置体会常见脉象：浮、沉、迟、数、虚、实、平、弦、滑、洪、濡、涩、结、代、促、细、革、弱等的指感特征，着重了解脉象的频率、节律、充盈度、通畅情况、动势和缓、波动幅度等。

【注意事项】

1. 要注意正确切脉指法训练，在教师指导下，同学间可互相练习，相互纠正。

2. 应注意到平脉的生理性差异（包括性别差异、年龄差异、地理环境差异、体格差异、劳逸差异、饮食差异等）。选取被检查者时，可将不同性别、不同体格的同学进行对比检查，以便更好掌握平脉的生理性差异，正确判断脉象变化的辨证意义，临床中更好鉴别病脉。

3. 切脉前被检查者应稍事休息，调匀呼吸，安定情绪，放松身心，使气血运行不受干扰。检查者要聚精会神，注意调息，保持环境安静。每次诊脉应持续在脉搏跳动60次以上，观察脉搏节律是否整齐，通畅情况如何等。一般切脉每次以3～5分钟为宜。

4. 使用脉象模拟装置时要严格遵守操作规程，以免损坏仪器，使用完毕后要及时切断电源，做好使用登记。

【讨论分析】

根据脉象的四个要素，概括描述各种常见脉象的主要特征并判断其脉名。

（王　丹）

实践四　病案分析

【实践目标】

1. 熟练运用八纲辨证、脏腑辨证、气血津液辨证分析临床病例，作出证候诊断。

2. 学会根据辨证结果，提出治疗方法。

【实践前准备】

按照学生人数，将学生每8～10人分为一个小组，每组讨论一个案例。

【实践内容】

1. 以下面的病案为病情资料，作出八纲辨证、脏腑辨证、气血津液辨证结论，并对病机证候进行分析，提出治疗方法。

2. 在学生分析的过程中，教师巡回检查，选择有代表性的结论给予点评。

案例（1）：赵某，男，30岁。患者于五天前开始发热，体温最高38℃，伴微恶寒，咳嗽，吐黏痰，鼻塞流浊涕，咽痛，未及时就医。现症转为壮热，体温39℃，口渴，咳嗽加剧，痰稠色黄，痰难咯出，气喘息粗，烦躁不安，大便干结，小便短赤，舌红苔黄燥，脉滑数。请用八纲辨证和脏腑辨证的方法进行证候诊断，作出简要分析，并请说出目前的治疗方法。

案例（2）：陈某，女，65岁。诉全身浮肿10余年，近日症状加重，尤以腰以下肿为甚，按之凹陷不易恢复，尿量短少，腰痛，下肢沉重，四肢不温，畏寒神倦，并觉胃脘闷痛，喜按喜温，纳呆，大便稀溏，面色萎黄，双眼眶晦暗发黑，舌淡嫩，边有齿印，苔白滑，脉沉细尺脉弱。请说出可以用哪些辨证方法进行诊断？确切的证候是什么？作出证候分析，目前的治疗方法是什么？

案例（3）：李某，女，51岁，干部。患者平素畏寒，腰膝冷痛。两天前受凉后出现恶寒，发热，自服VC银翘片，双黄连颗粒等，症状反而加重，体温高达39℃。就诊时，患者体温虽高但欲近衣被，腰背疼痛，背恶寒明显，倦怠乏力，咽喉疼痛，小便清长，舌边尖红，苔薄白，脉反沉。用八纲辨证诊为何证？并作证候分析。

案例（4）：李某，男，65岁，退休。2013-1-28入院，有饮酒，吸烟史40年。有高血压病史10年。昨天下午回家突感头晕目眩，伴纳差，腹胀便干，痰多，休息后无好转。第二天感症状加重，伴恶心欲呕，来医院就诊。舌黯红，苔黄腻，脉弦滑。请用气血津液辨证的方法进行证候诊断，作出简要分析，并请说出目前的治疗方法。

案例（5）：夏某，女，35岁。诉腰部扭伤后疼痛、活动受限一天，腰部呈刺痛，痛处不移，按压后疼痛加重，夜间加剧，舌质紫黯，脉沉涩。请说出该患者确切的证候是什么，并作出证候分析，目前的治疗方法是什么。

案例（6）：王某，男，65岁，干部。患者平素有反复咳喘病史。三天前无明显诱因出现咳嗽，痰多而稀，伴有心悸、头晕，不能平卧，双下肢浮肿，苔白滑，脉弦。用气血津液辨证诊为何证，并作证候分析。

（陈军平 王 刚）

附录二 《中医学基础》教学大纲（参考）

一、课 程 概 述

《中医学基础》是介绍中医基本理论的一门学科，是康复治疗技术专业必修课程之一。主要任务是通过本课程的学习，使学生掌握本专业所必需的中医学基本理论、基本知识和基本技能，并能运用中医理论知识指导临床康复实践。同时为学习后续相关课程，特别是为毕业后进入中医、中西医结合医疗机构从事康复治疗工作打下良好基础，也为参加助理康复师考试提供便利。

二、课 程 目 标

本课程的教学目标：

（一）总体目标

通过本课程的学习，使学生能完整理解和系统掌握中医基础理论知识，并能将中医理论和临床康复有机结合起来，具备从事本专业领域实际工作的基本能力，成为既懂中医又懂西医的高端技术应用型人才。

（二）具体目标

1. 能力目标

（1）具有运用中医基本理论知识指导临床康复治疗的能力。

（2）熟练进行中医望、闻、问、切四诊。

（3）学会辨证论治方法。

（4）具有中医健康宣教、指导养生保健的能力。

2. 知识目标

（1）掌握中医学的基本特点；阴阳五行学说的基本内容；五脏六腑、精气血津液的生理功能；经络的循行和功能。

（2）熟悉外感六淫、疠气、内伤七情、瘀血的致病特点；望闻问切四诊；辨证论治方法；养生与防治原则。

（3）了解中医学发展简史；八法的运用等。

3. 素质目标

（1）树立辩证唯物观和中医整体观；正确理解中医特色和优势。

（2）具有良好的职业道德和敬业精神；明确全心全意为人类健康服务的目的。

三、学 时 安 排

总学时为 72 学时，其中理论 60 学时，实践 12 学时。

教学时间分配表

教学内容	学时		
	理论	实践	合计
绪论	3		3
第一章　阴阳五行学说	5		5
第二章　藏象	12		12
第三章　精、气、血、津液	4		4

续表

教学内容	学时		
	理论	实践	合计
第四章 经络	4	4	8
第五章 病因病机	8		8
第六章 四诊	8	4	12
第七章 辨证	8	4	12
第八章 养生与防治原则	8		8
合计	60	12	72

四、教学内容和要求

单元	教学内容	教学要求	教学活动与参考	参考学时	
				理论	实践
绪论	1. 中医学理论体系的形成	熟悉			
	2. 中医的发展概况	了解	理论讲授	3	
	3. 中医的基本特点	掌握	多媒体教学		
一、阴阳五行学说	（一）阴阳学说				
	1. 阴阳的基本概念和特征	熟悉			
	2. 阴阳学说的基本内容	掌握			
	3. 阴阳学说在中医学中的应用	了解	理论讲授		
	（二）五行学说		多媒体演示	5	
	1. 五行的概念、特性与归类推演	熟悉			
	2. 五行学说的基本内容	掌握			
	3. 五行学说在中医学中的应用	了解			
二、藏象	（一）五脏				
	1. 心	掌握			
	2. 肺	掌握			
	3. 脾	掌握			
	4. 肝	掌握			
	5. 肾	掌握	理论讲授		
	（二）六腑		多媒体教学	12	
	1. 胆	掌握			
	2. 胃	掌握			
	3. 小肠	掌握			
	4. 大肠	熟悉			
	5. 膀胱	熟悉			
	6. 三焦	熟悉			
	（三）奇恒之腑				
	1. 脑	了解			
	2. 女子胞	了解			
	（四）脏腑之间的关系				
	1. 脏与脏的关系	熟悉			
	2. 脏与腑的关系	熟悉			
	3. 腑与腑的关系	了解			

续表

单元	教学内容	教学要求	教学活动与参考	参考学时 理论	参考学时 实践
三、精、气、血、津液	（一）精				
	1. 精的概念	掌握			
	2. 精的生成	熟悉			
	3. 精的功能	熟悉			
	（二）气				
	1. 气的概念	掌握			
	2. 气的生成	熟悉			
	3. 气的功能	掌握			
	4. 气的运动	熟悉			
	5. 气的分类	熟悉			
	（三）血		理论讲授	4	
	1. 血的概念	熟悉	多媒体演示		
	2. 血的生成	掌握			
	3. 血的循行	掌握			
	4. 血的功能	熟悉			
	（四）津液				
	1. 津液的概念	熟悉			
	2. 津液的生成、输布和排泄	掌握			
	3. 津液的功能	了解			
	（五）精、气、血、津液之间的关系				
	1. 精与气的关系	熟悉			
	2. 精与血的关系	熟悉			
	3. 气与血的关系	掌握			
	4. 气与津液的关系	了解			
	5. 血与津液的关系	熟悉			
	6. 精与津液的关系	了解			
四、经络	（一）经络概念及系统组成				
	1. 经络的概念	掌握			
	2. 经络系统的组成	熟悉			
	（二）十二经脉				
	1. 命名	了解			
	2. 走向、交接及分布规律	掌握	理论讲授		
	3. 流注次序及表里关系	熟悉	多媒体演示	4	4
	4. 循行部位	了解			
	（三）奇经八脉		角色扮演		
	1. 奇经八脉的含义	掌握			
	2. 奇经八脉的作用	熟悉			
	3. 奇经八脉的循行及功能	掌握			
	（四）经络功能及经络应用				
	1. 经络的生理功能	熟悉			
	2. 经络学说的应用	了解			

单元	教学内容	教学要求	教学活动与参考	参考学时 理论	实践
五、病因病机	(一)病因				
	1. 外感六淫	掌握			
	2. 疠气	掌握			
	3. 内伤七情	掌握			
	4. 饮食失宜	熟悉	理论讲授	8	
	5. 劳逸过度	熟悉	多媒体教学		
	6. 痰饮、瘀血	掌握			
	7. 其他致病因素	了解			
	(二)病机				
	1. 发病	掌握			
	2. 邪正盛衰	熟悉			
	3. 阴阳失调	熟悉			
	4. 气血失常	了解			
	5. 津液代谢失调	了解			
六、四诊	(一)望诊				
	1. 望神	熟悉			
	2. 望面色	掌握			
	3. 望形态	了解			
	4. 望局部情况	了解			
	5. 望皮肤	了解			
	6. 望分泌物与排出物	了解			
	7. 望舌	掌握			
	(二)闻诊				
	1. 听声音	熟悉			
	2. 嗅气味	熟悉			
	(三)问诊			8	4
	1. 问寒热	掌握	理论讲授		
	2. 问汗	熟悉	多媒体演示		
	3. 问疼痛	熟悉			
	4. 问饮食口味	熟悉			
	5. 问二便	熟悉	角色扮演		
	6. 问睡眠	熟悉	情景教学		
	7. 问经带	了解			
	8. 问小儿	了解			
	(四)切诊				
	1. 脉诊	熟悉			
	2. 按诊	了解			
七、辨证	(一)八纲辨证				
	1. 表里辨证	掌握			
	2. 寒热辨证	熟悉			
	3. 虚实辨证	熟悉			
	4. 阴阳辨证	熟悉			
	(二)脏腑辨证				
	1. 心与小肠病辨证	熟悉			
	2. 肺与大肠病辨证	熟悉			
	3. 脾与胃病辨证	熟悉	理论讲授		
	4. 肝与胆病辨证	熟悉	多媒体教学		

单元	教学内容	教学要求	教学活动与参考	参考学时	
				理论	实践
七、辨证	5. 肾与膀胱病辨证	熟悉		8	4
	6. 脏腑兼病辨证	了解			
	（三）气、血、津液辨证				
	1. 气病辨证	了解	情景教学		
	2. 血病辨证	了解	见习		
	3. 津液病辨证	了解			
	（四）卫、气、营、血辨证				
	1. 卫分证	了解			
	2. 气分证	了解			
	3. 营分证	了解			
	4. 血分证	了解			
八、养生与防治原则	（一）养生				
	1. 养生基本原则	掌握			
	2. 养生方法	熟悉	理论讲授	8	
	（二）体质		多媒体教学		
	1. 体质的概念	熟悉			
	2. 体质的特点	掌握			
	3. 体质的生理学基础	了解			
	4. 体质差异形成的原因	了解			
	5. 体质的分类	了解			
	（三）预防				
	1. 未病先防	掌握			
	2. 既病防变	掌握			
	（四）治则				
	1. 治病求本	掌握			
	2. 扶正祛邪	熟悉			
	3. 调整阴阳	熟悉			
	4. 因时、因地、因人制宜	掌握			

五、大 纲 说 明

（一）本课程于第一学期或第二学期开设,供康复治疗技术专业用。

教师在教学设计中,可根据学校具体情况对教学内容、理论与实践的学时安排作适当调整,注重基础理论的讲授。

（二）本课程对理论部分教学要求分为:掌握、熟悉、了解三个层次。掌握:指对基本知识、基本理论有较深刻的认识,并能综合、灵活地运用所学的知识分析问题、解决实际问题。熟悉:指能够领会概念、原理的基本涵义,解释临床现象。了解:指对基本知识、基本理论能有一定的认识,能够识记所学的知识要点。本课程重点突出以能力为本位的教学理念,在实践技能方面设计部分实践指导,在教学过程中,可增加实践环节内容,以加强对学生动手能力的培养。

（三）教学建议

1. 在教学过程中应多采用模型、教具以及网络增值系统,如多媒体、影像等,加强直观教学,以增强学生的感性认识。

2. 坚持理论联系实际,做到学以致用,采用病案分析、实践操作、临床见习等,培养学生的实际工作能力。

3. 结合助理康复治疗师考试,改革考核手段和方法,可通过课堂提问、作业、讨论、人机对话、实践考核、理论考试等,综合评价学生的成绩。

4. 教师在教学设计过程中,可根据所在学校专业教学计划适度增减各章节学时。

5. 充分调动学生学习的积极性和主动性,启迪学生的科学思维,适度引入中西医结合康复之新知识、新进展、新技术于教学之中。